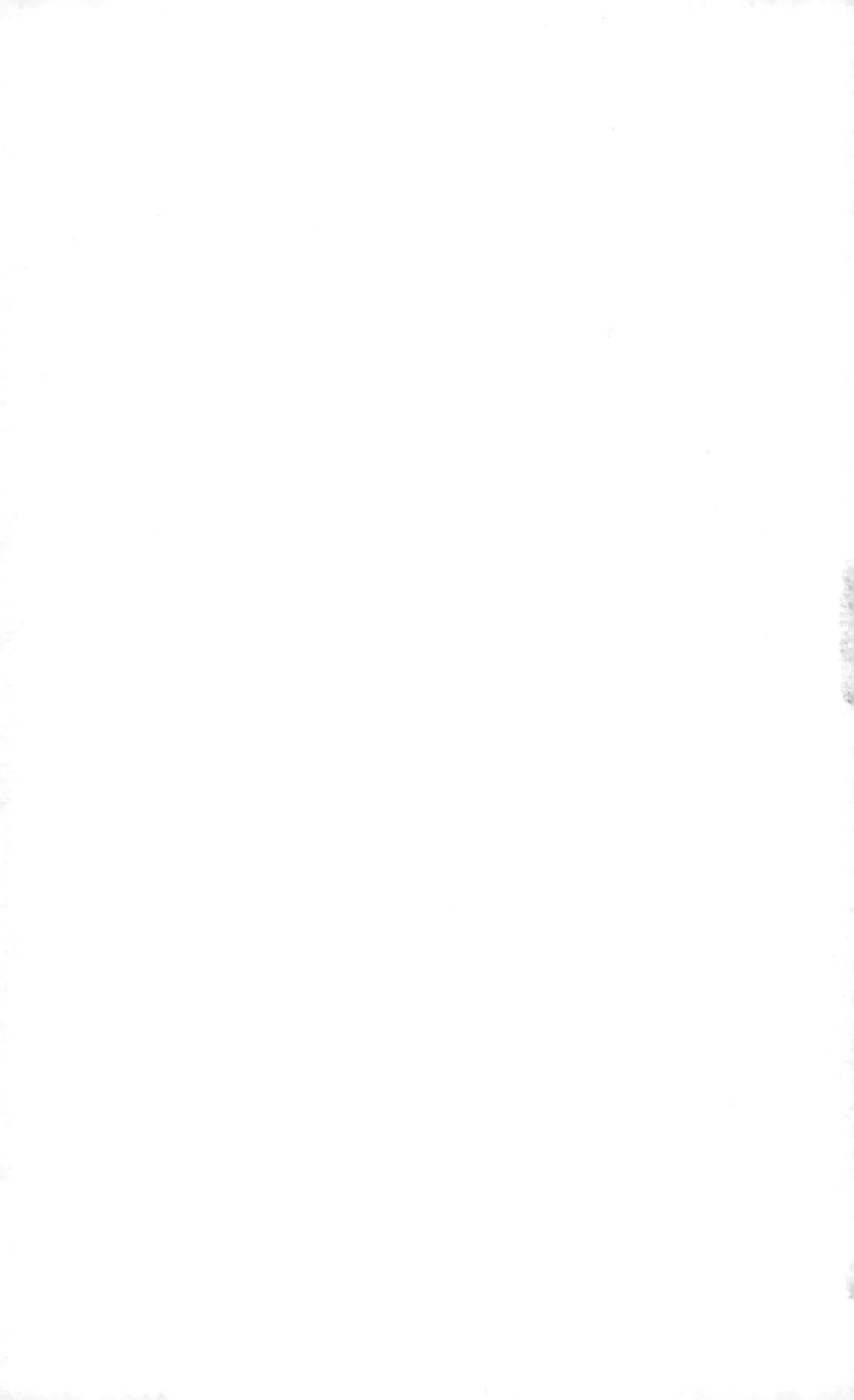

EUROPAVERLAG

MIGUEL CORTY FRIEDRICH

DIE
KREBS
REVOLUTION

Wege aus der Angst durch
integrative Medizin

EUROPAVERLAG

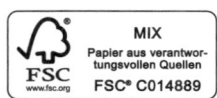

2. Auflage 2018

© 2016 Europa Verlag GmbH & Co. KG, München
Umschlaggestaltung und Motiv:
Hauptmann & Kompanie Werbeagentur, Zürich
Bildnachweis: S. 39 Mitte und unten, S. 40 Dr. Prasanta
und Dr. Pratip Banerji; S. 160, 169, 170, 213 Veronika Preisler;
S. 216, 217, 220 E. S. Rajendran; S. 226 Ralph Bittner
Layout & Satz: BuchHaus Robert Gigler, München
Druck und Bindung: Pustet, Regensburg
ISBN 978-3-95890-048-6
Alle Rechte vorbehalten.

www.europa-verlag.com

WIDMUNG

Meinem langjährigen Freund,
Dr. José Francisco Antón Rodriguez (»Josechu«)

Vorbild, Mitstreiter und Vorstandskollege der Ärztekammer Alicante,
der mir ein Lehrer in juristischen und verwaltungstechnischen Angelegenheiten der Kammer war, Begleiter vieler Reisen und Abenteuer
in Madrid, Valencia und Galizien, wo wir gemeinsam für Versor-
gungsqualität und ärztliche Weiterbildung gekämpft haben, bis er
nach kurzem, aber heftigem Kampf 2011 mit 57 Jahren einem Krebsleiden erlag.

INHALT

VORWORT

»Des Arztes höchster und einziger Beruf ist, kranke Menschen
gesund zu machen, was man heilen nennt.«

Mit diesem Satz beginnt Samuel Hahnemann (1755–1843), der Be-
gründer der Homöopathie, sein »Organon der Heilkunst«. Wie sehr
wir mit diesem Postulat, selbst in der modernen Medizin, an unsere
Grenzen stoßen, wird uns täglich vor Augen geführt.

Insbesondere die moderne Krebstherapie ist trotz einer verbesserten Früherkennung mittels hoch spezialisierter Apparaturen und aufwendiger Therapiemaßnahmen in den häufigsten Fällen machtlos. Wie
die Statistiken seit 30 Jahren fast unverändert zeigen, wird nur ein
Drittel aller Krebserkrankungen in der Bundesrepublik geheilt; die
Fünf-Jahres-Überlebensrate liegt nach wie vor unter 50%. Man könnte behaupten, seit den 1980er-Jahren tritt die etablierte Krebstherapie
auf der Stelle!

Ist es angesichts dieser Tatsachen verwunderlich, dass viele Betroffene sich um komplementäre Heilbehandlungen bemühen? Gewiss
gibt es in diesem Metier zweifelhafte Heiler oder gar Scharlatane, die
keine moralischen Skrupel haben, aus der Not und dem Leiden der
Menschen Kapital zu schlagen, und die damit die gesamte integrative
Heilkunst in Misskredit bringen.

Naturheilkundliche Begleitung der Krebstherapie ist – von kompetenten Ärzten und Therapeuten durchgeführt – sinnvoll und Erfolg versprechend. Ergänzende Heilbehandlungen sollten aus ihrem unberechtigten Schattendasein befreit werden, um ihnen den Stellenwert einer notwendigen (Not-wendigen), integrativen und vor allem menschengemäßen Heilkunst zu verschaffen, die auf die Bedürfnisse des krebskranken Patienten optimal eingeht! Der *alleinige* Anspruch der etablierten Onkologie erschwert diese Heilbemühungen!

Seit 35 Jahren bin ich als niedergelassener Allgemeinarzt mit Schwerpunkten in Naturheilverfahren und Homöopathie in einer Kleinstadt tätig und hatte 23 Jahre die Ehre, Präsident der »Internationalen Gesellschaft für Homöopathie und Homotoxikologie e.V.« zu sein. In dieser Zeit bin ich unzählig vielen Patienten mit chronischen und sogenannten infausten Erkrankungen begegnet. Nicht wenige hatten eine wahre Odyssee hinter sich gebracht, waren durch die Mühlen der »Schulmedizin« gedreht worden und hatten Wirkungen und Nebenwirkungen am eigenen Körper erfahren. Teilweise machten sie Bekanntschaft mit außergewöhnlichen Heilmethoden, die ihren Geldbeutel empfindlich schmälerten, ohne die erhoffte Hilfe zu erlangen. Die verzweifelte Aussage der Patienten und ihrer Angehörigen,»Nun sind Sie unsere letzte Hoffnung«, entmutigte mich selten. Ein Ausspruch Vaclav Havels, den ich immer im Sinn habe, gibt mir die Kraft dazu:

»Hoffnung …

… ist nicht Optimismus, nicht Überzeugung, dass etwas gut ausgeht, sondern die Gewissheit, dass etwas einen Sinn hat, ohne Rücksicht, wie es ausgeht!«

Wenn es um die »vernichtende« Diagnose Krebs geht, muss man *alle* Register ziehen und die Krankheit von verschiedenen Seiten angehen!

»Die Menschen erbitten sich Gesundheit von den Göttern. Dass sie selbst Gewalt über ihre Gesundheit haben, wissen sie nicht.«
Demokrit (460–371 v. Chr.), griechischer Arzt und Philosoph

Die einzige Möglichkeit, Krebs sicher zu heilen, ist – ihn zu verhindern! Insofern kommt damals wie heute der *Prävention* die größte Bedeutung zu. Obwohl Krebs viele Ursachen haben kann, die wir bei noch so gezügelter Lebensweise nicht unbedingt beeinflussen können, sollten Präventivmaßnahmen angeboten und angenommen werden.

Bewusste und geregelte Lebensweise, Vermeidung von Stress und Giften, regelmäßige Krebsvorsorge und positive Lebenseinstellung bilden ein Minimum an vorbeugenden Maßnahmen, auf die nicht genug hingewiesen werden kann.

Erfolgreiche Krebstherapie kann niemals auf die rein körperliche Ebene reduziert werden! Die Entfernung der Krebszellen heilt nicht die Krebserkrankung der Person, da Krebs keine Erkrankung eines Organs, sondern ein Kranksein des ganzen Menschen ist. Die Sorge des ganzheitlich orientierten Arztes gilt daher nicht in erster Linie dem Krebs, sondern dem krebskranken Patienten!

Daher müssen *alle* therapeutischen Möglichkeiten abgewogen werden, wobei es gilt, die Erfolgsaussichten gegenüber therapiebedingten Nebenwirkungen realistisch einzuschätzen, damit die sowieso schon eingeschränkte Lebensqualität nicht noch zusätzlich leidet.

Hier wird dem Therapeuten ein hohes Maß an ethischer Verantwortung aufgebürdet, die häufig durch gewohnheitsmäßige, ohnmächtige, autoritäre Verhaltensweisen oder politische und finanzielle Interessen (Budget-Beschränkungen, Negativliste) nicht zum Tragen kommt.

Wenn auch begleitende naturheilkundliche Krebstherapien keine unbedingte Garantie für eine Heilung sein können, sind sie in einigen Fällen zumindest ein Angebot, die verbleibende Lebenszeit lebenswert zu erhalten und nicht den »Verelendungsprozess« auf unerträgliche Weise zu verlängern.

Im folgenden Beispiel wird dies deutlich: Eine 78-jährige Patientin litt an einem fortgeschrittenen metastasierenden Mammakarzinom. Aufgrund einer privaten Zusatzversicherung wurde sie von einem bekannten Onkologen in einem großen Klinikum behandelt. Die alle sechs Wochen durchgeführte Chemotherapie setzte ihr gewaltig zu und schmälerte ihren Lebenswillen. In den Arztbriefen war zu lesen, dass trotz intensivster chemotherapeutischer Intervention die Metastasen weiter wuchsen und an Zahl zunahmen, aber auf ausdrücklichen Wunsch der Patientin die Therapie fortgesetzt werden sollte. Meine Aufgabe war es, die Patienten in der Zwischenzeit wieder so weit aufzubauen, dass sie der nächsten Chemotherapie gewachsen war. Auf meine Frage, warum sie denn die Chemotherapie haben wolle, lautete die Antwort: »… weil der Herr Professor dies so möchte!«

Schließlich gelang es mir, den Professor telefonisch zu erreichen. Er erklärte mir auf meinen Vorwurf, dass ich sein Handeln für Körperverletzung hielt, da er wider besseres Wissen (wie in seinen Schreiben zugegeben) die Therapiemaßnahmen weiterhin aufrechterhalte: »Das machen wir immer so, was sollen wir denn sonst tun?« Er beendete das Gespräch mit den Worten: »So hat noch niemand mit mir gesprochen.«

Es verwunderte mich nicht schlecht, dass ich in der Folge viele Patienten von ihm zugewiesen bekam, um sie adjuvant zu behandeln.

In dem vorliegenden Buch werden viele Facetten der heutigen etablierten Krebstherapie vorgestellt und kritisch hinterfragt, Statistiken analysiert, chemische und biochemische Wirkungsweisen erklärt und neueste physikalische Denkmodelle aufgezeigt.

Vieles macht mich betroffen!?

Die Homöopathie als über 200 Jahre alte Therapie-Option wird in einem anderen Gewand dargestellt. Für alle – nicht nur für diejenigen, die sich der integrativen Medizin verbunden fühlen – könnte dieses

Buch ein Denkanstoß sein, unser bisheriges Handeln zu überprüfen und neuen Ideen aufgeschlossen zu begegnen.

Möge sich der Hauch von Hoffnung, der aus diesen Seiten weht, zu einem Sturm entwickeln, der nicht nur in einem Wasserglas stattfindet!

Geisenheim, im Frühjahr 2016
Dr. med. Franz Anselm Graf von Ingelheim

PROLOG

»Der Geist der Medizin ist leicht zu fassen!
Ihr durchstudiert die groß' und kleine Welt,
Um es am Ende geh'n zu lassen,
Wie's Gott gefällt.«
(Mephisto, Faust I)

Jedes Jahr erhalten in Deutschland etwa 450 000 Menschen die Diagnose »Sie haben Krebs!« – eine unvorstellbare Zahl, die nach Ansicht der Statistiker sogar weiter ansteigen soll. Was bedeutet diese Aussage für die Betroffenen, was stellen sie sich konkret darunter vor? Für die meisten ist »Krebs« immer noch eine Verurteilung, eine Krankheit mit sicherem, unausweichlichem Ende. Doch das ist falsch.

In diesem Buch geht es darum, die Angst vor der Diagnose zu verlieren und die persönlichen Möglichkeiten und Optionen in Bezug auf Diagnose und Therapie besser abwägen zu können. Es geht vor allem um die Feststellung: Krebs ist kein Todesurteil!

Dies ist ein Buch der Hoffnung und der Gewissheit: Hoffnung auf Heilung und Gewissheit darauf, dass es viele mögliche Wege zur Heilung gibt. Die meisten Patienten haben nur unklare Vorstellungen darüber, was der Arzt wirklich meint, wenn er den Patienten »aufklärt«. Viele Ärzte machen sich gar nicht bewusst, wie viele Möglichkeiten zur

Krebstherapie es gibt und mit welchen realen Heilungschancen all diese Behandlungsformen gesegnet sind. Die meisten Ärzte kennen nur die statistische Beschreibung der Therapie der einen Krebsart und der einen Methode, die sie selber anwenden. Dazu kommt, dass ein Krebsverdacht oft bereits zu einer Behandlung führt, obwohl es gar keinen Krebs gegeben hat.

All diese sehr verwirrenden und schwer durchschaubaren Fäden in dem Knäuel der Erkenntnisse und Emotionen machen die »Diagnose Krebs« zu einem Thema, das den Betroffenen in Panik versetzt. Die gefühlte Todesrate von Krebs scheint enorm hoch zu sein. Dabei wird jedoch übersehen, wie viele Tausende von Patienten jährlich an Grippe oder Lungenentzündung sterben.

In den folgenden zwölf Kapiteln möchte ich Ihnen Schritt für Schritt Möglichkeiten eröffnen, sich selbst ein Bild der Lage zu machen, und Ihnen vor allem Entscheidungshilfen geben. Besonders am Herzen liegt mir, dass Sie diesen Weg nicht allein gehen: In Begleitung von Familie, Freunden und Therapeuten können Maßnahmen gegen Krebs gezielt eingesetzt werden, kann Vertrauen geschaffen und vor allem klargestellt werden: Krebs ist heilbar!

KAPITEL 1:
DER PREIS FÜR EIN LANGES LEBEN

Im ersten Kapitel gehen wir der Frage des »Warum« nach. Warum mussten so viele Menschen, die uns nahestanden, an Krebs sterben? Warum handeln Ärzte und Heiler so, wie sie handeln? Warum fällt es uns so schwer, neue Behandlungen für Krebs zu finden? Ein neues Paradigma kündigt sich für die Medizin an: das Prinzip der Wahrscheinlichkeit.

Warum fällt es uns so schwer?

Der Aufbruch der westlichen Wohlstandsländer in ein neues, integratives Medizinsystem zeigt sich schwierig. Für manch einen ist es schwer nachvollziehbar, warum ein bereits ausgedientes wissenschaftliches Paradigma noch gelehrt und angewendet wird, insbesondere auf einem Gebiet, wo uns der Fortschritt am wichtigsten scheint: in der Medizin.

Genauer betrachtet, kommt es aber gar nicht so überraschend. Gerade weil uns unser »Leben lieb« ist, verwerfen wir nicht gern ein System, das funktioniert hat. Meistens braucht es auch noch eine Weile, bis das neue System reibungslos funktioniert und uns neue Möglichkeiten bietet. Doch ähnlich wie bei den Aktualisierungen unserer Computerprogramme fragt man sich hinterher oft, ob sich der Aufwand auch gelohnt hat und wieso das neue System, das neue Paradigma, dem alten überlegen sein sollte.

Das neue Paradigma der Wissenschaft, das seit über 100 Jahren an unseren Verstand und an unser Verständnis anklopft, ist das Prinzip der Relativität. Vorgestellt von Einstein und Heisenberg, führte es die Mathematik und Physik in das 21. Jahrhundert; doch in den biologischen Wissenschaften fällt es noch immer schwer, sich die Auswirkungen klarzumachen. Das alte System war der Rationalismus des linearen Denkens, der »Schritt-auf-Schritt-Handlung«. Der logische Gedanke spulte sich ab wie Perlen auf einer Schnur: Auf »A« folgt »B«, auf B folgt C und so weiter.

Diese Gewissheit ist nun leider auch für die Medizin vorbei, denn niemals gibt es einen Weg zurück, sobald ein Erkenntnisprozess erst einmal stattgefunden hat. Die neue Medizin wird in den USA »integrative Medizin« genannt, und sie gründet sich auf die Veränderlichkeit unserer Gene, genannt Epigenetik. Verschiedene Phänomene in der Biologie, die man bisher als festgeschriebene Prozesse angesehen hat, wie zum Beispiel die Entwicklung unseres Erbguts, gerieten durch diese Entdeckung endlich in Bewegung. Sie werden heute als »epi«biologische Prozesse bezeichnet, die durch unser Umfeld, durch unseren Lebensstil, möglicherweise sogar durch unser inneres emotionales Fühlen und Handeln bewegt und verändert werden. Dadurch vollzieht sich das Wunder unserer Anpassungsfähigkeit an eine moderne technisierte Welt und verhindert, dass wir vorzeitig aussterben. Täglich neu entdecken wir, dass minimale Mengen an Stoffen, sogenannte »Nanopartikel«, Einfluss auf die Funktion unserer wichtigsten Bausteine ausüben: auf unsere Gene und Eiweißkörper, auf unsere Immunfunktionen, auf unser Überleben.

Die wunderbare Welt der allerkleinsten Stoffe

Die Welt der allerkleinsten Stoffe und ihre präzise Beschreibung wurde schon vor über 200 Jahren vorgestellt, aber damals war die Zeit noch nicht reif für diese Entdeckung: Es handelte sich um die Homöopathie!

In der Zwischenzeit sind über zwei Jahrhunderte vergangen, in denen die Wissenschaft gewaltige Fortschritte gemacht hat: nicht nur technologisch, sondern auch in der Verständnistheorie zur Erklärung der Natur. Sind wir jetzt so weit, zu verstehen, was die Homöopathie so besonders macht?

In der Tat wird seit den 1960er-Jahren emsig an den homöopathischen Behandlungsmethoden geforscht. Ein Grund für dieses große Interesse ist die hohe Medikamentensicherheit bei homöopathischen Rezepturen: Man kann sie gefahrlos bei Kindern, Schwangeren und älteren Menschen anwenden; selbst wenn eine Behandlung noch so komplex wird, die Körperfunktionen werden nur reguliert, »justiert«, aber nicht unterdrückt. Daraus lässt sich auch die enorme Beliebtheit der Homöopathie bei den Patienten erklären.

Gleichzeitig verlangt die wissenschaftliche Welt nach Beweisen. Es reicht nicht aus zu sagen, dass ein Mensch von seinem Leiden erfolgreich befreit wurde; man sollte auch in der Lage sein zu erklären, warum es funktioniert hat. Angefangen hat es mit einem besseren Verständnis des Gewebes und seiner Funktion außerhalb der eigentlichen Zelle. Im Moment steckt diese Forschung inmitten der Entdeckung der »Nano-Welten« in der Biologie.

Die geistige Wohlfühlzone

Für mich als praktischen Arzt liegt der Aufbruch zur Erforschung unbekannter Gebiete der Medizin nun schon über zwei Jahrzehnte zurück. Nach so einer langen Zeit gewöhnt man sich daran, das Außergewöhnliche bei der Suche nach Antworten als etwas Alltägliches zu betrachten. Von Freunden, Kollegen und Universitätsprofessoren erhielt ich jedoch mehrfach die Warnung, dass man wichtige Themen, die unsere Gesellschaft bewegen, nicht einfach auf »außergewöhnliche« Bereiche ausdehnen könne. Man kann nicht einfach so von der Homöopathie sprechen, als sei sie eine medizinische Fachrichtung. Man soll nicht »leichtfertig« über Krebstherapie sprechen. Das sind komplexe Themen voller Grautöne, und meine Freunde vertraten die Ansicht, dass wir uns im täglichen Leben nicht aus der sogenannten »Wohlfühlzone unseres Denkens und Handels« herausbewegen möchten. Wir verdrängen gern und akzeptieren rasch eine bestehende Meinung, besonders wenn sie von Autoritäten der Medizin stammt.

Sobald man allerdings beginnt, neue Ideen zuzulassen und nach neuen Antworten zu forschen, kommt man in die sogenannte »flexible Zone«.

Ein befreundeter Professor für klinische Pharmakologie nannte das nach Popper[1] »die unscharfen Grenzen unseres Erkenntnishorizontes«. Zweifellos hat es mich seit Beginn meiner allgemeinmedizinisch-internistischen Praxis immer wieder zu diesen Grenzen hingezogen, nicht nur zu neuen Diagnoseverfahren, sondern auch zu neuen Behandlungsmethoden. Dabei brachten besondere persönliche Umstände[2] mich sehr bald dazu, für einen Posten im Vorstand unserer Ärztekammer zu kandidieren, auf dem ich dann über 22 Jahre lang tätig war.

Sobald die psychologischen und emotionalen Belastungsgrenzen eines Menschen durch zu viel neue, vielleicht beängstigende Erlebnisse erreicht werden, spricht man von »Panikzone«. Wenn das Thema »Krebs« angesprochen wird, kann es schnell geschehen, dass man in

---

1   Karl Popper, Philosoph und Wissenschaftstheoretiker des 20. Jahrhunderts.
2   Vor allem der Umstand, als Deutscher in einem fremden Land wie Spanien aufgewachsen zu sein und sich im sozialen und beruflichen Gefüge des Landes isoliert zu fühlen.

die Panikzone des Denkens gelangt. Mit dem vorliegenden Buch möchte ich versuchen, diese Panik gegenüber Krebs einzugrenzen, den Horizont unseres Wissens zu erweitern und neue Behandlungen und Verhaltensweisen im Angesicht dieser Diagnose annehmbar zu machen. Das Ziel heißt »integrative Medizin«, ein Konzept, in dem andere Länder Deutschland um einige Jahre voraus sind.

Die unnötigen Opfer von Krebs

Während der mehr als 20 Jahre langen Tätigkeit im Vorstand unserer Ärztekammer habe ich eine beklagenswerte Zahl an Vorstandskollegen an den Krebs verloren. Alle waren angesehene Ärzte, meist verheiratet mit Kindern und oft auch Enkeln. Aus der Zeit meiner eigenen Promotion (1989) habe ich bereits zwei Kollegen beerdigen müssen: Einer starb an Lungenkrebs – ein besonders grausamer Verlust, wobei der Kollege die letzten drei Monate mit einem Sauerstoffgerät am Sitzungstisch saß. Der andere, ein enger Freund, mit dem ich jahrelang gemeinsam durch Spanien und durch unsere Region Valencia von Sitzung zu Sitzung gereist war, starb an Darmkrebs. Als man die Diagnose stellte, hatte der Krebs über die Bildung von Metastasen bereits ein halbes Dutzend Organe befallen. Mein Freund machte alles durch: Chemotherapie, Bestrahlung vor der Operation, radikale Mastdarmentfernung. Danach ging es rasend schnell. Er verließ das Krankenhaus nicht mehr.

Aus den Vorstandsmitgliedern der Ärztekammer wurden in den vergangenen 25 Jahren einige weitere Kollegen abberufen. Das liegt zum Teil daran, dass abgesehen von mir die meisten Mitglieder wesentlich älter waren. Da gab es Prostatakrebs, Brustkrebs, natürlich mehrmals Darmkrebs, wenigstens einmal Nieren- und einmal Lungenkrebs. Die Opfer hatten etwas gemeinsam: Sie waren allesamt brave Schulmediziner, die meinen Behandlungsvorschlägen gegenüber vollkommen immun waren.

Es sind mehr als 20 Jahre vergangen, seit die erste Patientin mit aussichtslosem Krebsleiden in meiner Praxis erschienen war. Zu der Zeit begann ich damit, alternative medizinische Therapiemethoden auszuprobieren. Sie litt an Nierenkrebs und lehnte eine Chemotherapie grundsätzlich ab. Ich schlug ihr eine Behandlung mit Mistelextrakten vor, die sie begeistert annahm. Wir machten eine Computertomographie, begannen mit der Behandlung und warteten ab.

Nach einem Jahr beschloss die Patientin, nicht länger auf den Tod zu warten, und unternahm eine Reise nach China. Anschließend besuchte sie ihre Kinder in den USA. So ging es weiter. Fünf Jahre nach Beginn der Mistelextraktbehandlung machten wir eine neue Computertomographie: Die als Krebs identifizierten Stellen ließen sich deutlich erkennen, und zwar wie mit einer dünnen weißen Wand vom übrigen Gewebe abgekapselt. Eine Tumoraktivität war nicht mehr nachweisbar. Ich brachte die Bilder zu einem befreundeten Onkologen, der jedoch nur mit den Achseln zuckte. Später las ich dann, dass eine immunlogisch-stimulierende Therapie bei Nierenkrebs eine möglicherweise positive Wirkung ausüben könne. Da zuckte ich mit den Achseln.

Mittlerweile gab es eine Patientin mit Darmkrebs, die ich auf eigenen Wunsch ebenfalls mit alternativer Therapie behandelte, in der Hauptsache mittels Infusionen von immun-stimulierenden Komplex-Homöopathika. Auch diese Patientin starb nicht an Krebs: Sie wurde nach einigen Jahren auf einer Reise durch Chile von einem Auto überfahren.

In der Zwischenzeit besuchte ich onkologische Kongresse zur Weiterbildung dank der Vermittlung durch meinen Kollegen aus der Onkologie. Ich stellte Fragen und bekam wenig Antworten. Tatsächlich hörte mein Kollege auf, weiter mit uns zusammenzuarbeiten.»Keine Zeit«, sagte er damals. Sein Chef, der leitende Verantwortliche des Universitätsklinikums, sandte mir meine Bestätigung zur Weiterbildung in Onkologie per Post zu. Schließlich bin ich kein Onkologe, somit hatte er natürlich vollkommen recht.

Auch möglich, dass ich seine »flexible Zone« irritierte, da ich in der Zwischenzeit eine Ausbildung zum Homöopathen abgeschlossen hatte und mittlerweile regelmäßig von Menschen konsultiert wurde, die keine Lust auf Schulmedizin hatten. Natürlich gab es auch Kollegen, die sich bei mir in der Ärztekammer einen homöopathischen Rat holten, weil die Kinder zahnten oder der Partner kränkelte, aber sobald es um ein ernsthafteres medizinisches Problem wie zum Beispiel Krebs ging, wurden meine Behandlungsalternativen als unwissenschaftlich und uninteressant abgetan.

Meine Kollegen starben immer an der Diagnose. Meine Patienten starben immer weniger an dieser Diagnose.

WAS IST EIGENTLICH WIRKLICH »KREBS«?

Wenn ich das Wort »Krebs« benutze, dann im Sinne des Volksmundes: »Eine Geschwulst mit entarteten Zellen, die potenziell lebensbedrohlich ist.«

Technisch müsste man von Karzinom sprechen, was in medizinischen Berichten gern mit verschiedenen Vorsilben und Beiwörtern überdeckt wird. Dazu kommen einige »Tumorarten«, die einfach, weil sie da sind, ein größeres Gesundheitsproblem darstellen, obwohl sie für sich allein genommen nicht wirklich bösartig sind. Dazu zählen zum Beispiel Tumoren in geschlossenen Bereichen, wie im Schädel oder im Abflussbereich wichtiger Drüsen (Bauchspeicheldrüse), weil die Funktion des Organs durch ihre Gegenwart behindert ist.

Voreilige Freude

Mittlerweile waren die 2000er-Jahre angebrochen. Nicht nur die Unterhaltungsmedien, auch die medizinische Fachpresse schäumte über vor Zuversicht und Freude. Jahr um Jahr veröffentlichten international angesehene Verlage Berichte und »Papers« über aussichtsreiche neue

Therapiemaßnahmen gegen Krebs. Besonders seit die zielgerichteten Genetiktests zur Identifikation von speziellen Tumorarten auf den Markt kamen – zusammen mit der sogenannten »Immuntherapie«, die monoklonale Antikörper gegen spezielle Eigenschaften der tödlichen Wucherung im Körper einsetzt –, waren sich die Mediziner einig: Das ist die Waffe gegen Krebs.

Mit diesen Maßnahmen, so glaubten die Krebsforscher, könne man jede Krebsart individuell identifizieren und anschließend mit einem Immunstoff blockieren, sodass es zum Zusammenbruch des Tumorwachstums kommen müsse.

Krebs – Geißel der Menschheit

Es ist an der Zeit, Krebs nicht mehr als eine Diagnose mit tödlichem Ausgang zu betrachten. Jeder Mensch, der persönlich oder im Rahmen seiner Familie mit dem Problem »Krebs« konfrontiert wurde, weiß ganz genau: Es ist Zeit für einen Durchbruch, für ein Ende dieser erschreckenden Bedrohung. Im Mittelalter war es die Pest, vor der sich jeder fürchtete. In vergangenen Jahrhunderten traten Ansteckungskrankheiten wie Tuberkulose, Cholera und Syphilis in den Vordergrund, und heute sind es AIDS, aber auch EBV oder Borreliose … Jedes Zeitalter hat seine Epidemie, und unsere größte Furcht betrifft heute »Krebs«.

»Dr. Google« hält uns dabei auf dem Laufenden: Im Oktober 2015 konnten wir auf der Startseite besagter Suchmaschine die »Top Ten« populärer Schauspieler sehen, die »ihren Krebs« besiegt hatten.[3] Dabei ging es nicht darum, was und weshalb, sondern mit welchen Mitteln und Behandlungsmethoden sie das bewerkstelligt hatten. Unter meinen chirurgischen Kollegen kursierte die Frage, wie viel gewisse

---

3   Noch lokal registriert als Frauenzeitschrift auf http://www.enfemenino.com/famosos/album933469/famosos-que-superaron-un-cancer-0.html#p6

Berühmtheiten wohl dafür kassiert haben mögen, sich beide Brüste amputieren zu lassen, um als Beispiel für praktische Krebsvorsorge und rekonstruktive Chirurgie weltweit Aufmerksamkeit zu erlangen. Doch trotz all der Stars aus der glitzernden Filmwelt, in der alles in etwa so echt ist wie das Vanillearoma im Joghurt, aber viel Aufhebens um alles gemacht wird, ist für die Mehrheit der Bevölkerung der Durchbruch in der Krebstherapie ausgeblieben.

Gleichzeitig erregte es besonders im deutschen Sprachraum kaum oder gar kein Aufsehen, dass ein US-amerikanisches Projekt zusammen mit indischen Ärzten seit 1999 die Medizinwelt in Atem hält: eine schmerzlose, nebenwirkungsfreie und statistisch hochsignifikante Studie zur Heilung von Krebs. Nicht Behandlung oder einfache Stabilisierung der Krankheit, nein: Wir sprechen von »Heilung«. Wie soll so etwas möglich sein?

Warum scheitern therapeutische Maßnahmen gegen Krebs immer wieder?

Onkologen und Krebsforscher sind keine dummen Menschen. Sie forschen und arbeiten meist ihr Leben lang an einem Problem, bis sie es für den menschlichen Verstand fassbar und logisch aufgearbeitet haben. Das Problem des Scheiterns könnte aber mehrere Ursachen haben, die einfach mit unseren Denkstrukturen zusammenhängen:

1. Wir möchten alle Prozesse auf einen »monokausalen« Ursprung zurückführen, das heißt, wir erwarten von jedem Schritt, dass es ein einzelnes Element gibt, das den nächsten Schritt auslöst oder möglich macht. Das entspricht einem linearen und meist als »logisch« bezeichneten Denken. Die Natur funktioniert aber nicht so: Ein Fluss teilt sich immer wieder, und legt man einen Damm an, fließt das Wasser seitlich ab oder darüber hinweg. Wenn ich also einen *mono*klonalen Antikörper entwickle, sucht sich das lebendige System ein Parallelelement, das nicht durch

diesen Antikörper geblockt wird. Dadurch existiert der Tumor weiter.

2. Unser sogenanntes wissenschaftliches Denken verlangt Erklärungen, die wir verstehen und überprüfen können. Wenn das nicht der Fall ist, wenn wir etwas nicht nach den uns bekannten Gesetzen erklären können, verwerfen wir das Modell – leider oft schneller, als wir ein alternatives gefunden haben, das vielleicht passen könnte. So kommt es, dass viele Arbeitsgruppen nur daran interessiert sind, ihr spezielles Modell zu beweisen, und alternative Ideen nicht weiterverfolgen. Eine wichtige Bremse bei der Umsetzung neuer Ideen ist die Finanzierung. Meist gibt es kein Geld für Ideen. Es könnte auch sein, dass die neue Idee im Widerspruch zu dem steht, was man vorher gesagt und getan hat. Dann möchte man das bereits Veröffentlichte nicht zurücknehmen oder gar von vorn anfangen, außer die andere Idee würde uns zwingen, unsere Systeme zu ändern. Der Mensch ist aber lieber konservativ.

3. So ein Problem stellte sich auch mit dem Zellkernmodell der Krebstherapie im Vergleich mit dem jüngeren »Mitochondrialmodell«. Nach dem Kernmodell entsteht Krebs durch Veränderungen des Zellkerns, genauer gesagt durch genetische Veränderungen des Erbguts, was die »genetischen Pfeilsysteme«, »Arrows« genannt,[4] nachzuweisen versuchen. Die neuen Möglichkeiten bei Blutanalysen lassen eine Reihe von Verbindungen wahrscheinlich werden, durch die das Genmaterial des Patienten und sein Tumorwachstum bestimmt werden. Diese Information kann man nutzen, um neue, meist sehr teure Therapiemaßnahmen zu begründen. Doch leider steht diese Vorgehensweise gegen die (jüngere) Erkenntnis, dass unsere Zellkraftwerke, die Mitochondrien, viele Male verletzlicher

---

4 Genetic arrows sind wie eine Landkarte aufgebaute Systeme aus speziellen Labortests, bei denen ein Blutstropfen auf einen passenden Antikörper durchforscht wird, der einer speziellen Eigenschaft des Tumors zugewiesen wird. Natürlich gibt es solche Tests nur für Antikörper, für deren Blockade eine immunologisch passende Behandlung verfügbar ist.

sind und Krebs möglicherweise durch die eintretende Energieunterversorgung ausgelöst wird. Auch eine wesentliche Verschlechterung des Leidens durch Verletzung der Mitochondrien ist wahrscheinlich. Immer wenn dies der Fall ist, sind Chemotherapeutika, Immuntherapie oder Bestrahlung nicht nur wirkungslos, sondern direkt schädlich![5] Doch während man sich anderenorts über die »wahre« Ursache von Krebs streitet, wird weitertherapiert – nach der »Zellkern«-Theorie!

Es ist wie im Kino: Zunächst ist alles schwarz-weiß, denn so wird in der Wissenschaftstheorie gedacht: These – Antithese, Theorie – Gegentheorie, Aktion – Reaktion.

Danach kommen die Grautöne: vielleicht ein wenig mehr hiervon und etwas weniger davon. Während wir versuchen, eine universelle wissenschaftliche Theorie mit Schwarz-weiß und manchmal sogar Grautönen aufzubauen, geht das Leben in Cinemascope-Farbe weiter.

So lange, wie wir um den »richtigen theoretischen Ansatz« in der Krebstherapie streiten, gehen Zeit, Geld und Leben verloren. Natürlich kann man hier nicht nach dem traditionellen Ansatz handeln: »Mal sehen, was passiert, wenn ich etwas anderes versuche ...«, weil die Ethik ein unverantwortliches Vorgehen verbietet, und das ist auch richtig so!

In der Krebstherapie geht es um real vollziehbare Behandlungen und wissenschaftliche Forschungsergebnisse zur Erneuerung. Von diesen hat es seit 2000 einige Neuerungen gegeben, aber leider bei Weitem nicht genug, um uns die Angst vor Krebs zu nehmen.

Natürlich profitiert auch eine gewaltige Industrie von den Kontroversen, die im Ringen um das Verständnis der Ursachen von Krebs entstehen: Auf der einen Seite Querdenker und Erneuerer, auf der an-

---

5 Dabei muss man annehmen, dass die Verletzung einer Energieversorgungszentrale neuerliche energetische Engpässe auslöst, die wiederum verdächtigt werden, Krebs auszulösen. Es ist wie im wirklichen Leben: ein Teufelskreis!

deren Seite meist anerkannte, in unserer Gesellschaft dekorierte Forscher mit Ehrgeiz und hochgestellten Aufgaben. Beide Seiten liefern sich oft genug Spiegelgefechte, wohl wissend, dass wir alles andere als allwissend zum Thema »Krebs« sind. Am Ende bleibt alles, wie es ist.

»… Angst fressen Seele auf …« – die Diagnose »Krebs« im Volksmund

Nicht alle Patienten, die zum Arzt kommen, wünschen eine alternative oder unterstützende Zusatzbehandlung. Viele Patienten geben den Kampf schon auf, bevor er begonnen hat. Immer wieder erwarten die Kranken von ihrem Therapeuten, dass er alles für sie unternehmen möge. Sie verlegen oder vielmehr »legen« buchstäblich »ihr« Problem in die Hände des Arztes, geben es ab, auf dass sich der Fachmann darum kümmere. In der Folge ist es nur allzu verständlich, dass der Arzt oft nur nach einer offiziellen »zugelassenen« Therapiemaßnahme handeln kann! Denn: Eine auf objektive Daten gestützte Beratung als Übersicht zu allen Therapien, quasi eine »Krebstherapie à la carte« zum Auswählen, gibt es noch nicht!

Natürlich existieren Meinungen von Fachärzten, Erfahrungswerte von anderen Heilern, im Internet veröffentlichte Alternativen und Erzählungen der Angehörigen von Frau Holle, der Nachbarin. Jeder Mensch, und insbesondere jeder Betroffene selbst, muss sich entscheiden, muss sich eine eigene Meinung bilden. Erst wenn man Vorurteile und gut gemeinte Nachbarschaftsratschläge überwunden hat, kann man tatsächlich mit der Therapie anfangen.

Als Außenstehender oder Angehöriger eines Krebspatienten gelangt man immer wieder zu der Überzeugung, dass der mit Abstand größte Teil der Patienten an den unmittelbaren Folgen der Behandlung stirbt, oder vielleicht auch an den zeitlich versetzten Folgen schwerer Organverletzung durch die Therapie. Eine alternative Behandlung, auch auf ausdrücklichen Wunsch des Patienten, ist in den meisten Fällen nicht mehr möglich, sobald die Behandlung in die Hände der Onkologen gelegt wurde. Einige Frauen in gebärfähigem Alter würden anschließend vielleicht gern noch ein Kind bekommen. Männer mit Antihormonen bei Prostatakrebs fürchten um die Potenz, und ganz kompliziert wird es bei Kindern mit Blut- oder Knochenkrebs. Was soll man da raten?

Der unmenschliche Zwang, dem die meisten Fachärzte ausgesetzt sind, wird ihnen erst in solch schwierigen Situationen vollends bewusst: Sie können nicht anders handeln, als auf der ihnen bekannten Datenlage eine pharmakologische Krebstherapie zu empfehlen.

Das rührt daher, dass in der Medizin eine dem Individuum übergeordnete Ethik angewendet werden muss: eine allgemeine Übereinkunft, die Patienten nur mit solchen Therapien zu behandeln, deren Wirkungsweise bekannt und statistisch signifikant bewiesen ist. Diese Richtlinie nennt man »ärztliche Deontologie«, und wer ihr nicht folgt, kann seine Approbation zur Ausübung des ärztlichen Berufes verlieren.

Schutz vor Quacksalbern

Die Grundlage der Ethik besagt, dass jeder Heiler verpflichtet ist, nach bestem Wissen und Gewissen zu handeln und sich dabei an die Regeln der Heilkunst zu halten.

Das klingt zunächst gut und sollte ein Schutz für die Patienten gegen übereifrige Ärzte sein, hat sich aber leider zu einem Bumerang entwickelt.

Zunächst kann man argumentieren, dass nicht jeder Arzt genauso handeln würde wie sein Kollege, dass niemals alle das Gleiche wissen können und dass jeder Mensch Symptome, Zeichen und Analysen anders beurteilen wird, je nachdem, wie viel er weiß und in welchen Zusammenhang er die Daten bringt.

Gleichzeitig entscheiden Mediziner *nach statistischen Grundsätzen,* was »besser« und was »schlechter« ist. Die dabei entstehenden Fallstudien zur statistischen Beurteilung werden durch dieselben Mediziner gesteuert, die auch die Behandlung durchführen. Eben dadurch wird festgelegt, welcher Fall Eingang in die Statistik findet und welcher nicht. Unbewusst werden Statistiken jedes Mal etwas angepasst, bis es so weit kommt, dass nur noch passende Kandidaten ausgewertet werden. Was abseits dieser »Studien« geschieht, wird nicht wahrgenommen. Am Ende ist nicht abzuschätzen, in welche Behandlungsgruppe ein Patient eingeteilt wird. Die »objektive Beurteilung des Falles« zwingt dem Arzt schließlich eine Behandlungsstrategie auf, bei der oft der Wunsch des Patienten kein Gewicht hat. Der Patient wird nach dem »Bumerang-Kriterium« der Deontologie (…»wir wollen doch nur Ihr Bestes« …) entmündigt, und dem Arzt wird eine kritische Auseinandersetzung mit seinem Handeln erspart.

Bleiben wir kritisch

Bei der Krebstherapie ist es wie mit einem Hauskauf: Man will den Rest seines Lebens dabei bleiben, da lohnt es sich, unbedingt zweimal hinzuschauen. Es wäre vermessen zu behaupten, dass ein beliebiger Patient ausschließlich mittels einer komplementärmedizinischen Behandlung geheilt werden kann.[6] Man findet bei der Behandlung von Krebspatienten leider oft Extremhaltungen: Die einen wünschen nur alternative Behandlung, die anderen ausschließlich pharmakologische Therapie. Genauso verhält es sich mit dem Vertrauen des Patienten in seinen Heiler: Da sind solche, die ohne »Erlaubnis« ihrer Fachärzte keinen Schritt machen würden, und andere, die aus Prinzip jedem »Approbierten« misstrauen.

---

6 Damit meine ich solche Behandlungen, die ausschließlich als »ergänzende, komplementäre Maßnahme« gedacht sind und nicht mit anderen Heilbehandlungen vervollständigt wurden, wobei eine »spontane Remission« (ein Wunder!) nie ausgeschlossen werden kann …

Umgekehrt ist es auch nicht besser: Viele Ärzte bemühen sich vorbildlich um ihre Patienten, und dann gibt es nicht weniger bemühte Heiler, die das Vertrauen der verzweifelten Patienten mithilfe von mystisch-esoterisch anmutenden Maßnahmen ausnutzen. Was soll man also als Betroffener tun, wem darf man noch Glauben schenken?

Was bedeutet schon »alternativ«?

Zunächst muss man sich Klarheit über die hier verwendeten Begriffe verschaffen. Die Ausdrücke »alternative Medizin« und »Komplementärmedizin« werden in diesem Buch im US-amerikanischen Sinn angewendet: »alternativ« bedeutet eben alternativ, anders als schulmedizinisch, als Alternative zu einer anderen Behandlung. »Komplementär« steht für ergänzend, zusätzlich, vielleicht auch gleichzeitig mit schulmedizinischen Maßnahmen.

Ein weiterer Punkt, in dem sich nicht alle Ärzte und Patienten einig sind, ist der Umgang mit der Wahrheit über die Diagnose und die mögliche Ausdehnung der Krankheit. Die meisten neigen dazu, dem Patienten die Wahrheit zu sagen. Niemand kann einen Kampf aufnehmen und sich gegen die Krankheit wehren, wenn er nicht weiß, wogegen er ankämpft. Selbst wenn die Wahrheit eine solch schlimme und unabwendbare Prognose wie der Tod sein sollte, muss der Mensch die Chance bekommen, sich auf das Unabwendbare einstellen zu können. Nur wenn ausdrücklich das Gegenteil gewünscht wird, das heißt, wenn der Patient nichts wissen will, sollte man dieses Prinzip der Wahrheit aufgeben, und dann sollte der Ausgang für den Patienten auch schon klar sein.

Schließlich besitzen wir heute einen nie zuvor da gewesenen Schatz an medizinischen Kenntnissen und Maßnahmen. Die Anwendung von antibakteriellen und antiinfektiösen, entzündungssenkenden und schmerzlindernden Medikamenten, von Steroiden und Glucocorticoiden bedeutet einen nicht wegzudenkenden Segen. Kaum jemand, der heute lebt, würde ohne diese Produkte der pharmazeutischen Forschung älter als vielleicht 50 Jahre alt werden. Wer hat bis dahin nicht wenigstens einmal auf dramatische Weise ein Antibiotikum benötigt, ist ins Krankenhaus eingewiesen worden oder hat gar auf der Intensivstation gelegen, mit Herz-, Infektions- oder Organproblemen? Menschen sind zerbrechliche Wesen, und diesem Umstand muss man einfach Rechnung tragen.

Am Beispiel der Veterinärmedizin (wo selten darüber diskutiert wird, ob das Haustier auch wirklich Antibiotika braucht) kann man sehen, wie notwendig die technisch-pharmazeutische Medizin ist und welche Produkte am häufigsten in Anwendung kommen, um Tiere (und schließlich ebenso Menschen) länger leben zu lassen: Es sind hauptsächlich die Impfstoffe, die antibakteriellen Medikamente, die entzündungssenkenden Mittel und einige Herz und Kreislauf stützende Arzneien.

Ebenso sollte man kritisch und möglichst objektiv über die Richtung der medizinischen Versorgung nachdenken. Was für eine Medizin wünschen wir uns in zehn Jahren, in fünfzig Jahren? Sind wir auf dem richtigen Weg, wenn große Entscheidungsgewalt zu diesen Themen in den Händen von Menschen liegt, denen die Medizin als Heilberuf vollkommen fremd ist? Politik, Industrie, Medien, Versicherungsgesellschaften, Hersteller diagnostischer Maschinen und Medikamente – alle sind sie der Meinung, genau zu wissen, was für die (jeweils) Versicherten, Wähler, Leser und Konsumenten richtig ist. Doch den kranken Menschen muss immer noch der Heiler behandeln. Als Patient wünscht man sich eine schmerzfreie, nebenwirkungsfreie und möglichst rasche Heilung. Besonders gut wäre es, wenn diese Heilung von Dauer wäre.

Die Forschung in alternativen Medizinsystemen wie Homöopathie zeigt mittlerweile, dass homöopathische Mittel auf mindestens zwei Ebenen nachhaltig wirksam sind: erstens in der Regulation der Stoffwechselprozesse und zweitens im Verändern der epigenetischen Prozesse, die wiederum die Expression und Transkription von Genen nachhaltig beeinflussen.

In dem vorliegenden Buch geht es darum, echte Alternativen vorzustellen, eine mögliche – und für jeden verständliche – wissenschaftliche Erklärung dafür zu liefern und Anstöße zu geben, weiterzudenken, weiterzugehen als bisher möglich, vorzudringen in die »flexible Zone« unseres Wohlfühlens und die Medizin als etwas Neues, Großes und Lebendiges zu verstehen. Dabei müssen wir dringend die Fesseln abwerfen, die uns festgefahrenes Denken und Verkauf von glücksbringenden Pillen auferlegen.

WAS SOLLTE ICH MEINEN ARZT FRAGEN, WENN ER MIR DIE DIAGNOSE »KREBS« STELLT?

Krebs ist nicht gleich Krebs. Es gibt gutartige Tumoren, das heißt, dass man sie relativ leicht entfernen kann. Leider sind sich viele Mediziner gar nicht darüber einig, ob der Tumor das eigentliche Übel ist oder ob er nur die Reaktion des gesunden Körpers auf das Ausbreiten eines veränderten Zellbereiches darstellt. Daraus ergibt sich die Frage, ob das Entfernen der Geschwulst auch das Entfernen des Krebses bedeutet.[7]

Man sollte also fragen, wo sich die Auffälligkeit befindet, wie sicher der Arzt ist, dass es sich dabei um Krebs handelt, welche weiteren Untersuchungen nötig sind, um die Diagnose zu sichern, und ob er eine alternative Erklärung für diese Unstimmigkeit im Befundbericht finden kann.

Einige Studien belegen die Theorie, dass viele Krebsdiagnosen gar nicht stimmen. Man muss sich klarmachen, dass die Rechtslage zur Haftpflicht des Arztes für seine Aussage sehr komplex ist. Kein Mediziner ist begeistert, wenn er sich vertan hat, wenn seine Aussage das Problem un-

---

7   Erstmals als vollständige Theorie zu finden bei der Kontroverse zu »Laetril – Vitamin B17", und seither immer wieder ernsthaft im Gespräch (Originalwerk 1977: M.D. John A. Richardson und G. E. Griffin: »Laetrile Case Histories: The Richardson Cancer Clinic Experience«. Jun 1977. Neuauflage bei Amazon, 2005), siehe auch Anhang: Griffin, G. E.

terschätzt hat. Um einer übersehenen Erkrankung vorzubeugen, werden Diagnosen heute immer »schwammiger«, nach dem Motto: »Ihr Zellgewebe ist aufgeschwemmt, ungeordnet, nicht deutlich zu erkennen …«, was zu der Zusammenfassung führt: »Ein entartetes Gewebe kann nicht ausgeschlossen werden.« So ein Satz, der eigentlich gar nichts besagt, führt dazu, dass viele Ärzte schon im Vorfeld sagen: »Es könnte Krebs sein.« Der Patient versteht natürlich nur »Sie haben Krebs« und gerät in Panik. Schon werden weitere Untersuchungen angesetzt, und ein Entfernen oder Bestrahlen der auffälligen Stelle wird empfohlen.

Doch leider kann ich nicht oft genug wiederholen: Die meisten Maßnahmen gegen Krebs lösen die Entartung der Zellen – und somit Krebs – erst richtig aus. Die schulmedizinische Behandlung von Krebs ist der größte Motor für Krebs, weil ja definitionsgemäß die Behandlung »Zellen zerstören« soll. Leider bemüht sich die Schulmedizin noch nicht darum, Zellen zu reparieren!

Natürlich kann man den Therapeuten auch direkt fragen, welche Behandlung er anwenden würde, wenn es sich bei dem Patienten um ein Familienmitglied handelte. Leider erwähnte ich bereits, dass sehr viele Kollegen an Krebs sterben, vielleicht, weil sie sich nie wirklich mit Alternativen beschäftigt haben und die oft extrem anmutenden schulmedizinischen Behandlungsvorschläge durchaus ernst nehmen.

Ein Patient kann nur so behandelt werden, wie es die ärztliche Ethik (Deontologie) vorsieht. Diese ethischen Richtlinien folgen den Ergebnissen der Überlebens-Statistiken, die wiederum Forschungsergebnissen und neuen Behandlungsmöglichkeiten folgen. Dazu werden Patienten »in Studien aufgenommen« oder auch nicht.

Zunächst muss ich als Autor anmerken, dass ich eine vollkommen »normale« schulmedizinische Ausbildung an der medizinischen Fakultät in Alicante, allerdings nach Harvard-Vorbild genossen habe.[8] Zudem habe ich zwei Semester Chemie, drei Jahre Homöopathie, ein Jahr Spagyrik, öffentliches Gesundheitswesen und Wissenschaftsgeschichte als Weiterbildung (Doktorats-Studium nach US-amerikanischem Vorbild) studiert und all die typischen »Weiterbildungsseminare« absolviert, die in einer praktischen medizinischen Ausbildung so wünschenswert sind. Notfallversorgung, Reanimation und Rettungsmedizin begleiten mich als Einsatzarzt deutscher Luftrettungsgesellschaften seit über 25 Jahren. Man kann sagen, dass die Denk- und Entscheidungsstrukturen in meinem ärztlichen Handeln durch und durch von den üblichen Kriterien geprägt wurden. Auch zu Fragen aus dem ethisch-moralischen Handeln als Arzt (Deontologie) musste ich über 20 Jahre lang in meiner Funktion als Vorstand einer Ärztekammer über Kollegen »zu Gericht sitzen«.

Ein Patient sollte immer und in jedem Fall zunächst den Untersuchungen ausgesetzt werden, die eine zweifelsfreie Diagnose erbringen, sofern dies möglich ist.[9] Die korrekten Schritte in der Medizin sind: Problem → Diagnose → Prognose → Therapie. Nur wenn klar ist, was als Nächstes passieren wird, wenn man die Prognoseschritte klar aufzuzeichnen in der Lage ist, kann man eingreifen und das Ergebnis des Eingreifens als sinnvoll oder sinnlos bezeichnen. Nur danach, nach einer möglichst objektiven Beurteilung, ergibt es Sinn, etwas an der »natürlichen Entwicklung der Krankheit« zu ändern.[10] Wer nicht weiß, was geschieht, und möglicherweise nicht mal

---

8 Die Medizinische Fakultät von Alicante wurde zwischen 1982 und 1992 von der US-amerikanischen Eliteuniversität »Harvard« (Boston) im Bundesstaat Massachusetts betreut und nach dem dortigen Ausbildungsverfahren strukturiert.

9 Leider ist es nicht immer und in allen Fällen möglich, eine Diagnose »zweifelsfrei« zu erbringen, aber in jedem Fall wird es immer ausreichen, eine Entscheidung zu den Therapiemaßnahmen zu fällen.

10 Die »natürliche Entwicklung« einer Krankheit ist ein theoretisches Konzept, das nur zwischen Tod, Anpassung an die Folgen der Erkrankung oder natürlichem Abheilen der Krankheit unterscheidet. Die Maßnahme des Arztes besteht darin, diese Abfolge zum Vorteil des Patienten zu verändern.

klarstellen kann, was die Konsequenzen der Diagnose sein können, und trotzdem eingreift, der handelt verantwortungslos. Das erste Prinzip in der Medizin ist das Prinzip,»nicht zu schaden«.[11] Doch genauso verantwortungslos ist es, nichts zu tun.

Ein gewisser Zweifel am eigenen Handeln ist menschlich richtig. Aber vor lauter Zweifel gleich gar nichts zu tun ist ebenso fahrlässig. Naturmedizin bedeutet auf keinen Fall,»der Natur« ihren Lauf zu lassen! Natur, biologisches Heilen, soll bedeuten, mit naturidentischen biologischen Stoffen zu behandeln oder zumindest Mittel zu schaffen, die auf keinen Fall Schaden anrichten können, weder durch das Unterbinden der Wirksamkeit einer medizinischen Therapie noch im Aufschieben notwendiger Maßnahmen, noch durch direkte Einwirkung als Gift.

Selbst wenn ein Patient »austherapiert« ist oder nicht weiter heilend versorgt werden kann, sondern nur noch »palliativ« (also schmerz- und symptomorientiert) behandelt wird, darf ein anderer Kollege ohne schriftliche Erlaubnis keine »alternative« Behandlung durchführen. Nur wenige Patienten wagen es, sich darüber hinwegzusetzen und zusätzlich alternative Hilfe zu suchen. Doch sollte der Patient es trotzdem angehen, eine alternative Behandlung zu planen, taucht im Internet eine wenig überzeugende Informationsflut auf. Es fehlt vollkommen an Objektivität, um darüber eine Entscheidung treffen zu können, was seriös sein könnte und was weniger sinnvoll erscheint.

Aus der Welt der Nanopharmakologie werden uns eine Erklärung und eine neue Definition für die homöopathische Denkweise angeboten: Zusammenhänge zwischen der biologischen Regulation des Stoffwechsels, der Expression unserer Gene und homöopathischen, nachweislich wirksamen Substanzen werden sichtbar. Dies ist der Weg, auf dem sich die aktuelle technisierte Medizin zu einer integrativen Medizin wandeln könnte.

---

11 Primum non noscere: dem Patienten in seinem Problem nicht noch mehr Schaden aufbürden. Ein häufig missachtetes Prinzip.

KAPITEL 2:
DIE WAHRE WISSENSCHAFT –
DIE ABSOLUTE WAHRHEIT

In diesem Kapitel gehen wir der Frage nach, wie sich das wissenschaftliche Denken strukturiert, wie medizinischer Fortschritt entsteht und warum die Erwartungen der Patienten nie erreicht werden können. Nach einem kurzen Exkurs in die Statistik kehren wir zurück zu den Forderungen der »WHO« (Weltgesundheitsorganisation) und schauen uns an, wie sich die weltweit vertretenen Gesundheitssysteme die Integration der traditionellen Medizin in die technische Medizin vorstellen.

Anmerkung zu den Beispielerkrankungen

Die Beispielfälle werden aufgeführt, um darauf hinzuweisen, dass jeder Patient zu jedem Zeitpunkt und in jeder beliebigen Situation eine neue oder zusätzliche Behandlung bekommen kann. Alle Beispiele folgen dem Behandlungsprinzip der »Banerji-Protokolle™«, auf die noch näher eingegangen wird. Natürlich gibt es leichtere Krebsfälle, die einfacher zu behandeln sind, und solche, bei denen schon alles Mögliche unternommen wurde und trotzdem noch kein positives Ergebnis abzusehen ist. Aber es gilt der Satz: »Schluss ist erst, wenn der Deckel zu ist.«

Fallbeispiel:
E. M., 14 Jahre, Gliom der linksbasalen Gehirnhälfte
Anmerkung: Der folgende Fall einer für konventionelle Medizin vollkommen unvorstellbaren und vollständigen Heilung von Gehirnkrebs (Gliom) wurde dem Autor speziell für dieses Buch von Dr. Prasanta und Dr. Pratib Banerji im April 2016 in Köthen zur Verfügung gestellt.
»Am 24.4.2013 erschien in unserer Klinik (PBHRF in 1031 Elgin Rd, Kolkata, 700 020 Indien) ein 14-jähriger Junge, der seit etwa zwei Monaten über Kopfschmerzen, Kraftverlust der rechten Hand und Herzrasen klagte.

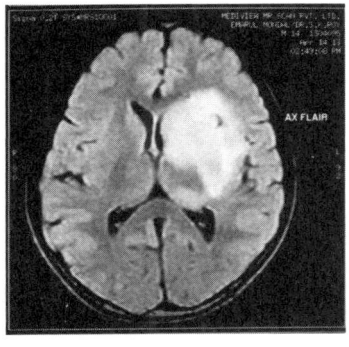

Abbildung 1:
Magnetresonanztomographie des Gehirns
von E. M. vom 14.4.2013

Die Magnetresonanz vom 14.4.2013 zeigte: »... weite, schlecht definierte hypodichte Region mit Bereichen von Nekrose und raumgreifendem Massedefekt auf linke Basalganglien – möglicherweise Gliom.«

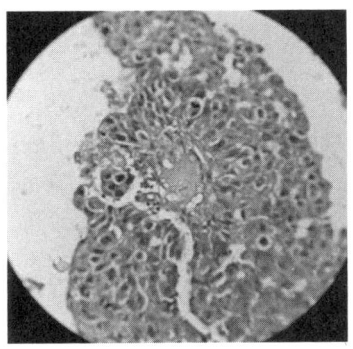

Abbildung 2:
Biopsie des Gehirns von E. M. vom
20.4.2013

Eine stereotaktische Biopsie wurde am 20.4.2013 vorgenommen und brachte als Ergebnis:»... hochgradige Neoplasie ... Gliom.« Daraufhin wurde unsere übliche Medikation für diese Fälle verordnet, bestehend aus dem Banerji-Protokoll™:

• Ruta graveolens 6C   2x täglich
• Calcarea phosphorica D3   2x täglich

Alle klinischen Symptome wurden umgehend weniger und verschwanden nach 5–6 Monaten vollständig. Heute (beim letzten Treffen im April 2016) führt der Patient ein normales Leben, auch wenn er weiterhin seine Medikation in geringer Dosis beibehalten hat. Die Magnetresonanztomographie vom 3. Mai 2014 (nach einem Jahr Behandlung mit Banerji-Protokoll™) zeigt eine vollständige Wiederherstellung des entsprechenden Gehirnbereichs.

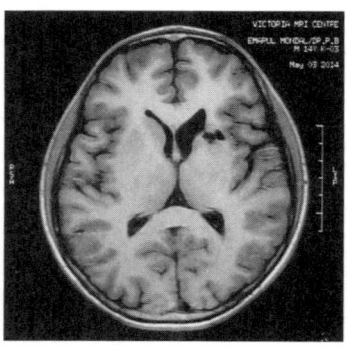

Abbildung 3:
Magnetresonanztomographie des Gehirns von E. M. vom 3.5.2014 nach einem Jahr Behandlung mit Banerji-Protokoll™

Die Frage nach der Zukunft

Die »wahre Wissenschaft« ist ein Mythos. Schon der erste Grundsatz der Forschung besagt, dass eine Theorie so lange gut ist, bis es eine bessere gibt. Doch wenn es um viel Geld und Prestige geht, zum Beispiel in der Krebstherapie, wird das Wissenschaftsideal rasch beiseitegeschoben. Hier gibt es ein Zauberwort namens »Statistik«, mit deren Hilfe alle Ergebnisse erklärt werden sollen.

Die zentrale Frage, der sich der Patient besonders in der Krebsbehandlung stellen muss, ist die Frage nach seiner persönlichen Zukunft, die er sich bestimmt ganz anders ausgemalt hat, nach der realen Chance, sein Leben noch einmal in den Griff zu bekommen, bevor es zu spät ist.

Dem gegenüber steht die Statistik. Sie ist eine mathematische Wissenschaft, die in der Biologie nichts zu suchen hat, wenn man »absolute« Wahrheiten haben möchte. Doch gibt es überhaupt etwas absolut Wahres in der Biologie? Viele Naturwissenschaftler der theoretischen Fächer betrachten Medizin und Biologie zu Recht als *nicht exakte* Wissenschaft, sondern als »Erfahrungswissenschaft«. Im Studium muss man sich sogar oft genug das Wort »Parawissenschaft« gefallen lassen. Damit kann man Mediziner immer wieder ärgern, denn es soll dadurch zum Ausdruck gebracht werden, dass sich das Leben nun einmal nicht vorhersehbar und exakt verhält. Der »Grad an Wissenschaftlichkeit« in der Medizin sei an dem Ergebnis der Statistiken abzulesen.

Und doch trifft das nicht zu. Die Juristen schaffen mittels Jura nicht das Recht: Sie schaffen »Rechts-Sicherheit«. Mediziner schaffen auf ähnliche Weise nicht »Gesundheit«, sondern sie bemühen sich um eine sichere Grundlage, auf der Gesundheit gedeihen kann. Dazu benutzen sie die Analyse von Daten, Labortests, Bilder, Scanner, biologische Untersuchungen und vieles mehr. Dank einer logischen Argumentation und Interpretation der Ergebnisse kann man schließlich eine Behandlung schaffen, einen »Sicherheitsrahmen«, in dem sich der Patient befindet.

Die Gauß'sche Glockenverteilung

Doch solche statistischen Voraussetzungen sind nur gegeben, wenn es eine entsprechend große Anzahl von Fällen gibt, die man miteinander vergleichen kann. Man einigt sich auf die spezielle Eigenschaft, die man vergleichen möchte, zum Beispiel eine konkrete Behandlung bei einer konkreten Erkrankung. Die Verteilung der Ergebnisse, das heißt Heilung oder Tod oder Fortbestehen der Erkrankung, erfolgt selten linear.

Der bekannte deutsche Mathematiker Friedrich Gauß legte dar, dass es bei biologischen Prozessen immer eine gewisse »Abweichung von der Norm« gibt. Man einigte sich darauf, dass nur die »mittleren 90%« einer Kurve Sinn ergeben und in die Berechnung eingehen sollen; 5% darüber oder darunter können so weit abweichen, dass sie das Gesamtbild stark verfälschen würden. In der Medizin allerdings reicht das nicht aus. Die Deontologie verlangt nach zuverlässigen Aussagen, um eine Behandlung zuzulassen. Jede Behandlung zieht ein Ergebnis nach sich, einen »messbaren« Wert, etwa in dieser Form: »Von 120 Patienten lebten bei dieser Behandlung nach drei Jahren noch 55 Personen.«

Um feststellen zu können, ob man die Behandlung verbessern könnte, braucht man Zeit, mehr Patienten und eine etwas veränderte Behandlung als Vergleich. Auf dem Weg zu neuen Ergebnissen muss man abwarten, um entsprechende Vergleiche ziehen zu können; also werden selbstverständlich mehr Menschen versterben.

Um weniger lange warten zu müssen und eine bessere Behandlung schneller einsetzen zu können, begann man, die Auswertung von Behandlungsergebnissen statistisch immer weiter zu optimieren, das heißt, so zu verfeinern, bis man Beschreibungen fand, die immer präzisere und auf Teilgeschehen des Ganzen abgestimmte Aussagen machten. Der Zweck eines solchen Vorgehens liegt natürlich darin, schneller handeln zu können und mehr Menschenleben zu retten.

Der springende Punkt in der Krebstherapie ist, dass eine Behandlung nur dann Anerkennung (und Anwendung) findet, wenn sie nachweisen kann, dass sie im Vergleich zu den bisher üblichen Behandlungen einen Überlebensvorteil bietet. Dabei gilt immer nur »der Vergleich mit etwas anderem«; es gilt nicht der Vergleich mit unbehandelten Patienten, da man aus ethischen Gründen keinem Menschen eine Behandlung verweigern kann. Schließlich muss ja eine »Behandlungsgruppe« mit einer »Nicht-Behandlungs- (»interventions-«) Gruppe verglichen werden. Wer will schon die schwarze, wer die weiße Kugel ziehen? Um ein möglichst aussagekräftiges Ergebnis zu erreichen, gibt es unterschiedliche Formeln zur Berechnung der Überlebenszeiten von Krebspatienten. Dabei konzentriert man sich zuerst einmal darauf, die »Abweichungen« der Glockenverteilung immer geringer zu halten, immer kleiner werden zu lassen. Man mag argumentieren, eine Abweichung von 1% oder auch 0,5% sei verschwindend wenig, aber 0,5% der deutschen Bevölkerung sind etwa 440000 Menschen! Wahrscheinlichkeitsrechnungen und Prozentangaben beziehen sich meist auf sehr große Zahlen.[12]

Gleichzeitig verbessert man die Auswahlkriterien zu den Patienten, versucht in immer kürzeren Zeitabschnitten vergleichbare Aussagen zu erhalten. Schließlich verbessert man die Statistik selbst. Daraus folgen Fachausdrücke, die kaum noch jemand versteht, der sich nicht mit Statistiken auskennt. »Absolute durchschnittliche Überlebenszeit«, »Mittleres Überleben« sind Begriffe, die zunächst ganz gut klingen. Dahinter verstecken sich Formeln zu Auswahlkriterien, Prozentveränderung der Überlebenden nach einer Tumortherapie, verglichen mit den anderen Patienten einer leicht veränderten Therapie. Doch leider sagt es nichts darüber aus, welcher Patient tatsächlich nach einem Jahr noch lebt. Was stellt man sich unter der Aussage vor: »Die mediane Überlebenszeit der Sandwich Chemotherapie bei Meduloblastom betrug 2,9 Jahre«?[13] Sicher nicht, das alle 2,9 Jahre die Hälfte der Patienten gestorben war …

---

12 So ein Problem taucht auf, wenn man zum Beispiel feststellen muss, dass die Nutzen/Schaden-Rechnungen am Beispiel der Vorsorgeuntersuchung zu Brustkrebs mittels Mammographie auch 2014 noch nicht klar waren:
http://www.zeit.de/wissen/gesundheit/2014-08/brustkrebs-screening-mammografie-frueherkennung

13 EJC 2009 45; 1209-17: Ein Meduloblastom ist ein unvollständig ausgereifter Teil des Gehirns bei Kindern, eine Art Gehirntumor. In der zitierten Studie wurde eine regelmäßig verabreichte Chemotherapie mit gelegentlichen »Doppelpack«-Chemotherapien verglichen, mit schlechterem Ergebnis für das gelegentliche Doppelpack.

Fortschritt in der Krebstherapie?

Ein Fortschritt in der Krebstherapie bedeutet bisher lediglich, eine Methode mit einer anderen, ähnlichen Methode zu vergleichen. Wenn man diese ständigen Vergleiche einer Methode mit einer anderen, veränderten Methode betrachtet, fällt einem auf, dass ein wesentlicher Fortschritt in der Krebstherapie in solchen Schritten kaum möglich ist! Weder kann man Menschen standardisieren, noch kann man neue Wege gehen, weil man sich ja darauf geeinigt hat, alles immer nur »an sich selbst« zu messen, das heißt, mit derselben unveränderten Behandlung statistisch zu vergleichen.

Man kann nicht die Methode »A« mit der Methode »B« vergleichen, weil sich kein Mensch dazu hergeben würde, freiwillig eine andere Methode zu wählen, solange man ihm glaubhaft macht, es gäbe Hoffnung auf Heilung. Wenn »A« Überleben in 30% der Fälle bietet und »B« unklar ist, wird kein vernünftiger Mensch »B« wählen, oder?

Eine andere Möglichkeit, verbesserte Behandlungsmethoden miteinander zu vergleichen, besteht darin, die Entwicklungen zu vergleichen, den Anfang der Kurven, um nicht abwarten zu müssen, wie das Ende der Kurven aussieht.

Man kann eine solche Methode anwenden, wenn schon bekannt ist, dass eine besonders aggressiv verlaufende Krankheit nach sechs oder neun Monaten beispielsweise die Hälfte der Patienten dahingerafft hat. Wenn eine andere Behandlung nach neun Monaten mehr als die Hälfte der Patienten in der Studie als noch lebend vermelden kann, scheint diese Behandlung bessere Resultate zu erzielen als das übliche Vorgehen. Sofern sich nicht ein Absturz der besseren Resultate zu einem späteren Zeitpunkt ergibt, kann man dann später das Gesamtüberleben vergleichen und beurteilen, welche Methode sich besser als Krebstherapie eignet. Eine solche Methode zur Beurteilung des Überlebens ist zum Beispiel der »Kaplan-Meier-Schätzer«, der häufig bei Krebspatienten eingesetzt wird. Er sagt aus, wie viele Patienten statistisch zu einem beliebigen Zeitpunkt nach Beginn der Therapie noch leben und von welchem Zeitpunkt an es kaum noch Veränderungen gibt und die Patienten aufgehört haben, aufgrund des Tumors zu versterben.

Und nun kommen die Kardinalfragen, wofür man sich dieses Buch gekauft hat:

- Gibt es denn eine statistisch erfasste, vergleichbare Behandlungsmethode, die grundsätzlich von der bisher verwendeten schulmedizinischen Behandlung abweicht?
  Ja, es gibt sie.
- Und wenn es sie gibt, hat man mit dieser anderen Behandlung eine statistisch signifikant gute bis bessere Überlebenschance?
  Ja, hat sie.
- Wird diese andere Behandlungsmethode aktuell in Deutschland angewendet?
  Nein, wird sie nicht.

Warum nicht?

Die Welt braucht neue Wege: die Position der WHO

Überbevölkerung, Wirtschaftskrisen, Kriege um Energiereserven, ja sogar nachbarschaftliche Streitigkeiten um Ressourcen oder Anbauflächen lassen den gefühlten Wert des Einzelnen täglich sinken. Wie viel ist ein Mensch noch wert? Lohnt es sich noch, bei Diagnose Krebs über neue Wege nachzudenken? Denn eines ist sicher: Krebs ist keine billige Diagnose.

Schon vor über 30 Jahren wurde der Weltgesundheitsorganisation bei der Generalversammlung in Peking nahegelegt, eine allgemein anerkannte Kommission zum Thema »andere Medizinsysteme der Welt« zu gründen, um nach einem weltweit integrativen Verständnis für unterschiedliche Ansätze zur Medizin zu suchen. So geschah es. Gute 30

Jahre später, im August 2011, präsentierte die UNESCO auf der Jahresversammlung in Paris einen Bericht. Das Ergebnis der bio-ethischen Kommission legte nahe, traditionelle Medizin aller Völker als ernst zu nehmende Ergänzung der technisch-analytischen Medizin zu sehen und zu integrieren. Wörtlich:»Medizin und Gesundheit folgen einem pluralistischen Ansatz.«[14] Vermutlich hatten sich die asiatischen Völker zurückgesetzt gefühlt, wenn»Medizin« nur westlich-industrialisierte Medizin sein sollte, und die»Erfahrungswissenschaft« der chinesischen Medizin, des Ayurveda oder anderer Therapieansätze als prinzipiell minderwertig eingestuft wurde. Dabei geht es nicht um eine Bewertung, was besser oder schneller oder billiger ist: Es geht um die Frage, wie verschiedene Völker der Erde mit dem Problem des Erkrankens umgehen.

Im Februar 2014[15] erließ die Weltgesundheitsorganisation ein Kommuniqué zur Anerkennung und Anwendung der traditionellen Medizin. Eine solch radikale Strategieänderung zugunsten alternativer Medizinsysteme im Vergleich zur industriell-technologischen Medizin hatte niemand erwartet, schon gar nicht die naturmedizinischen Heiler!

Die WHO forderte die Mitgliedstaaten auf, zwischen 2014 und 2023 eine neue Gewichtung der traditionellen Medizin einzuführen. Optimal wäre einen Anteil von bis zu 10% der medizinischen Versorgung statt technisch-pharmakologisch nach»der jeweils regional traditionellen Medizin und medizinischen Versorgung des Landes« anzustreben. Dazu ruft die WHO die Regierungen auf,»traditionelle Medizinkenntnisse zu ordnen, zu katalogisieren, zu legalisieren, zu systematisieren und zu fördern« (siehe[15]).

Wie üblich bei Disputen dieser Art folgte kurz darauf (März 2015) eine entgegengesetzte Behauptung der australischen Regierung in dem

---

14 http://www.unesco.org/new/en/social-and-human-sciences/themes/bioethics/international-bioethics-committee/ibc-sessions/
15 ISBN 978 92 4 350609 8 (Clasificación NLM: WB 55), auf Spanisch: http://apps.who.int/iris/bitstream/10665/95008/1/9789243506098_spa.pdf

Sinn, die »systematische Medikamentierung der Bevölkerung einschließlich homöopathischer oder nahrungsergänzender Produkte« einzuschränken.[16] Der scheinbare Grund? Homöopathie oder Nahrungsergänzung sei Placebo. Der wirkliche Grund: Es würde für die industrialisierten Staaten auf die Dauer zu teuer, so viele Produkte – von Nahrungsergänzung über Naturmedizin bis zur Pharmakologie – für so viele Menschen ständig bereitzuhalten und zu finanzieren.

Dem entgegen wirkte wiederum das Kriterium der WHO, und zwar schon aus rein rechnerischen Kosten- und Produktionsüberlegungen: Es würde zu teuer, wenn wir weltweit alle Menschen mit industriell-technologischer Medizin betreuen würden.[17]

Der Therapiemarkt

Dem Bürger der reichen Industriestaaten wird suggeriert, gegen sein Leiden sei jederzeit alles Nötige verfügbar. Regelmäßige Einzahlungen in Krankenkassen ermöglichen es uns, über alle Therapieformen zu gebieten, oder?

Leider nicht mehr. Krebstherapie ist nicht nur seit 2006 ein stetig steigender Ausgabeposten; es wird langsam immer klarer, dass das Wirtschaftsprinzip von »Angebot und Nachfrage« bei der Entwicklung von Medikamenten in eine Sackgasse führt. Es mag angehen, dass für ein Menschenleben 2 Millionen Euro gerechtfertigt sind, aber was ist mit all den Menschen, die mit nur 1000 oder 5000 Euro geheilt werden könnten, wenn plötzlich das Geld nicht mehr verfügbar ist?

---

16 https://www.nhmrc.gov.au/_files_nhmrc/publications/attachments/cam02a_information_paper.pdf
17 Nur als kleines Beispiel http://www.cdc.gov/flu/about/qa/vaccineeffect.htm Dabei darf man sich fragen, ob nicht die niedrigen oder gar unglaubwürdigen Erfolgsquoten bei gewissen Impfungen oder die Kosten bei vorbeugenden Maßnahmen wie Isolation gegen Ebola eine Rolle gespielt haben mögen, vor allem wenn offenbar hygienisch-traditionelle Maßnahmen bessere Ergebnisse erzielen können als solche, die durch Technologie erreicht werden.

Wenn eine Impfkampagne gegen Kinderlähmung für 100 000 Euro nicht mehr machbar wird? Wo ist die Grenze der Selbstachtung, wenn Behandlungen für 50 000 Euro das Leben um geschätzte zwölf Tage verlängern?

Dazu kommen noch andere Bedenken: Wie hilfreich, wie »modern« sind denn unsere Behandlungsmethoden? Wir machen uns mit Gruseln darüber lustig, wie im Mittelalter purgiert, klistiert oder zur Ader gelassen wurde, ganz zu schweigen von »Steinschneiden« oder dem Öffnen von Abszessen ohne Narkose. Wir schaudern bei dem Gedanken an all die ekligen Mittel aus Krötenschleim, Biberfett und verschiedenen Giftpflanzen. Mit Recht freuen wir uns heute über Betäubungsmittel, Schmerzmittel und Antibiotika. Aber wie sieht es in der Krebstherapie aus?

NORMALE, SCHEINBAR AKZEPTABLE FOLGEN MODERNER KREBSTHERAPIE SIND:
Verklebungen, Kastrationen, »vorsorgliche Ausräumung« von anatomischen Bereichen mittels Wegschneiden, Bestrahlungen bis zum Verbrennen ganzer Körperregionen, Schocködem von Gehirn, Genitalien, Lunge ... Ganz zu schweigen von den Folgen der Chemotherapie, wobei »Haarausfall« noch das geringste Problem ist. Auch die Nebenwirkungen der angeblich harmlosen »Immuntherapie« mit der AIDS-ähnlichen Blockade der Immunabwehr und Folgen wie Tod durch Lungenentzündung, Ausfall der medullären Hämatopoese (physiologische Bildung von Blutzellen im Knochenmark) oder Leberschock.

Das alles sind Folgen unserer »modernen« Therapiemethoden, welche die Patienten mit ihrer Unterschrift auf einem Formular billigend in Kauf nehmen und die von den Onkologen vertreten werden müssen. Kein Krötengift kann so giftig sein wie diese Reste aus dem Giftgaskrieg von 1914–1918, die wir heute in kaum veränderter Form als

»klassische« Chemotherapeutika kennen. Die Behandlungskosten der durch Krebstherapie auftretenden Nebenwirkungen bedeuten schon für sich allein jedes Jahr Milliardenbeträge.

Jahrzehntelang wurde die Ansicht vertreten, die Menschheit sei nur dank der technischen Fortschritte und der industrialisierten Medizinversorgung älter und gesünder geworden. Wahr ist, dass uns gewisse Medikamente zwar eine längere Lebensspanne verschaffen, aber nur selten eine gesündere! Täglich begegnen uns Nachrichten aus Presse und Fernsehen, die von Epidemien, Hungersnöten und neu entstehenden Erkrankungen berichten. Prionen, Viren, Cholera bei Erdbeben, wiederauftretende Infektionserkrankungen aus Schwellenländern, wie Kinderlähmung oder Tetanus, bedrohen uns genauso aktuell wie Alzheimer oder Krebs. Die Illusion, mit moderner Medizintechnik könnten wir gesündere Menschen schaffen, ist kaum noch aufrechtzuerhalten, eher beobachten wir das Gegenteil, nämlich dass die Menschen aufgrund von Bewegungsmangel, falscher Ernährung und Stress immer kränker werden. Je wohlhabender und technisierter ein Staat ist, desto mehr steigt seine Erkrankungsstatistik.

Die Weltgesundheitsbehörde hat daher begonnen, die Mitgliedsländer aufzufordern, bei allen finanziellen Anstrengungen zur Förderung moderner Maßnahmen gegen Krankheiten die traditionellen Behandlungsmethoden nicht zu vernachlässigen, sondern sie zu unterrichten und anzuwenden, auf dass wir nicht in absehbarer Zeit nur noch von pharmazeutischen Produkten abhängig sind.

Es ist kein Geheimnis, dass Krebstherapie auch dem gesunden Gewebe schadet. Daher muss ganz gewiss neu beurteilt werden, ob die Ergebnisse der schulmedizinischen Krebstherapie in einem akzeptablen Verhältnis zu dem Leiden stehen, das sie beim Patienten auslösen.

WORAN MERKE ICH, OB ICH KREBS HABE?

Man merkt es gar nicht! Das Ärgerliche ist, dass ein Krebsgeschehen meistens unbemerkt bleibt. Es tut selten weh, und ein organischer Ausfall findet erst in sehr fortgeschrittenen Stadien statt. Deshalb sollte man regelmäßig zur Vorsorge gehen. Die meisten Krebsarten findet man aufgrund gezielter Untersuchungen nach statistischen Erhebungen, weil ab einem bestimmten Alter gewisse Krebserkrankungen öfter auftreten. Darunter fällt zum Beispiel Darmkrebs, nach dem mithilfe einer Darmspiegelung gezielt gesucht wird.

Es bringt aber gleichzeitig gar nichts, wenn man einen Sturm im Wasserglas auslöst und nur noch von Untersuchung zu Untersuchung rennt. Möglich, dass man damit ein Problem provoziert, wo keines war. Selbstverständlich kenne ich Menschen, die mit den Worten in der Praxis erscheinen: »Herr Doktor, ich bin sicher, dass ich Krebs habe, ich weiß nur noch nicht, wo!« Da aber unsere körpereigenen Abwehrkräfte besser funktionieren, wenn wir uns entstressen und freimachen von negativen Gedanken, sollte man es bitte auch nicht übertreiben mit der Vorsorge.

Die wichtigste Vorsorge ist: gesund leben. Gutes, abwechslungsreiches und regelmäßiges Essen, reichlich Flüssigkeit, wenig und wenn nur qualitativ hochwertige Genussmittel, viel Bewegung, geregelte Ruhezeiten und das Vermeiden von Strahlungsquellen – das sind sinnvolle Maßnahmen, um das Krebsrisiko zu reduzieren.

KAPITEL 3:
EIN NEUES BILD ZUM THEMA KREBS

In diesem Kapitel bewegen wir uns in die USA: Ende der 1990er-Jahre präsentierte die Ärztefamilie Banerji in den USA ihre Ergebnisse zu homöopathischer Krebstherapie. Das National Cancer Institute (NCI) nahm die Herausforderung an und koordinierte sich zum weltweit größten Datenzentrum für Krebstherapie mit alternativen Behandlungsmethoden. In der Folge wurden Forschungsprojekte durchgeführt, die einen klaren Beweis für die Wirksamkeit homöopathischer Produkte darlegen konnten. Somit kommen wir zu der öffentlichen Meinung über Homöopathie und der Behauptung, dass Medizin immer empathisch sein muss.

Fallbeispiel: M. K. S., 47 Jahre, Lungenkrebs[18]

Patient M. K. S. suchte die PBHRF (Prasanta Banerji Homeopathic Research Foundation) am 30.11.1994 auf. Er hatte Schmerzen in der Brust durch anhaltenden Husten, litt seit drei Monaten unter Gewichtsverlust, und die Untersuchung zeigte eingeschränkte Atembewegung der linken Brusthälfte. Ein Röntgenbild vom 18.11.1994 zeigte »eine klar dargestellte weichteildichte entsprechende Masse im linken oberen Mediastinum ... korrekt ausgebreitete Lungenflügel und einen

---

18 Quelle: Banerji, P/Banerji, P: »The Banerji Protocols«, PBHRF Calcutta, Reprint 2013

erhöhten Dichtebereich im linken oberen Lungenflügel«. CT vom 19.11.1994:»eine 8,0 x 6,4 cm, gut definierte Weichteilmasse im oberen linken Mediastinum mit Konsolidierung im Luftbereich des anliegenden linken oberen Lungenflügels ...« Eine Punktion vom 24.11.1994 beschrieb einen»bösartigen Tumor«. Die Therapie wurde am 1.12.1994 begonnen, und am 31.1.1995 berichtete die Röntgenuntersuchung»wesentliche Verkleinerung der mediastinischen Masse«. Nach 3 Monaten war der Patient allmählich beschwerdefrei. Am 5.7.1995»schrittweise exzellenter Rückgang der mediastinischen Masse seit November 1994 ...« Am 23.9.1996 zeigte das Bild »vollständige Auflösung des mediastinischen Tumors seit dem letzten Röntgenbild vom Januar 1996 ...« Bei der Besprechung des Falles im NCI wurde die Diagnose als»Malignom, maligne Neoplase« generell beschrieben, als T2 N1 M0 – Stadium II. Die Medikation wurde ab April 1997 abgesetzt. Eine letzte Kontrolluntersuchung im Januar 1999 zeigte»keinerlei Anzeichen auf ein Wiedererscheinen der mediastinischen Masse, saubere Lungenfelder ...«

Es wurde Banerji-Protokoll™ verabreicht:
- Kalium carb 200C
- Thuja occ. 30C
- Kalium mur D3
- Ferrum phos D3

Eine Therapie, die keiner kennt, gibt es nicht
(Abgewandelter Grundsatz aus der Marketingforschung)

Die Klagen der WHO über steigende pharmazeutische Behandlungskosten und der Ausschluss großer Teile der Weltbevölkerung[19] von effizienter Behandlung sollten darauf hinweisen, dass der aktuelle Weg nicht optimal ist. Jeder Patient, der diese infauste Diagnose erhalten

---

19 Schließlich leben auch heute noch immer mehr Menschen ohne jede Gesundheitsversorgung auf der Welt, als es Menschen mit einer strukturiert effizienten Krankenversicherung gibt.

hat, wird schon einmal im Netz gesurft und dabei festgestellt haben, dass unendlich viele alternative und ergänzende Behandlungsmethoden angeboten werden. Doch die Frage ist immer dieselbe: Kann man solchen Methoden trauen? Wie zuverlässig sind Erfahrungsberichte in Internetforen, die längst von verschiedenen »Erlebnisberichten betroffener Personen« im Auftrag der verschiedenen Lobbyisten unterwandert werden? Anonymität sei Dank.[20]

Gibt es Beweise dafür, dass es auch anders geht, vielleicht sogar besser?

In den USA wurde vor etwa 20 Jahren eine besondere Behörde gegründet, die genau dieser Frage nachgehen sollte. Damit ein Medikament in den USA zugelassen werden kann, muss es von der Bundesbehörde Food and Drug Administration (FDA), dem »Bundesamt für Nahrung und Medikamente«, geprüft werden.

Eng an dieses Amt angeschlossen arbeitet das »National Cancer Institute«. Ein nationales Institut, das nur mit Forschung und Zulassung von Medikamenten für Krebstherapie betraut ist, weist natürlich viele Berührungspunkte mit dem Amt für Medikamentenzulassung auf.

Doch das NCI übernimmt auch weitere Aufgaben: Aufklärung, Orientierung für Patienten und Erläuterungen dazu, wie Krebs behandelt werden sollte, wenn man vom »offiziellen« ethisch-behördlichen Aspekt ausgeht. Dabei sammelten sich im Laufe des 20. Jahrhunderts Anzeichen dafür, dass die Krebstherapie in viele Richtungen auszuufern drohte: Die unterschiedlichsten und teilweise sonderlich anmutenden Behandlungsvorschläge wurden aus allen Teilen des Landes und sogar von außerhalb der USA mit der Bitte um Zulassung dort vorgestellt.

---

20 Es ist kein Geheimnis, dass praktisch jedes Forum zur alternativen Medizin von »unabhängigen Personen« unterwandert wird. Man nimmt an, dass solche Personen für jedes solcher fingierten (oder auch im guten Glauben geschriebenen) Manifeste einen gewissen Geldbetrag erhalten und auf diese Weise auch einer Art von »geregelter Arbeit nachgehen«.

Auch in den USA ist nicht alles Gold, was glänzt. Um der Erforschung und Prüfung mit der entprechenden Manpower nachgehen zu können – und sicherlich auch mit der Intention, ein verbindliches nationales Komitee für alternative Medizin aufzubauen –, entschied man sich zunächst dafür, eine Gruppe unterschiedlicher Forscher zusammenzubringen. Sie mussten dazu bereit sein, distanziert und ohne Vorurteil der Frage nachzugehen, wie man Krebs am effektivsten bekämpfen könne.[21] Dieses Sonderkomitee der Nationalen Krebsforschungsgesellschaft versuchte herauszufinden, wer, wie und warum vom Krebs »geheilt« wurde, welche Menschen Krebs überlebten und ob ein System, eine »Serie von Fällen«, feststellbar war. Diese Abteilung des NCI wurde Cancer Advising Panel on Complementary and Alternative Medicine[22] (CAP-CAM) genannt: die »Krebsberatungsstelle für alternative und komplementäre Medizin«. Mittlerweile wurde daraus ein eigenes Institut mit dem Namen Office of Cancer Complementary and Alternative Medicine (OCCAM)[23]: »Büro für ergänzende und alternative Krebstherapie«.

Die Auswertung der Fallberichte tatsächlich geheilter Patienten

Da es mittlerweile eine große Zahl von überlebenden Krebspatienten gab, bei denen keine »schulmedizinische« Therapie eingesetzt worden war, entschied man sich dafür, einer Reihe von unerklärlichen Heilungen mit besonderer Aufmerksamkeit nachzugehen. Die aufsehenerregendsten Fälle darunter wurden an angeschlossene Universitätsinstitute weitergeleitet, wo man versuchen sollte, das Modell nachzuahmen.

---

21 http://www.nih.gov/about-nih/what-we-do/nih-almanac/national-cancer-institute-nci
22 http://www.cancer.gov/about-cancer/treatment/cam
23 http://cam.cancer.gov/index.html

Das **National Cancer Institut** wurde so auf die Behandlungsmethoden einer indischen Ärztefamilie aufmerksam, die systematisch Krebs nach einem homöopathischen Muster therapierte. Die Banerjis, mittlerweile in der 4. Generation seit 1862 als homöopathische Ärzte tätig, entwickelten ein System, bei dem jeder Patient mit der gleichen Krebsart auch mit den gleichen Medikamenten behandelt wurde. Der Behandlung ging eine schulmedizinisch gesicherte Diagnose voraus, wobei all die üblichen Untersuchungen und Kontrollen durchgeführt wurden, die notwendig sind, um eine korrekte Einschätzung des Krebsproblems bei dem Patienten vornehmen zu können. Doch anders als in der westlichen Welt üblich wurde im Anschluss an die Diagnose ein ausschließlich »homöopatisches Behandlungsprotokoll« eingesetzt. Der Begriff »Protokoll« stammt dabei aus dem Englischen, um darauf aufmerksam zu machen, dass die Behandlungen immer nach demselben Schema und mit denselben Mitteln durchgeführt wurden. Bereits der Vorschlag, ein »Protokoll« zu verwenden, erregte Aufmerksamkeit, denn bisher hatte noch niemand vorgeschlagen, ein wiederholtes, immer gleiches Behandlungsschema in der Naturmedizin einzusetzen! Naturmedizinisch-homöopathische Behandlungen gab es zwar in der Welt zur Genüge, aber solche, die immer dieselben Wirkstoffe für dieselben Diagnosen vorschlugen – das war vollkommen neu!

Die Banerjis behaupteten außerdem, man könne Krebs mit homöopathischen Mitteln nicht nur erfolgreich stoppen, sondern die befallenen Organe in einigen Fällen sogar vollständig wiederherstellen, also im wahrsten Wortsinn heilen!

Das war sogar dem NCI-CAP-CAM (heute »OCCAM«) zu viel! Im Jahre 1997 forderten sie Vater und Sohn Banerji, Dr. Prasanta und Dr. Pratip Banerji, auf, in die USA zu kommen und Beweise für ihre Behauptung vorzulegen, sie seien in der Lage, untraumatisch und fast kostenlos Krebs zu heilen.

Die »Best-Case-Serien« der Banerjis

Um die »Aufschneider« der alternativen Medizin gleich gehörig einzuschüchtern, stellte das NCI ein 16-köpfiges Team zusammen, darunter die bekanntesten Krebsforscher und führenden Onkologen der USA. Bei dem Prinzip der »Best Case«, der besten Fälle, handelt es sich um eine unkonventionelle Art, festzustellen, ob der Therapeut ernst zu nehmen ist oder nicht. Zunächst geht es dabei lediglich um den Nachweis, dass ein Patient, der Krebs hatte, geheilt wurde. So wie bei den »Vorher«- und »Nachher«-Fotos der Schlankeitsreklamen, nur ohne zu schummeln! Sollte jemand den Nachweis erbringen, geheilt worden zu sein, wird Schritt für Schritt nachvollzogen, wodurch diese Heilung ausgelöst worden sein könnte. Erst ganz am Ende der Untersuchung wird versucht, aus dieser Behandlung allgemeine Informationen zu gewinnen und daraus eine statistisch relevante Serie zu erstellen.

Erster Schritt: Heilung von Krebs

Die Überraschung war vollständig: Der Behörde wurde ein Dutzend geheilter Fälle vorgelegt, mit entsprechenden pathologischen Befunden zur Diagnose, Fotos, Röntgen- und Scanneraufnahmen. Diese Bilder zeigen die Entwicklungsschritte in Bildern vom Erstbesuch bis zur vollständigen Heilung. Noch überraschender war der Zeitraum, in dem diese medizinischen Wunder stattfanden: In den meisten Fällen dauerte es nur zwischen 6 und 12 Monaten! Die Tumoren verschwanden aus den Bildern ohne jede Nebenwirkung der Therapie, ohne neuerliche Beschwerden, Schmerzen oder Gewichtsverlust, denn die Behandlung bestand aus *homöopathischen Sonnenkügelchen oder Tropfen!*

Zweiter Schritt: Statistik

Doch das war längst nicht alles! Abgesehen von der klinisch und diagnostisch nachgewiesenen Effektivität endlos vieler Fälle brachten die Banerjis noch etwas vollkommen Unerwartetes mit: eine riesige Menge an Fallzahlen und ausgewertete Überlebensstatistiken von in die Tau-

sende gehenden Patientengeschichten zu praktisch jedem Krebstyp!
Das ist der Vorteil eines überbevölkerten Landes mit geringen finanziellen Resourcen: Wenigstens hatte man genügend Kranke, die entweder diese oder gar keine Behandlung bekommen konnten und sich daher bereitwillig zur Verfügung stellten.

Ganz anders sähe so etwas in Europa aus. Es wäre sicherlich unmöglich, solch bedeutendes Datenmaterial zu erheben, da kein Arzt die breit gefächerte Anwendung einer homöopathischen Behandlung von einem Amt, geschweige denn von der Ethikkommission erlaubt bekäme. Selbst auf ausdrücklichen Wunsch des Patienten wäre die Teilnahme an einem solchen »Experiment« aus Gründen des Schutzes vor seiner eigenen Ignoranz und mit Hinweis auf die ärztliche Ethik nicht gebilligt worden.

Aber auch in den USA hätte man eine solche Studie niemals durchführen können: Gestützt auf die in der amerikanischen Verfassung zugebilligten Rechte, gibt es einige Staaten in den USA, in denen eine homöopathische Behandlung von Rechts wegen verboten ist!

Nun einmal in Indien durchgeführt und veröffentlicht, stürzten sich die Mitarbeiter des amerikanischen Gesundheitsamtes auf diese Entdeckung. Es dauerte über 18 Monate von Beginn der Prüfungen, bis im September 1999 definitiv festgehalten wurde: Es bestände zweifelsfrei der Nachweis, dass homöopathische Behandlung, für sich allein angewendet, Krebs heilen könne.

Während die Arbeiten der Banerjis in Europa zu diesem frühen Zeitpunkt noch nicht weiter ernst genommen wurden, begannen so »unwichtige« Institute wie das Weltraumforschungsinstitut der Universität Houston[24, 25] oder Forschungsinstitute wie die »La Jolla«-Universität von Kalifornien[26], medizinische Universitäten in Washington

---

24 http://www.mdanderson.org/patient-and-cancer-information/care-centers-and-clinics/specialty-and-treatment-centers/integrative-medicine-center/index.html
25 Oft zitiert: 10 HOUS. J. HEALTH L & POL'Y 35-62 35 Copyright © 2010 Gwendolyn R. Majette, Houston Journal of Health Law & Policy. ISSN 1534-7907 HEALTHCARE REFORM & THE MISSING VOICE OF COMPLEMENTARY AND ALTERNATIVE MEDICINE Gwendolyn Roberts Majette*
26 http://cim.ucsd.edu/io2013/

und Texas sowie sogar das bundesweite Krebsforschungsinstitut »Memorial Cancer Centre« im Auftrag der FDA, über Homöopathie nachzudenken. Damit »das Kind einen flotteren und aktuelleren Namen« bekäme, integrierte man die Forschung ab sofort in der *Nano-Medizin* und wurde auch rasch fündig: Man konnte, wenn man erst mal wollte, für die zehn wichtigsten Krebs-eindämmenden homöopathischen Substanzen Effektivität »in vitro und in vivo«[27] nachweisen.

Hier kann man nur staunen: Mit einer weitaus größeren Bereitschaft, in Grenzbereiche der Wissenschaft aufzubrechen, machten sich die amerikanischen Kollegen daran, über homöopathische Wirkungsweisen nachzudenken, obwohl weiterhin einzelne Staaten der USA Homöopathie vollkommen ablehnten. Ohne die Wissenschaftstheorie der Homöopathie generell zu akzeptieren, war man bereit, Forschung in Zellkulturen und am Patienten als praktisches und offenbar sinnvolles Forschungsgebiet ernst zu nehmen.

Wie sich später zeigen sollte, wurden die Suchenden mit erstaunlichen Erkenntnissen zu nanotechnischen Wirkweisen belohnt. Nanotechnologie – ein Feld, das bereits auf dem Weg in die Krebsforschung war – konnte so zusa,mmen mit Erkenntnissen aus der Homöopathie integriert werden und ein besseres Verständnis von Krebsgeschehen und Krebsheilung liefern.

Effizienz-Nachweis der Homöopathie in Zellkulturen

In Vitro bedeutet wörtlich »im Glas«. Heute handelt es sich meist um Zellkulturen in Plastikschalen. Hier werden Krebszellen auf einer Nährlösung gezogen und schließlich verschiedenen Medikamenten ausgesetzt. Die Krebszellen starben beim Betropfen mit homöopathi-

---

27 »Integrative Nanomedicine: Treating Cancer With Nanoscale Natural Products«: Iris R. Bell, et al.: Global Advances in Health and Medicine, Vol 3, n° 1, Jan 2014

schen Mitteln wie zum Beispiel Ruta graveolens 6C[28]. Weiterhin konnte man das Absterben von Krebszellen beobachten bei Verwendung von Carcinosinum, Phytolacca, Conium und Thuya[29]! Das gäbe zweifellos einen tollen Diskussionsabend für eine Fernsehshow: »Der Placeboeffekt der Homöopathie bei Zellkulturen.« Da müssen die Zellen schon eine lebhafte Fantasie haben ...

In vivo bezeichnet hingegen das Experiment am Patienten. Hier ist immerhin ein Schwund der Krebszellen bei 20 homöopathischen Mitteln mittlerweile durch bildgebende Verfahren nachgewiesen worden.[30] Diese Ergebnisse wurden keineswegs in zweitklassigen Heftchen oder Esoterikjournalen abgedruckt, sondern in international gelisteten Fachzeitschriften für Onkologie und »Evidence-basierte Medizin«.

Damit war der wichtigste Schritt getan: Die homöopathische Methode schien zu funktionieren. Nun galt es nachzuweisen, dass dies auch statistisch signifikant beim erkrankten Menschen anwendbar war!

Banerji-Protokolle™ – in Tausenden von Behandlungen statistisch erfasst

Die homöopathische Behandlung konnte also einer wissenschaftlichen Überprüfung standhalten, aber auch die statistischen Erhebungen zum Überleben der Patienten wurden überprüft und im Vergleich mit den Ergebnissen moderner pharmakologischer Therapie als überlegen eingestuft!

---

28   Pathak, S, Multani, AS (MD Anderson Cancer Centre, Houston) Banerji, Prasanta: »Ruta 6 selectively induces cell death in brain cancer cells but proliferation in normal peripherical blood lymphocytes: a novel treatment for human brain cancer«; International Journal of Oncology, Oct 2003
29   Frenkel, M, et al.: »Cytotoxic effects of ultra-diluted remedies on breast cancer cells«, Int Journal of Oncology, 36, 395–403, 2010
30   Siehe Zitat 28

So zeigte es sich, dass die Banerji-Protokolle™ eine Gauß'sche Kurve von 95% (statt 90%) berücksichtigten (confidence intervall +/– 2,5%) und somit eine geringere Abweichung mit höherer Stabilität der Patientenergebnisse aufwiesen.

Die Kaplan-Meier-Schätzer zu Gehirntumor (z.b.»Glioma«) zeigten am Beispiel von 197 Patienten eine durchschnittliche Überlebenszeit von 99 (!!) Monaten, und etwa 69% der Patienten besiegten den Krebs[31].

Bei Lungenkrebs waren es 104 Patienten, die durchschnittliche Überlebenszeit betrug 31 Monate, und nach fünf Jahren lebte noch einer von drei Patienten.

Allein in den sechs Monaten von Januar bis Juni 2012 wurden 1200 neue Krebspatienten in die Studie aufgenommen, die an 55 verschiedenen Krebsarten litten. Am häufigsten waren Gehirntumoren (178), Lungentumoren (160), Brustkrebs (82), Gallenblasenkrebs (76), Magenkrebs (60) und Leberkrebs (54).

Seit verschiedene US-amerikanische Krebsforschungszentren sich den Krebstherapieprotokollen der Banerjis (2003) angeschlossen haben, wurde eine Registrierungssystematik eingerichtet, die alle Daten zentral aufzeichnet und auswertet und im Sechs-Monats-Takt neue überraschende Ergebnisse zur alternativen Krebstherapie veröffentlicht. Heute (2016) sind über 14 000 Forscher an diese Datenbank angeschlossen, in der über 40 000 Fälle vollständig gelistet werden, und täglich werden neue hinzugegeben.[32]

---

31 Dabei muss erwähnt werden, dass nach dem sonst üblichen Vorgehen nach 60 Monaten (=5 Jahre) die Beobachtungszeit um ist und der Patient als »geheilt« betrachtet wird. Bei einer durchschnittlichen Überlebenszeit von 99 (!!) Monaten kann man schon sagen, dass die Patienten den Krebs »besiegt« hatten. Eine weniger starke Behauptung würde den Fakten kaum gerecht. Später wird noch darauf eingegangen werden, wie man »Überlebenszeit« definiert.

32 Dabei muss man bedenken, dass die Kaplan-Meier-Schätzer als statistische Erhebung unabhängig vom Zeitpunkt der Studie existieren: Die Patienten werden dazugezählt, wenn sie die Therapie beginnen, und nur ausgewertet, wenn eine vollständige Nachsorge möglich war. So steigen die Fallzahlen ständig weiter an.

Die Folge in den USA: In allen wichtigen Krebsinstituten wurden Abteilungen für »Integrative Medizin« eingerichtet!

Ist also technisch-pharmakologische Medizin »besser« oder »wissenschaftlicher« als alternative Medizin? Haben wir überhaupt eine konkrete Vorstellung davon, was »wissenschaftlich arbeiten« eigentlich bedeutet? Oder gehen wir in den meisten Fällen eher rein emotional-intuitiv auf dieses Thema los, ohne dabei ernsthaft über eine Alternative für unsere Wissenschaft nachzudenken?

Was bedeutet wissenschaftliches Denken und Arbeiten?

Wissenschaftliches Denken gehört als Begriff in die Philosophie. Die für uns relevanten Ansätze, um etwas als »richtig« oder »falsch« einzustufen, wurden im 16. Jahrhundert geprägt und im 17. und 18. Jahrhundert in zwei grundsätzliche Bewegungen eingeteilt. Die ersten, angeführt von René Descartes (1596–1650), fordern einen logischen Zusammenhang zwischen den einzelnen Schritten, sodass immer ein Schritt zum nächsten führt und kein falscher Schritt das logische Gesamtgebäude ins Wanken bringen kann. Sind alle Schritte zwischendurch richtig, muss das Endergebnis der Wahrheit entsprechen. Descartes war Mathematiker: Er forderte eine Reihenfolge wie: A = B, B = C, also gilt A = C. Berühmt wurde er durch seinen Ausspruch »Cogito ergo sum« (»Ich denke, also bin ich«). Dummerweise vergaß er klarzulegen, was logisches Denken definiert. Diese Linie wurde als *deduktives Denken* definiert.

Daraus entstand für uns das Verständnis für »lineares Denken«: Auf einen Schritt folgt ein anderer. Nur ist mir kein einziger lebender Mensch bekannt, der »linear« denkt. Die Menschen, die ich kenne, haben Gedankenblitze, springen von einem Ereignis zum nächsten, durchqueren mühelos Zeit und Raum. Sie folgen Assoziationen und Bildern. »Lineares Denken«, egal ob vorwärts oder rückwärts, ist eine Illusion. Ebenso verhält es sich mit dem Fortschritt: Über die Jahrhunderte hat es Fortschritt oder Stagnation, Weiter oder Zurück gegeben, aber niemals ein gleichmäßiges Vorankommen.

Auf die Karthesianer folgte David Hume (1711–1776):»Ich« kann nicht der Maßstab des Denkens sein, und »Logik« hat ihre eigenen Regeln. Besser, man folgt der Reihenfolge der Ergebnisse, also den Experimenten, wiederholt sie immer wieder und prüft sie auf Fehler. Dann versuche man eine Erklärung, und wenn die Erklärung so gut ist, dass sie echte Ergebnisse voraussagt, bevor man das Experiment durchgeführt hat, kann man mit Recht behaupten, eine Erklärung, ein »Naturgesetz« gefunden zu haben. Diese Denkrichtung wurde als *induktives Denken* bezeichnet: beobachten, ableiten, voraussagen und nachprüfen.

Das Problem? Man kann nie sicher sein, dass die Regel immer zutrifft, denn sie gilt zunächst nur für Dinge, die auf der Erde nach irdischen Maßstäben geschehen (unter Schwerkraft, Luftdruck, Temperatur, Flora, Fauna, Umweltbedingungen etc), und sie ist nur so lange gültig, bis eine bessere Erklärung auftritt.

Beide Bewegungen begründeten in der »Aufklärung« den Versuch, die menschliche Vorstellungswelt von Vorurteilen und Mythen zu reinigen und diese durch logische Überlegungen zu ersetzen. Das nennt man »Rationalismus«, und die Universitäten gelten heute als Ort solch hoher Ideale.

Angeführt von Persönlichkeiten wie Kant, Hegel, Adorno, war und bleibt das Problem der Rationalisten die menschliche Hybris, die alles, was existiert, ausschließlich durch den Verstand erklären möchte. Dem stellte man die »Geisteswissenschaften« entgegen, wie zum Beispiel Psychologie und viele andere mehr, das heißt alles, was gern als »unwissenschaftlich« abgetan wird. Hingegen werden die »Naturwissenschaften« zumeist als »rein« bezeichnet. Rationalismus schützt aber nicht vor Irrtum, wie das berühmte Beispiel mit Isaac Newton zeigt. Als er sein »Gesetz der allgemeinen Gravitation« vorstellte, pflegten die Rationalisten ihm mit den Worten zu begegnen:»Also, diese Ihre

Idee der Anziehung der Körper, das glaube ich einfach nicht«, worauf der Physiker angeblich einen Stift zu Boden fallen ließ und sarkastisch anmerkte: »Ach, wirklich?«

Nicht viel anders verhielt sich die öffentliche Meinung, als Albert Einstein die Newton'sche »Mechanik« außer Kraft setzte und die Allgemeine Relativitätstheorie postulierte. Noch heute, hundert Jahre später, gibt es viele Wissenschaftsbereiche, die sowohl die Quantenmechanik als auch die Relativitätstheorie gern ignorieren ...

Bei einem Vortrag in der Ärztekammer Alicante im Oktober 2015 bekam ich von den Kollegen zu hören, dass es noch keinerlei konkrete Anzeichen für das Wirken der Relativitätstheorie oder der Quantenphysik in der Medizin gäbe, gerade so, als ob der menschliche Körper im Gegensatz zum Rest der Materie mit dem Welle-Teilchen-Dualismus der Atome nichts zu tun hätte.

Energetische Prozesse sind auch im menschlichen Körper der Relativität unterworfen

Bei allen energetischen Prozessen einschließlich den biologischen – und wir können sicherlich behaupten, dass davon im menschlichen Körper einiges abläuft – stoßen wir auf das Phänomen, dass Teilchen sich einmal wie Körper mit Masse und einmal wie Lichtwellen verhalten. Wenn wir der Materie auf den Grund gehen und die Kohlenstoffatome, aus denen wir hauptsächlich bestehen,[33] auch noch von innen anschauen möchten, wird das mit der Materie ohnehin so schwierig, dass man ins Schwindeln geraten könnte vor lauter Leere und reiner Energie.

Im Ergebnis zeigt es sich, dass die Rationalisten »Konservative« sind, die mit der modernen Physik ein Problem haben. Mittlerweile tendieren alle wissenschaftlichen Zweige dazu, sich wieder in *ein geei-*

---

33 Abgesehen vom Wasser.

nigtes Denkgebäude zu integrieren, woran die Psychologie nicht wenig Anteil hat, ebenso wie Philosophen wie Karl Popper. Dieser brachte alle Logik durcheinander, indem er erklärte, solange man von derselben Sache das Eine und das Gegenteil annehmen und für beide Ideen logisch korrekte Argumente bringen kann, sind entweder beide falsch oder eben beide richtig!

Was hat das alles mit Medizin und unserem Problem zu tun?

Bei der Abgrenzung der Medizin nach wissenschaftlichen Kriterien kommt man rasch in einen Konflikt. Mediziner selbst sehen sich gerne als »Wissenschaftler«. Wir haben aber festgestellt, dass die reinen Theoretiker der Mathematik, Physik und Chemie uns auf diesem Gebiet kaum ernst nehmen und vernünftigerweise lieber den Begriff »Erfahrungswissenschaft« verwenden. Damit wollen sie ausdrücken, dass man in der Medizin das Ergebnis einer Behandlung selten vorhersagen kann (wie es die Rationalisten fordern), dass das Ergebnis nie für alle Teilnehmer in gleicher Weise zutrifft und dass man es immer erst im Nachhinein interpretieren kann, aus der Erfahrung heraus oder nach Abschluss der Behandlung (wie es die Induktivisten fordern). Es gibt kaum Gewissheiten und keinen logischen oder vorhersehbaren Rahmen.

Das Dilemma der empathischen Behandlung

Das Kernproblem der Medizin, und besonders der Behandlung nach ethischen und deontologischen Grundsätzen, besteht nun darin, eine optimale und individuell funktionierende Behandlung möglich zu machen. Die Mediziner wollen dabei etwas erreichen, was in der »exakten« Wissenschaft gar nicht zur Debatte steht, aber für den Menschen nicht wegzudenken ist: Sie wollen »das Richtige« tun!

Wenn wir strikt nach der heute universitär vorherrschenden Leitmeinung der Rationalisten arbeiten würden, kämen wir in Jahrhunderten nicht weiter: Es gibt keine Supertherapie, keine 100%ige Sicherheit oder auch nur Vorhersehbarkeit in Biologie und Medizin. Jede Behandlungsweise ist angreifbar, immer lassen sich Argumente für und Argumente wider die Therapie finden. Also sind »beide richtig« oder »beide falsch«.

Einer der wichtigsten Leitsätze Heisenbergs zu Einsteins Relativitätstheorie ist die Feststellung, dass der Beobachter das Ergebnis verändert. Nehmen wir als konkretes Beispiel etwas so Banales wie den Blutdruck. Täglich kann man in der Praxis diese Situation beobachten: Sobald der Arzt den Blutdruck messen möchte, verspannt sich der Patient und treibt den Blutdruck in die Höhe. Soll der Patient den Druck zu Hause messen, spürt er seinen Herzschlag, mal ungewöhnlich schnell, mal langsam, mal macht er sich Sorgen, mal leidet er an Schlaflosigkeit oder Angstzuständen. Misst er also seinen Blutdruck, so zeigt sich dieser häufig zu hoch im oberen Wert. Der Patient weiß zu wenig über die Zusammenhänge, erschrickt, misst zehn Minuten später wieder. Nun ist der Blutdruck schon deutlich höher. Sollte er dazu neigen, gerät er in Panik, misst alle fünf Minuten, bis der obere Wert bei den sprichwörtlichen »über 180« angekommen ist. Er eilt an den Medizinschrank, nimmt blutdrucksenkende Medikamente oder Beruhigungsmittel und fällt ermattet mit viel zu niedrigem Blutdruck in den Sessel. Der Tag ist für ihn gelaufen. Vielleicht begibt er sich auch zum Hausarzt … Aber die Frage bleibt bestehen: Hat diese Person einen erhöhten Blutdruck, oder leidet sie an Überspannung, Stress, was auch immer? Kann ein Mensch überhaupt objektiv zu seinen individuell erfahrenen Leiden stehen? Oder ist es nicht eher so, dass in jedem Fall der Beobachter das Ergebnis verändert, Arzt eingeschlossen?

IST MEDIZIN »LOGISCH«?

Immer wieder begegne ich in meinem Beruf »echten Wissenschaftlern«, das heißt solchen, die der Meinung sind, man dürfe nichts unternehmen, was nicht »wissenschaftlich bewiesen« sei. Als Beweis lassen sie gern solche Untersuchungen gelten, die im statistischen Rahmen eine »Verbesserung im Vergleich zu vorher« aufweisen, bevorzugt »doppelblind randomisierte Studien«.

Damit das schon mal klar ist: $10 \times 10 = 100$. Das ist Mathematik.

Dem entgegen steht die Medizin: Wenn wir 10 Behandlungen im Laufe eines Jahres bei 10 verschiedenen Patienten durchführen, haben wir vielleicht 50 erfolgreiche Ergebnisse. Das wäre schon nicht schlecht! Wahrscheinlich würden mir die meisten Kollegen durchaus recht geben, wenn ich behaupte, die Hälfte aller Behandlungen erfolgreich abzuschließen sei schon sehr gut. Dann wäre »10 (Behandlungen) x 10 (Patienten) etwa 50 Erfolge«.

Wenn ich also jetzt etwas Neues finde, das nochmals 10 positive Erfolge aufweist, kommen wir zu »10 x 10 ist etwa 60«. Niemand wird bestreiten, dass 60 »besser« und näher an 100 dran ist als 50!

So eine Banalität macht in der Medizin eine Wahrheit aus: Das gilt dann als eine »statistisch bewiesene Aussage«. Ist das nun also die »wirkliche Wissenschaft«? Sicher nicht! Das ist die »Logik« der rationalen Behandlung in der Medizin. Das ist aber keine rationale Wissenschaft. Niemand sollte sich durch eine statistische Beweisführung davon überzeugen lassen, dass 10 x 10 in der Medizin 60 ist! Medizin war, ist, und bleibt hoffentlich noch lange eine Kunst. Darum kann man sich auch über Medizin nicht streiten, sondern nur wundern.

Medizin neigt dazu, »empathisch« zu sein

Das führt zum Dilemma der »empathischen Behandlung«: Da gibt es jene, die eine Anteilnahme des Therapeuten bejahen, die bereit sind, sich »sym-pathisch« mit dem Patienten zu beschäftigen und positive Argumente zu finden, um die Behandlung durchzuführen; und es gibt die anderen, oft extreme Rationalisten, die sich weigern, »sym-pathisch« mit dem Patienten zu arbeiten, distanziert sind, »überlegen«, fern der Welt des Patienten bleiben und die Behandlung als einen technisierten Prozess ungewissen Ausgangs durchführen.

Die Patienten mögen solche Therapeuten als »arrogant und abweisend« empfinden, aber meist geschieht dies nicht aus böser Absicht, sondern aus verständlichen Gründen des Selbstschutzes. Diese zweite Gruppe von Therapeuten lehnt (meist aus unbewusst antipathischen Gründen) jede naturmedizinische Behandlung mit dem Argument ab, es handle sich um »nicht wissenschaftliche Methoden«; sie halten Homöopathie, Nahrungsergänzungsstoffe oder Spurenelemente und andere Ersatztherapien für Scharlatanerie.

Der empathische Arzt kann viel Gutes bewirken, weil er Gefühle wie Zuversicht und Vertrauen in die Waagschale gegen den Krebs wirft. Er kann aber auch gefährlich sein, wenn er den Patienten mit freundlichem Schulterklopfen zu einer palliativen Chemotherapie noch einen Tag vor dessen Tod überredet.

Viele Ärzte sind extrem irritiert, wenn man sie auffordert, ihre Argumente »wissenschaftlich« zu begründen, und trotz (vielleicht auch wegen) oft gewichtigen Universitätstiteln sind sie meist betriebsblind. Als hochrangiger Dozent oder leitender Arzt einer Abteilung hat man schließlich ein verbrieftes Recht auf das Wort »wissenschaftlich«.

Aus langjähriger Erfahrung kann angemerkt werden, dass es vollkommen gleichgültig ist, welche Argumente oder Zitate, Kopien über Studien, Veröffentlichungen und Experimente zur Wirksamkeit alternativer Behandlungsmethoden vorgelegt werden; diese Studien werden einfach nicht wahrgenommen und mit einer wegwerfenden Handbewegung abgetan. Das ist zwar vollkommen unwissenschaftlich, aber es macht das Leben in einigen akademischen Kreisen einfacher; sie bleiben in ihrer Wohlfühlzone.

Umgekehrt ist es für Vollblutärzte ein Affront, sich vorzustellen, dass Chemiker Medikamente entwickeln sollen, die von der biologischen Aktivität chemischer Substanzen im konkreten Fall des menschlichen Körpers sehr wenig verstehen. Theorie? Vielleicht. Vieles funktioniert im Reagenzglas oder in einer Zellkultur, vielleicht auch bei einer Ratte, gegebenenfalls sogar noch bei Patient »A«, aber was ist mit Patientin »B«?

Homöopathie ist eine Erfahrungswissenschaft

Zum Glück für die Verfechter reiner Wissenschaft beruht auch die Homöopathie auf der Doktrin des induktiven Denkens: ausprobieren, verdünnen, verschütteln, anwenden, Ergebnisse aufzeichnen, Verbindung zwischen Mittel, Krankheit und Patient herstellen. Als Samuel Hahnemann 1810 die Homöopathie als vollständiges Kompendium der Medizin vorstellte, galt sie als die modernste Medizin der Welt! Sie hat dasselbe Recht, ernst genommen zu werden, wie die »Zelltheorie« von Schleyden und Schwann oder die Physiologie seines großen Gegenspielers Claude Bernard (1813–1878).

Es gibt keine »Bösen« und »Guten« in der Geschichte der Medizin: Alle haben sich unter wissenschaftlichen Aspekten weit aus dem Fenster gelehnt und Dinge behauptet, die heute als überholt gelten.[34] Diskussionen über die »Wissenschaftlichkeit« des wahren Wissens, sei es über Therapie mit immunologisch aktiven Antikörpern, sei es mittels verschütteln Verdünnungen von »Hydrastis canadiensis«, basie-

---

34 Unvorstellbare Polemik hat uns Dr. Robert Koch hinterlassen, der behauptete, die Bakterien seien an den Infektionen schuld. Täglich wächst die Zahl derer, die glauben, dass die Umstände des Patienten die Möglichkeit und den Prozess der Infektion entscheidend beeinflussen, nicht das Bakterium oder das Virus.

ren auf demselben wissenschaftlichen Denken. Nur weil Hahnemann damals über »Myasmen« und »Psora« philosophiert hat, macht das seine Entdeckung der homöopathischen Wirkungsweise nicht weniger wertvoll. Heute scheint es, als sei Hahnemann damals auf ein Prinzip gestoßen, das seiner Zeit um zwei Jahrhunderte voraus war: die Entdeckung des Ähnlichkeitsprinzips (der sogenannten »Signaturen«) in der Nanomedizin. Dazu später mehr.

Zweifeln hat in der Wissenschaft Tradition. Ohne einen gerechtfertigten Zweifel wäre die Wissenschaft nur naives Geplauder, aber man muss nicht um jeden Preis an der Vergangenheit festhalten. Ob Galileo, Newton oder Einstein, Veränderungen in den Gesetzmäßigkeiten der Wissenschaft, die Paradigmenwechsel, brauchen ihre Zeit.

In der Medizin kommt noch das besondere »Etwas« der Menschlichkeit hinzu: die Empathie! Man kann darüber streiten, ob man mit oder ohne Empathie besser heilen kann. Maschinen haben jedenfalls keine. Jeder Beobachter, jeder Patient und jeder Heiler beeinflussen Tag für Tag die Ergebnisse ihrer Wechselwirkung aus Krankheit und Heilung. Fortschritt aus Erfahrung und Beobachtung ist gut, statistische Kontrolle ist aber besser. Wenn alles zusammen auftritt, sind wir einen Schritt weiter auf dem Weg »aus der Angst heraus«.

KAPITEL 4:
WAS IST HOMÖOPATHIE?

»Gleiches heilt Gleiches.«
Hippokrates

In diesem Kapitel sprechen wir über die verschiedenen Formen von Homöopathie. In 200 Jahren haben sich unterschiedliche Methoden herausgebildet, mit unterschiedlichen Ergebnissen. Wie auch andernorts in der Medizin, ist Behandlung nicht gleich Behandlung. Es gibt unterschiedliche Erfolgsquoten in der Homöopathie, unterschiedliche Trägersubstanzen außer Wasser, viele Anwendungen und Schulen. Die homöopathische Behandlung ist bei den Wirkstoffen vielleicht günstig, aber Homöopathie als Kunst ist nicht »billig«.

Fallbeispiel: F. W. D., 80 Jahre, Darmkrebs (Appendix-Spitzenkarzinom)

Der Patient stellte sich am 24.2.2013 aufgrund von akuten intensiven Bauchschmerzen in der chirurgischen Ambulanz vor. Bei der Appendektomie wurde zusätzlich ein Adenokarzinom der Appendixspitze entdeckt. Es folgten weitere diagnostische Schritte mit der Beurteilung: Appendixspitzenkarzinom pT2 pNx (ein oder mehrere verdächtige Lymphknoten in der Region), pM0 G2 R0. Die interdisziplinäre Tumorkonferenz schlug das Entfernen der rechten Darmhälfte vor sowie unterstützend Chemotherapie und/oder Bestrahlung.

Auf Anfrage bei uns riet ich von der vorgeschlagenen Behandlung ab und begann mit Drainageprotokoll nach Bioregulativer Medizin (Heel) und Banerji-Protokoll™ :

- Conium mac 30C
- Nitricum acidum 3C
- Hydrastis can MT

Kurz nach Beginn der Therapie wurde auf einem Ultraschall auch noch ein raumgreifender Prozess in der Blase gefunden. Der Patient lehnte die vorgeschlagene Operation ab und setzte die Einnahme des Banerji-Protokolls™ fort.

Nach sechs Monaten war im CT-Befund »… kein Nachweis neuerer Lymphknoten oder tumorverdächtiger Massen, auch keine lokalregionale Ödembildung …« nachweisbar. Ebenso waren Leber- und Lungen-CT ohne Nachweis von Metastasen. Die raumgreifende Masse in der Blase war verschwunden. Nach 18 Monaten wurde die Behandlung ausgeschlichen. Der Patient konnte inzwischen seinen 83. Geburtstag feiern, und das vollkommen beschwerdefrei.

Die Wurzeln der Homöopathie in der traditionell-europäischen Medizin (TAM/TEM)

Die Homöopathie ist eine medizinische Therapieform, die gegen Ende des 18. Jahrhunderts von Samuel Hahnemann erstmals wissenschaftlich beschrieben wurde, obwohl sie als Heilungsgebot bereits seit der griechischen Antike bekannt ist. Der Satz »Gleiches heilt Gleiches«, der Grundsatz des Hahnemann'schen Therapiegebäudes, soll von Hippokrates selbst stammen. Auch Paracelsus, der größte westeuropäische Arzt am Übergang zur Neuzeit, hat schon im 16. Jahrhundert diesen Satz oft zitiert und einen Teil seiner Medizin auf die Behandlung der Symptome nach dem Ähnlichkeitsprinzip gestellt. Paracelsus nannte dieses Prinzip der sich wiederholenden Elemente allerdings »Signaturen-Lehre«. Damit wollte er ausdrücken, dass alle Dinge auf der Erde immer wieder Ähnlichkeiten untereinander aufweisen, dass sie sich durch eine »Eigenschaft« identifizieren und erkannt werden können. Ähnliche Eigenschaften zeigen immer wieder eine sehr ähnliche »Zeichnung«, die er »Signatum« nannte.

Hahnemann führte die Idee weiter und entwickelte eine eigenständige Wissenschaft daraus. Er wies Folgendes nach: Wenn man eine Substanz, egal wie toxisch, verdünnte und die Mischung bei jedem Verdünnungsschritt in einem Wasser-Alkohol-Gemisch heftig »klopfte« (z.b. gegen ein dickes Buch), ging »Information« aus der vorhergehende Lösung auf die geschüttelte Lösung über.[35] Dieser Prozess der Übertragung, »Potenzieren« genannt, konnte mittlerweile mit biophysikalischen Methoden nachgewiesen werden. Das Verreiben, Verdünnen und Verschütteln lässt Lösungen entstehen, in denen die Wirkstoffe der Homöopathie in nanometrisch-kleinen Bausteinen vorhanden sind. Für die Verdünnung von nicht löslichen Stoffen wie die Metalle ist außerdem wichtig, dass der Ausgangsstoff in Milchzucker »verrieben« wird, bevor die Verdünnungen angesetzt werden. Von Kollegen, die diese Technik heute noch lehren,[36] kann man hören, wie sich die Eigenschaften des Medikaments selbst während des Rührens auf die Milchzuckermischung zu übertragen scheinen. Früher bezeichneten wir diesen Prozess als »Lösen der Information auf die Trägerlösung«. Heute wissen wir, dass es sich um einen physikalischen Prozess handelt, bei dem durchaus materielle Elemente miteinander reagieren. Es ist mehr als »nur Information«.

---

35 http://www.homoeopathie.de/herstellung-homoeopathischer-arzneimittel
36 Siehe: Dr. Dagmar Ücker: TAM und die Signaturenlehre

WARUM SIND NICHT ALLE UNS UMGEBENDEN, MEIST HOCHVERDÜNNTEN STOFFE HOMÖOPATHISCH WIRKSAM?

Egal ob als Schokoladenüberzug gegen Oxidation oder als Raumspray in Büros, hochverdünnte Duftstoffe, jede Art von Chemikalien, ja zum Teil sogar nanometrisch aufgearbeitete Metalle begegnen uns täglich – auf Nahrungsmitteln, im Trinkwasser, in Computerchips oder auch als Giftbeimengungen aus dem Boden und in Pflanzenschutzmitteln aus der Landwirtschaft. Wenn die Homöopathie mit ihren hochverdünnten Stoffen so hochwirksam sein soll, warum bekommen wir dann nicht viel mehr Probleme mit den Stoffen aus unserer alltäglichen Umgebung, warum leiden wir nicht viel öfter an »Nebenwirkungen« und »Vergiftungen«?

Eine mögliche Erklärung wäre, dass der »Potenzierungsschritt«, das heißt das Verschütteln und das Klopfen, nicht stattfindet. Dadurch »löst« sich der Stoff nicht, und er überträgt seine Eigenschaften nicht auf das Lösungsmittel, sei es Luft, Wasser oder Schokolade. Bei Giftstoffen fehlt außerdem das »Verreiben«, das Binden des Stoffes an Zuckermoleküle, die einen ansonsten möglicherweise toxischen Stoff verändern und in einen biologisch verfügbaren Regulationsstoff verwandeln. So bleibt Gift eben Gift, und verschmutztes Wasser nur verschmutztes Wasser. Es wird trotzdem vom Körper aufgenommen; es kann abtransportiert werden in Gewebemülldeponien und dort Krankheit auslösen, aber es funktioniert nicht als homöopathischer Regulierer.

Dazu kommt, dass nicht alle »Verdünnungen« auch regulative Entsprechungen im Stoffwechsel haben: Die Homöopathie hat über zwei Jahrhunderte lang ausprobiert, was angenommen wird und was nicht funktioniert. Ein spontan in die Atemluft gesprühter Stoff, egal ob giftig oder unschädlich, wird meistens nicht in »exakt« der Verdünnung vorliegen, auf die unser Körper reagiert. So kommt es, dass wir vor fälschlichen Steuereinflüssen aus hochverdünnten Stoffen um uns herum geschützt sind.

Die »Information« des gelösten Stoffes ist weiter im Lösungsmittel verfügbar, auch wenn der ursprüngliche Stoff so weit verdünnt wurde, dass nach chemisch-pharmazeutischen Messmethoden kein Ursprungsstoff mehr nachweisbar ist. Das macht den besonderen Reiz der Homöopathie aus: Die meisten Mittel können Veränderungen beim Patienten nach der Einnahme auslösen, ohne dass chemisch etwas »nachweisbar« darin enthalten ist. Diese Wunder folgen dabei auch noch den Beschreibungen der »homöopathischen Beipackzettel«[37]: Einmal als Medikament beschrieben, weiß man, wie er wirkt und bei wem er erfolgreich eingesetzt werden kann.[38]

Die »Erinnerung« des Wassers und die Fernseher

Eigentlich sollte das heute niemanden mehr überraschen, oder glaubt wirklich noch jemand, die Männchen auf dem Fernsehbildschirm seien tatsächlich in der Kiste? Das für damals so schwer fassbare Phänomen nennt man physikalische Übertragung von Information. Eine mögliche Erklärung zum Phänomen der Homöopathie wäre, dass es sich um physikalische Medizin handelt, keineswegs um Pharmakologie oder Chemie. In jüngerer Zeit hat man weitere Erklärungen erforscht, nach denen der homöopathische Effekt ein »nano-pharmazeutischer« Effekt sein könnte.[39]

Physiker wie Konstantin Meyl haben Erklärungen vorgeschlagen, die zeigen, wie physikalische Informationen biologische Systeme regulieren und steuern könnten.[40]

---

37 Den Begriff des »homöopathischen Beipackzettels« verwende ich in der Praxis immer gern, um auszudrücken, dass jeder homöopathische Stoff eine Beschreibung seiner Eigenschaften und Wirkungen besitzt, aufgrund derer er bei einem beliebigen Patienten – Mensch, Tier oder Pflanze – eingesetzt wird.
38 Damit will ich auf keinen Fall sagen, dass »kein nachweisbarer Wirkstoff« vorhanden sei! Das wäre falsch. Später im Buch mehr darüber.
39 Siehe Rajendran, E. S.: »Nanodynamics«, Mohna Publications 2015, ISBN 81-902048-2-3
40 Zu den Wirkungsweisen und Erklärungsversuchen kommen wir noch ausführlicher in späteren Kapiteln.

Auch moderne Theorien über die Eigenschaften von Wasser gehen in diese Richtung. Um das an dieser Stelle klarzumachen: Homöopathie und die Eigenschaften von Wasser sind nicht »ein Phänomen«, es sind zwei sich ergänzende Phänomene, die sich wie das perfekte Paar gefunden haben.

WASSER KANN »CLUSTER« BILDEN

Wasser ist ein »Dipol«, eine elektrische Einheit wie ein Magnet; es gibt einen »+«-Pol und einen »–«-Pol, doch nicht auf einer geraden Linie ausgerichtet, sondern mit einem »Knick«, einem Winkel von etwa 120 Grad. Das führt dazu, dass sich die Dipole des Wassers nicht in geraden Linien und Reihen ausrichten, sondern aufgrund von Wasserstoffbrückenbindungen Muster bilden, sogenannte »cluster«[41]. Je nachdem, womit das Wasser in »Berührung« kommt oder in Verdünnung gekommen ist, ändert sich nun dieses Muster. So können unendlich viele unterschiedliche Muster entstehen. Es scheint, dass die Muster der homöopathischen Substanzen, die einmal im Wasser gelöst wurden, sehr charakteristische »cluster« bilden, die vom Organismus erkannt werden, auch wenn überhaupt keine Substanz mehr im Wasser ist:[42] Das Wasser »erinnert« sich an die Substanz.[43]

---

41 http://www.chemie.de/lexikon/Wassercluster.html
42 Vorsicht mit dieser allgemein üblichen Behauptung: Moderne Methoden haben durchaus Quantendots und Nanopartikel nachgewiesen. Dazu später im Buch mehr.
43 Der französische Immunologe und Forscher Jacques Benveniste gab der Welt zu denken, als er in den 1990er-Jahren viele Experimente durchführte und den Begriff »Die Erinnerung des Wassers« zusammen mit Masaro Emoto wesentlich prägte. Nach einer unglücklichen Behauptung (»Wenn ich den Autoschlüssel in Genf ins Wasser halte, könnte ich in Marseille mit dem Wasser der Rhone mein Auto öffnen«) wurde er in der Wissenschaft als untragbar deklariert und geächtet. Als er 2004 starb, war er für viele ein Märtyrer der neuen Erkenntnistheorie. Seinem Werk wird hier http://www.nature.com/news/2004/041004/full/news041004-19.html nochmals kritisch gedacht, seine Entdeckungen bleiben so rätselhaft wie eh und je.

Gleichzeitig hat Hahnemann damit begonnen, verschiedene Trägersubstanzen auf die ihnen enthaltene »Information« zu untersuchen, zu klassifizieren und zu ordnen. Auch heute noch beschäftigen sich weltweit Biologen und Mediziner mit dem Klassifizieren von »biophysikalischer Information«, um sie homöopathisch nutzbar zu machen. Heute gibt es etwa hundertmal mehr klassifizierte Bio-Träger zur homöopathischen Therapie als zu Zeiten von Samuel Hahnemann.

Als eine Form systematischer Krankheitskunde hatte Hahnemann seit dem Jahr 1790 damit begonnen, unterschiedliche Verdünnungsstufen am gesunden und am kranken Menschen auszuprobieren. Er wollte dadurch eine gewisse Systematik schaffen, nach der unterschiedliche Wirkung in unterschiedlichen menschlichen Geweben beobachtet werden kann, je nachdem, wie man dieselbe Substanz auflöst und wie oft man sie verdünnt. Diese Regeln sind seit 200 Jahren aufgeschrieben und veröffentlicht, jeder kann sich damit beschäftigen und sie lernen. Damit will die Homöopathie darauf hinweisen, dass es sich beim Verwenden von homöopathischen Substanzen um einen medizinisch-wissenschaftlichen Zweig der modernen Heilmethoden handelt, nicht um Voodoo, Schamanismus, Zauberei und irgendwelche Tricks mit doppeltem Boden: Man kann Homöopathie lernen. Es ist allerdings kompliziert, weil:

1. Dieselben Mittel können für sehr unterschiedliche Krankheiten eingesetzt werden.
2. Ein Mittel kann mehrere Krankheiten gleichzeitig heilen.
3. Die Reaktion kann »vollständige Wiederherstellung auslösen« oder nur einen Teilbereich verbessern.
4. Manchmal passiert auch gar nichts.
5. Jede Verdünnung kann auf verschiedene Art und Weise hergestellt und eingesetzt werden.
6. Man muss unendlich viele Symptome und Mittel kennen, um sie korrekt zuordnen zu können.
7. Die Reaktionsfähigkeit/Anpassungsfähigkeit des Patienten begrenzt oder beschleunigt seine Heilung.

Es ist alles veröffentlicht und in Experimenten nachgewiesen. Man braucht Zeit zum Lernen und zum Zuhören, großes Erinnerungsvermögen und viel Geduld. Experimentieren am Menschen verletzt im Fall der Homöopathie kein Gesetz der Deontologie, weil Homöopathie keinerlei Schaden anrichten kann. Es gibt nur ein einziges Argument gegen die Homöopathie, das mit gebetsmühlenartiger Wiederholung von ihren medizinischen Gegnern eingesetzt wird:

»Homöopathie könnte den Patienten davon abhalten, einer chemischen/chirurgischen Behandlung zuzustimmen, weil er fälschlicherweise der Ansicht ist, er würde durch die Homöopathie geheilt. Dadurch würde eine ›effizientere‹, rechtzeitig angewandte schulmedizinische Behandlung des Patienten verhindert.«

Dieses Argument enthält eine Anzahl von Behauptungen, die demjenigen, der es ins Feld führt, in den meisten Fällen gar nicht bewusst sind. Es handelt sich um Aussagen, die recht entlarvend sind, was den Gesundheitsbetrieb unserer europäischen Staatengemeinschaft betrifft. Solche Schlagwörter wie »*Abhalten, Zustimmen, Glauben, Heilung, Effizienz*« bilden eine Proklamation ohne ernst zu nehmende Inhalte.

Streit um die »echte Homöopathie«

Homöopathie ist ein medizinischer Fachbereich, der vor über 200 Jahren begründet wurde. In solch einer langen Zeit treten naturgemäß neue Ideen und Veränderungen auf, die eine eigene Dynamik entwickeln. Glücklicherweise sind die Originalwerke von Hahnemann weiter verfügbar und beschreiben Herstellung, Anwendung und Klinik sehr genau. Trotzdem hat sich in 200 Jahren vieles dazugesellt: Neuerungen und technische Veränderungen in der Herstellung, Mischung und Anwendung der Medikamente, die durchaus beachtet werden müssen, sowie jüngere klinische Modelle und an unsere Zeit angepasste Interpretationen über die Wirksamkeit der Homöopathie. Man spricht gern von der »Neuen Homöopathie«, wobei der Ausdruck verwirrend ist, denn das Prinzip der homöopathischen Therapie wurde nicht verändert.

Zu behaupten, Homöopathie sei wirkungslos oder beruhe weitgehend auf einem »Placeboeffekt« (eine Veränderung beim Patienten, ausgelöst durch seine eigene Vorstellungskraft oder Glaube an eine notwendige Verbesserung), grenzt an bösartige Verleumdung. Zwei Jahrhunderte der Anwendung, Millionen von Erwachsenen und Kindern, deren Beschwerden nach der Einnahme gelindert oder geheilt waren, Hunderte von zum Teil weltweit operierenden Pharmafirmen, die homöopathische Produkte herstellen, allem »Unfug« zum Trotz expandieren und Geld bewegen – dies alles sind ein klares Zeichen dafür, dass es funktioniert. Niemand wirft sein Geld gern aus dem Fenster für eine »eingebildete Besserung«!

Dazu kommt eine ständig wachsende Zahl von Tierärzten, die homöopathische Produkte systematisch bei erkrankten Tieren einsetzen, und zwar äußerst erfolgreich. Tiere können sich die Verbesserung ihres Zustands oder die Heilung ihrer Krankheit ja wohl kaum einbilden, oder?[44] Über die im Labor nachgewiesene Wirkung auf Krebszellen in Petrischalen als Zellkultur durch verschiedene homöopathisierte Substanzen wurde schon weiter oben berichtet.

Klassische Homöopathie – komplex in der Anwendung

Das Problem mit der homöopathischen Heilkunst liegt in drei wesentlichen Aspekten:
1. Homöopathisches Wissen ist extrem komplex und in seiner Fülle sehr unübersichtlich. Allen fällt es schwer, die Wirkungsweise oder die Anwendungsbereiche angemessen zu erklären. Wir sehen es

---

44 Ganz zu schweigen von der »Under cover Bewegung« der weltweiten Pharmariesen, schrittweise naturmedizinische Betriebe aufzukaufen

zwar, können jedoch kaum verstehen, geschweige denn vermitteln, was genau geschieht, wenn man ein homöopathisches Mittel verabreicht. Die Möglichkeiten der Anwendung sind weitläufig und unübersichtlich.

2. Ein weiteres Problem ist: Wenn das Mittel falsch gewählt wurde, passiert genau nichts! Es bedarf enormen Erinnerungsvermögens und großer Präzision bei der Beschreibung der Symptome, damit im Anschluss an die Konsultation Patient und Mittel auch übereinstimmen!

3. Ein nicht minder großes Problem stellt die Tatsache dar, dass man mit Homöopathie nicht reich wird. Becker-Witt veröffentlichte 2004 eine Studie,[45] nach der eine homöopathische Konsultation durchschnittlich 117 +/–43 Minuten dauert. Wie viele Patienten soll denn ein Arzt am Tag sehen, wie viel darf eine solch ausführliche Konsultation denn kosten? Dabei sprechen wir nur von der Erstkonsultation, der üblicherweise Nachbesuche von kürzerer Dauer folgen, wenn die Behandlung über einen längeren Zeitraum beibehalten wird. In Europa beträgt der Preis für eine Konsultation zwischen 50 und 120 €. Ein homöopathisches Mittel kostet in Frankreich 1,30 €; wenn man aus dem europäischen Ausland ein spezielles Produkt bestellen muss, kann es bis zu 18 € pro Mittel kosten. Jedes Mittel reicht für Anwendungen zwischen ein und sechs Monaten. Weder Arzt noch Industrie machen bei solchen Preisen hohen Profit: Homöopathie ist zu billig für die Leistung, die sie bietet.

Wenn man die Wirkung nicht wirklich versteht, ewig lange braucht, um die Anwendung zu lernen, und dann nicht einmal genügend Patienten behandeln kann, um damit die Praxiskosten zu decken und ein bescheidenes Gehalt zu verdienen, ist es vielleicht doch besser, man

---

45 Becker-Witt et al.: Diagnoses and treatment in homeopathic medical practice; Forsch Komplementarmed Klass Naturheilkd. 2004 Apr;11(2):98-103

vergisst die Sache schnell wieder. Schließlich müssen die westlichen Industriestaaten ja wirtschaftlich profitabel arbeiten. Darf man diese Denkweise auch anwenden, wenn es um die Gesundheit von Menschen geht? Wir alle wissen, dass es so gehandhabt wird, aber ist es ethisch und moralisch richtig?

Die heute üblichen Formen homöopathischer Anwendungen

Von Hahnemanns Zeit bis heute hat es viele Revolutionen in der Medizin gegeben. Nicht nur neuere Theorien über Krankheit und Heilung wurden zwischen 1810 und 2016 vorgestellt und wieder verworfen, auch die Homöopathie hat sich ständig weiterentwickelt. Schon die letzten Werke des Meisters wurden von einigen seiner unmittelbaren Schüler nicht mehr »so richtig ernst genommen«, und die 6. Auflage seines »Organon« wurde erst 80 Jahre nach seinem Tod veröffentlicht![46]

Man muss sich darüber im Klaren sein, was in der Zwischenzeit, in dem Zeitraum der homöopathischen Hochkonjunktur von 1842 bis 1929, alles geschehen war: Es hatten sich neue Ansichten über die Ursache von Krankheit und Infektion verbreitet, die unsere Welt für Antibiotika bereitmachten; Vorbeugung in Form von Impfen kam auf; man war in der Lage, synthetische Stoffe herzustellen, die in den menschlichen Stoffwechsel verändernd eingreifen konnte wie zum Beispiel das Insulin, aber auch die ersten anorganischen und teilorganischen »Medika-

---

46 Hahnemann, S: »Organon der Heilkunst«, Neuauflage 2011 Narayana Verlag (Kandern). Bei »Amazon« steht dazu zu lesen: »Originalgetreuer Nachdruck der 6. Auflage des Organon der Heilkunst von Samuel Hahnemann. Der Text des Originals und das ursprüngliche, gut lesbare Schriftbild wurden beibehalten. Die 6. Auflage des Organon war als Handschrift über viele Jahrzehnte im Verborgenen geblieben (daher waren der amerikanischen Schule die LM-Potenzen nicht bekannt). 1921 hat Richard Haehl die handschriftliche Neubearbeitung des Organons durch Hahnemann für die 6. Auflage herausgegeben. Das Vorwort Hahnemanns zu dieser 6. Ausgabe datiert von 1842.«

mente« kamen auf den Markt. Der Erste Weltkrieg erschütterte Europa und die ganze Welt, und man begann mit der Behandlung von Syphilis, Tuberkulose, Cholera etc. mittels »Antibiotika« (korrekt: antimikrobielle Medikation). Der Siegeszug des Rationalismus in der Medizin schien so überwältigend, dass die Entdeckung von Samuel Hahnemann und die zum Teil recht wirren Ideen seiner Nachfolger überholt schienen und verdrängt wurden. Für alle Prozesse der Medizin versuchte man, eine Ursache zu finden, ähnlich wie man in einem Mordfall dem Täter nachspürte. Für Begriffe wie »Psorischer Reaktionsmodus« oder »Myasmen« wurde die Welt zu rational.

Doch dann begann das Problem mit den »Nebenwirkungen«. Die Pharmakologie produzierte zwar brauchbare Pharmazeutika, doch es sprach sich bald herum, dass die Einnahme vieler Medikamente nicht so harmlos war, wie es anfangs ausgesehen hatte. Einige »Klassiker« bestanden auf der Herstellung gereinigter Pflanzenstoffe nach alten spagyrischen Verfahren.[47] Andere beschrieben zunehmend »Vergiftungsmodelle« des Menschen durch chemische Stoffe, die teils in Medikamenten und Nahrungsmitteln enthalten und teils aus Rückständen der eingenommenen Wirkstoffe und Mischung mit körpereigenen Substanzen entstanden.[48]

Comeback der biologisch-homöopathischen Medizin in den 1960er-Jahren

In den 1960er-Jahren beschrieb Pischinger[49] sein Regulationsmodel des »Bindegewebes«, ein bis dahin nur unzureichend definiertes Ge-

---

47 Siehe: Alexander von Bernus, Rudolph Steiner & Ita Wegmann, Peter (& Katharina) Beyersdorff, das sind nur einige der Namen von Persönlichkeiten, die den homöopathischen Gedanken zurück zur integrativen, spagyrischen Ganzheit führten.
48 Siehe Dr. Heinrich Reckeweg (1877–1944) und Nachfolger
49 Alfred Pischinger: Das System der Grundregulation: Grundlagen einer ganzheitsbiologischen Medizin. Haug Verlag, Stuttgart 2004

bilde zwischen Blutgefäß und Zelle. Zwar glaubten die Physiologen, alles über die Funktion und Regulierung der Zelle und ihrer Organellen zu wissen, doch wie es dazu kommt, dass ein Stoff bis in die Zelle gelangt, davon wusste man bis dato sehr wenig. Und genau da begann das »Comeback« der Homöopathie: Minimale Mengen von Mineralstoffen und pflanzlichen Wirkstoffen schienen eine vielfach verstärkte Wirkung auf die Effizienz der Zellfunktion zu haben. Die »Homotoxikologie« (heute: »Bioregulative Medizin«) wurde geboren.

Parallel dazu fanden sich weltweit immer mehr Ärzte, die Stoffe verdünnten und verschüttelten; diese erwiesen sich als äußerst effizient und waren in der »klassischen Homöopathie« noch nicht beschrieben worden. Statt ein »einziges wirkliches Produkt« zu suchen, das den Patienten in all seiner individuellen Ganzheit beschreiben sollte, begann man, die Symptome der Erkrankung als »einen Prozess« zu verstehen, und gab »ein Mittel« für jeden eigenen Prozess in Anlehnung an die mittlerweile verbreitete Pharmakotherapie, bei der man ja auch »Metamizol gegen Kopfschmerz« und »Paracetamol gegen Fieber« verwendete, und nicht »ein Mittel« gegen alles auf einmal.[50]

Doch das konnten die »klassischen Homöopathen« nicht verstehen. Sie betrachteten es als einen Affront gegen den »Meister«, wobei sie übersahen, dass selbst sie den Meister in der 6. Revision des Werkes schon ignoriert hatten: Dort wurde diese Idee nämlich bereits vorgeschlagen. Unizisten passt das Konzept heute noch nicht.

Die homöopathische Welt des 20. Jahrhundert geriet aus den Fugen. Nach rationalen Angriffen gegen die Wirksamkeit der »nicht vorhandenen Inhaltsstoffe«, nach der Gewöhnung der Patienten an zwei, drei oder auch acht verschiedene Medikamente für dasselbe oder verschiedene Probleme, nach der Auflösung des Prinzips »ein Patient – ein Mittel« begannen sich alle zu streiten.

---

50 Weltweit vertreten ist die französische Firma »Boiron« aus Lyon, die eine analytische praktische Homöopathie nach diesem Beispiel vertritt. https://fr.wikipedia.org/wiki/Laboratoires_Boiron

»Divide et impera« (»Trenne und herrsche!«), sagten schon die Römer. Heute gibt es unterschiedliche Ansätze:

- Einzelmittelhomöopathen
- Therapeuten, die psychische Symptome als den Schlüssel zum Problem des Patienten sehen, statt sich auf die körperlichen Symptome zu konzentrieren
- Therapeuten, die mehrere Mittel gleichzeitig verwenden
- Therapeuten, die »Komplexmittel«, also fertige Mischungen aus verschiedenen Mitteln benutzen
- Therapeuten, die nur »spagyrisch« aufbereitete verdünnte Mittel benutzen und streng genommen gar keine Homöopathen sind
- Therapeuten, die Mittel verschiedener Verdünnungsstärke auf einmal benutzen – im Gegensatz zu denen, die immer nur eine Verdünnungsstufe benutzen.

Doch ein Gut wollten sie im Kern behalten: den Patienten als Individuum, einzigartig, unvergleichbar, unverwechselbar: die individualisierte Medizin!

HOMÖOPATHISCHE ANWENDUNGEN IM 21. JAHRHUNDERT

Einzelmittelhomöopathika

Es handelt sich um hochverdünnte Einzelstoffe in Form von Globuli (sehr kleine Kügelchen), Granuli (Sonnenkügelchen), Tropfen oder Presstabletten. Sie werden in Hochpotenzen etwa einmal pro Woche bis einmal pro sechs Monate unvermischt und immer »einzeln« angewendet und benötigen ein extrem genaues Krankheits- und Patientenbild zu ihrer Anwendung. Ihre Verfechter nennt man Unizisten.

Standardhomöopathika

Es handelt sich um Mittel wie oben beschrieben, jedoch in niedrigeren Verdünnungsstufen (zwischen 1/10 und 10^{-60}), in ähnlicher Präsentation auf dem Markt wie die vorhergehenden Mittel. Sie werden meist nach typischen Symptomen des Patienten angewendet, weniger spezifisch, und es kann durchaus mehr als ein Stoff gleichzeitig oder abwechselnd gegeben werden.

Komplexhomöopathika

Es handelt sich um Tabletten, Tropfen, Flüssigkeiten oder Granuli, die mehr als einen Wirkstoff auf einmal enthalten, ähnlich wie schulmedizinische Mittel nach Symptomen geordnet sind und verwendet werden können. Es kann sich auch um Mittel handeln, die denselben Stoff in verschiedenen Verdünnungsstufen enthalten (Bezeichnung: *complex* oder *homaccord*). Die Anwendung richtet sich nach der homöopathischen Lehre, nach der sie hergestellt und geordnet wurden.

Spagyrika

Spagyrika sind Komplexmittel mit dem Anspruch, höhere Reinheit und vollständigere Inhaltsstoffe zu besitzen als »einfache« Homöopathika. Die Herstellung ist sehr viel aufwendiger und beinhaltet alte alchemistische Verfahren zum Beispiel nach Paracelsus oder nach Hildegard von Bingen. Es werden mehr Teile der Ausgangsstoffe (z.B. Pflanzen) verwendet, und diese auf traditionell spagyrische Weise miteinander verbunden, um eine spezielle Energetik zu erreichen. Es werden Teile der ganzen Pflanze verarbeitet, die Inhaltsstoffe zunächst getrennt, gereinigt und wieder miteinander verbunden (»Solve et coagula! Löse und verbinde!«). Danach werden sie ähnlich wie Homöopathika verschüttelt und entsprechend der Signatur gemischt. Anwendung ähnlich wie bei Komplexhomöopathika.

Eine neue Revolution: Homöopathie als Serie!

Bis 1999 war die westliche industrialisierte Welt der Homöopathie noch in Ordnung. Man konnte sich schulmedizinisch behandeln lassen oder man konnte zum Heilpraktiker, Arzt oder Heiler gehen, um sich mit verschiedenen Produkten individuell beraten zu lassen. Die Behandlung unterschied im Wesentlichen zwischen »Lehrbuchmedizin« und »individualisierter biologischer Medizin«, aber es gab praktisch keine Zwischenstufen, wenn man mal von dem einen oder anderen Komplexmittel absieht, das man ganz allgemein wie einen »Hustensaft« einsetzen konnte.

Doch mit Beginn des 21. Jahrhunderts fiel auch das Dogma der individualisierten homöopathischen Therapie: Die Ärztefamilie der Banerjis aus Indien stellte der Welt ein Konzept vor, nach dem die Patienten *nach Diagnosen* behandelt werden sollten, das heißt ein »Protokoll«, eine Behandlung für jede Erkrankung, und eine statistische Auswertung der Ergebnisse. Diese Behandlung bezeichnet man dann als »Erstlinientherapie«. Manchmal wurde eine Zweitlinien- oder Drittlinientherapie vorgeschlagen, wenn es die Umstände erforderten, aber im Wesentlichen erfolgte eine Behandlung nach Vorgabe. Für echte Homöopathen die definitive Herausforderung!

Seit über 200 Jahren wird die homöopathische Heilmethode eingesetzt. In dieser Zeit hat sie sich in mehrere unterschiedliche Richtungen aufgeteilt: Behandlung mit Multipotenzmitteln, mit Komplexmitteln, mit Mitteln nach der jeweiligen Diagnose und natürlich auch mit Einzelmitteln. Doch erst mit den Protokollen der Banerjis kommt eine weitere Neuerung zum Tragen, die der Homöopathie eine berechenbare Strategie verleiht: eine geordnete, vorgegebene Behandlung, die sich nicht mehr am Patienten, sondern an der Diagnose orientiert!

Dadurch wird etwas offenbart, was zuvor kaum jemand zu behaupten gewagt hatte: dass die homöopathischen Mittel eine Heilkraft haben, die sich nicht am Patienten und an dessen »Lebenskraft« oder »Reaktionsdynamik« orientiert, sondern die genauso heilend in den Stoffwechsel eingreift, wie es ein Aspirin® oder ein Antihistaminikum tut! Die Homöopathie wird mit einem Mal vorhersehbar und statistisch erfassbar: Sie wird vergleichbar.

BEDEUTET DIE DIAGNOSE »KREBS« IMMER GLEICH EIN TODESURTEIL?

Wenn wir ganz allgemein von »Krebs« sprechen, wie es die Griechen getan haben, die das Krankheitsbild zuerst beschrieben haben, so lässt sich eines feststellen: Es gibt eine große Anzahl von »Krebserkrankungen«, die nicht lebensbedrohlich sind. Das bezieht sich auf alle nicht »karzinomatösen« Tumorarten, viele Hautkrebsarten, allgemein »Tumoren« genannt, die einfach mit der Zeit wachsen wie die Prostata. Man kann außerdem die Myome der Gebärmutter, die Adenome im Darm und viele weitere mehr zu dieser Art rechnen. Die übliche Vorgehensweise ist die chirurgische Entfernung des krankhaften Gewebes.

Selbst wenn wir das Wort im schlimmeren Sinn benutzen, also als »lebensbedrohliche tumorale Erkrankung«, so sprechen wir »nur« von einer Bedrohung, nicht von einem sicheren Todesfall.

Tatsächlich werden ständig Menschen mit Krebs erfolgreich behandelt. Damit möchte ich nicht auf geschönte Statistiken eingehen oder auf »Prozentangaben zur Lebensverlängerung«, sondern ich meine damit wirklich Personen, die Krebs »hatten«.

Die für mich allerwichtigste Antwort auf die Frage nach dem Leben mit Krebs beinhaltet aber noch eine andere Sache: Krebs ist immer eine Erkrankung des ganzen Menschen! Für mich sind solche Aussagen falsch: »Der Brustkrebs sitzt ›nur‹ in der linken Brust, und mit dem Wegschneiden ist das Problem erledigt.« Eine solche Einstellung ist naiv! Wenn unser System die Bedrohung in der linken Brust nicht aufräumen, nicht beseitigen konnte, dann kann sich dasselbe oder ein ähnliches Problem in der rechten Brust wiederholen oder im Darm oder in der Gebärmutter oder an irgendeinem anderen Körperorgan.

Die Diagnose »Krebs« bedeutet also: Ich habe ein Problem mit der Reparatur meines Körpers und muss Maßnahmen ergreifen: Ich muss diese Maßnahmen ergreifen, ich werde gefragt, wie ich mich reinigen kann, ich bin erkrankt, an meiner Umwelt, an mir selbst, an meinen Problemen, Sorgen und Zweifeln. Also muss ich das Problem angehen und beseitigen. Niemals kann dies ein Arzt, eine Maschine oder ein Medikament für mich tun: Ich muss mein Leben ändern.

KAPITEL 5:
INDIEN, USA, DEUTSCHLAND – WAS
GEHT HIER VOR?

In diesem Kapitel unternehmen wir eine imaginäre Reise und vergleichen wir das Aufkommen von Krebs in der Welt. Wir betrachten, welche unterschiedlichen Menschen und Lebensräume betroffen sind und wie mit dem Problem Krebs umgegangen wird. Man kann sich die Frage stellen, ob es »typische« Lebensumstände gibt, die Krebs fördern. Wir gehen auch der Frage nach, inwieweit sich die heutige Diagnostik von der Krankheitsbeschreibung aus Hahnemanns Zeit unterscheidet und wie sich dies auf die Präzision und die Anwendbarkeit von homöopathischen Protokollen auswirkt.

Fallbeispiel: PBHRF Banerji: P. K. , 47 Jahre, Bauchspeicheldrüsenkrebs

P. K, ein 47-jähriger Patient, stellte sich am 13.12.2010 in der PBHRF Klinik aufgrund von Schmerzen und Beschwerden im Oberbauch vor. Außerdem litt er an Schmerzen im unteren Rückenbereich, Übersäuerung, Aufstoßen und Gasbildung im Magen.

Die Ultraschalluntersuchung am 5.12.2010 hatte gezeigt:»... vergrößerter Pankreas (Bauchspeicheldrüse), dominiert von einer schlecht definierten, heterogen raumgreifenden Struktur von 75 mm x 58 mm x 57 mm im Pankreaskopf. Vereinzelte Kalkablagerungen im Kopfbereich, Körper und Schwanz der Bauchspeicheldrüse scheinen unauffällig …« Eine Biopsie von Bauchspeicheldrüse sowie einer raumgreifenden Knotenstruktur in der Leber vom 10.12.2010 hatte erbracht: »… wenig differenziertes, infiltrierendes Adenokarzinom im Pankreaskopf sowie Lebermetastase …«

Es wurde Banerji-Protokoll™ verabreicht:
- Carduus marianus Muttertinktur und Conium mac 3C, eine Dosis alle drei Stunden
- Chelidonium maj D6 in zwei Dosen zu jeweils 10 Tropfen, jeweils 20 Minuten vor den Mahlzeiten

Alle klinischen Symptome verschwanden innerhalb eines Monats nach Beginn der Therapie.

Eine neuerliche Ultraschalluntersuchung des Oberbauches am 29.3.2011 zeigte: »… unregelmäßige Randbildung mit heterogenem innerem Echo des Pankreas. Der Abfluss ›Ductus pancreaticus‹ ist erweitert auf 9,1 mm, mit Steinschatten im Inneren …«

Der Patient setzte bisher die Behandlung fort (Drucklegung des Werkes Ende 2013, Anm. d. Ü.) und führt ein normales Leben.

Erste Station: Indien

Auf unserer imaginären Reise durch die Welt startet die Suche nach therapeutischen Ansätzen zur Krebsbehandlung in Indien.

Indien ist ein großes und dicht bevölkertes Land. Einiges, was dort normal ist, würde in Westeuropa sicherlich nicht so einfach hingenommen. Zum Beispiel »Homöopathie«: Nachdem Johann Martin Honigberger (1795–1869) in Paris zwischen 1834 und 1836 noch von Hahnemann selbst in die Homöopathie eingeführt worden war (wir dürfen annehmen auf der Grundlage der neuesten Entwicklung des Meisters mit der um 1835–1839 geschriebenen 2. Auflage der »Chronischen Erkrankungen« und der zur selben Zeit entstandenen 6. Auflage des

»Organon«), wanderte er als »Missionar« an den Hof des Maharad-schahs Ranjit Singh in Lahore, wo er 1852 das erste Lehrbuch der Homöopathie in Indien veröffentlichte.[51]

Ein Urgroßvater aus der Familie Banerji war Pandit Ishwar Chandra Vidyasagar, ein sehr bekannter Mann in Indien, der von besagtem Missionar zwischen 1862 und 1865 die Homöopathie erlernte. In der Familienchronik steht zu lesen, dass er ab 1863 die Heilmethode anwendete. Dr. Pareshnat Banerji, Vater und Großvater zu den heutigen Doktoren Banerji, studierte Medizin an der University of Calcutta und arbeitete von 1918 bis 1971 als homöopathischer Arzt in Mihijam. Ihm folgte Vater Prasanta Banerji, der bis zum heutigen Tag Vorträge hält und seine Klinik in Kolkata (W-Bengal) leitet. Sein Sohn, Dr. Pratip Banerji, ist ihm auf diesem Weg gefolgt.

Spätestens ab den 1930er-Jahren war Großvater Banerji klar, dass er die bis zu 500 Patienten, die jeden Tag seine Praxis aufsuchten, nicht »individualisiert« behandeln konnte: Entweder er erfand ein System, Diagnose und Therapie zu vereinfachen, oder die meisten seiner Patienten mussten ohne Behandlung bleiben.

So leitete er aus der Erfahrung endloser Ströme von Patienten ein Schema ab, nach dem bei sich wiederholenden Diagnosen eingangs immer mit denselben Mitteln behandelt wurde. Vielleicht wollte er zunächst nur möglichst vielen Menschen eine Behandlung zuteilwerden lassen und zu einem späteren Zeitpunkt noch einmal auf den Einzelfall zurückkommen. Aber Tatsache war, dass in 80% der Fälle die Beschwerden mit dem »Standardmittel« besser wurden.

Die traditionelle Homöopathie nach Hahnemann würde immer versuchen, ein Heilmittel zu finden, dessen bekannte homöopathische Beschreibung so weit wie möglich den beschriebenen Symptomen des Patienten gleicht. Dem Ähnlichkeitsprinzip entsprechend, wären dann

---

51 Familiengeschichte entnommen dem Buch Banerji, Prasanta & Banerji, Pratip: »The Banerji Protokols«, Ed PBHRF, 2012, ISBN 978-93-80813-21-9, sowie persönlich revidiert durch Dr. Prasanta Banerji an den Autor

die drei Elemente (Krankheit, Patient und Heilmittel) übereinstimmend – und es bestünde eine Heilungschance.

Doch Dr. Pareshnat Banerji wurde darauf aufmerksam, dass die typischen Eigenschaften des Patienten für die Wahl des Heilmittels eine untergeordnete Rolle spielten, immer vorausgesetzt, die Diagnose war richtig. Auch die Symptome des Patienten waren von geringerem Wert als bisher angenommen: Es zeigte sich, dass sich die Medizin seit den Zeiten des Begründers der Homöopathie weiterentwickelt hatte: Wenn man eine möglichst präzise Diagnose stellen konnte, ließ sich auch eine entsprechende Behandlung vornehmen.

Das, was für jeden Patienten mit einem guten Hausarzt heute selbstverständlich ist, nämlich eine sichere, zutreffende Diagnose zu erhalten, war vor 200 Jahren anscheinend noch ein großes Problem. Da Hahnemann nicht eindeutig eine Krankheitsursache zuordnen konnte, verließ er sich auf eine möglichst genaue Beschreibung der Symptome. Besonders bei der großen Anzahl von ansteckenden Krankheiten war der Verursacher nicht eindeutig bestimmbar, ja nicht einmal bekannt! Dementsprechend ging der Verlauf ohne antimikrobielle Mittel dann meist den »natürlichen Weg«, führte also zum Tod oder zur dauerhaften Schädigung der Organe.[52] Heute machen wir eine Blutanalyse und einen mikrobiologischen Abstrich – und diagnostizieren »Scharlach«. Damals waren die Folgen, ohne dass man den bakteriellen Auslöser identifizieren konnte, oft Herz-, Nieren- oder rheumatische Leiden.[53]

Entscheidend für uns heute ist, dass die genauere, bessere Diagnosemöglichkeit die Anwendung der Mittel präziser macht, vereinfacht, zu einer gewissen Routine werden lässt.

---

52 Man schätzt heute, dass etwa 80% der damals vom Arzt konsultierten Erkrankungen auf infektiöse Ursachen zurückzuführen waren.

53 Heute verwendet man ein »Antibiotikum«. Damals wurde von »Miasmen« gesprochen, von psorischem Reaktionsmodus, und vielleicht ein Mittel wie Sulphur oder Arsenicum verordnet. In jedem Fall hat es funktioniert, denn der Behandlungserfolg von Dr. Hahnemann war legendär, verglichen mit dem seiner Kollegen.

Dr. Pareshnat Banerji gelangte zu der Überzeugung, dass er bei seinen vielen Patienten die Diagnose als entscheidenden Faktor für die Behandlung hernehmen musste. Daher systematisierte er die Erkrankungen nach einem Diagnoseschema und nach einem Therapieschema und entwickelte somit die ersten »Banerji-Protokolle™«.

Schließlich begann er, sich nur noch die Patienten genauer anzusehen, bei denen das Heilmittel scheinbar versagt hatte. Das führte ihn rasch zu einer weiteren Feststellung: Von den restlichen 20% der Patienten konnte man wiederum einen Großteil erfolgreich behandeln, wenn man ein alternatives Mittel einsetzte, das sogenannte »Zweitlinienmittel«. Das Zweitlinienmittel wurde erneut zu einem Standard, wenn die erste Wahl nicht angesprochen hatte.

Natürlich kann man immer so weitermachen, bis man eine komplett individualisierte Mittelliste für jede Diagnose geschaffen hat, aber das war ja nicht das Ziel. Wichtig war, rasch und mit etwa 80%iger Zuverlässigkeit ein Mittel zur Hand zu haben, mit dem eine große Patientenzahl Linderung der Beschwerden erfahren konnte. Die Liste der »Standards« begrenzte Dr. Banerji auf ein zweites und ein drittes alternatives Mittel, nicht mehr. Wenn alle drei Alternativen – das Mittel der Wahl sowie zweites und drittes Mittel – versagten, betrachtete er diesen Patienten als speziellen Fall und verwarf die Idee einer Behandlung nach Protokoll.

Auf diese Weise entstanden über mittlerweile 80 Jahre hinweg die »Banerji-Protokolle™«.

Zweite Station: Auf dem Weg in die USA

In den USA werden Freiheit und Unabhängigkeit immer noch als das höchste Gut angesehen. Nicht nur über Filme und Fernsehen, sondern auch mittels Zeitschriften und Witzen über spleenige Pragmatiker sind in den letzten 75 Jahren Ideen aus »Amerika« nach Europa geschwappt, die originell und oft auch sehr förderlich waren. Im Bereich der Gesundheitspflege reicht die Bandbreite von Ernährungsfanati-kern[54] über spezielle Diäten zu jedem Problem bis hin zu gentechni-schen Großbaustellen wie der Veränderung des menschlichen Gen-pools zur individuellen Ausmerzung von genetischen Fehlern. Nicht zuletzt hat sich Walt Disney aufgrund einer Krebserkrankung einfrie-ren lassen mit der Option, wieder aufgetaut zu werden, sobald man eine sichere Heilung für Krebs entdeckt habe. Kurzum, Amerika ist und bleibt »das Land der unbegrenzten Möglichkeiten«.

Es ergeben sich allerdings unbegrenzte Möglichkeiten für die For-schung und für die Entwicklung neuer Ideen, aber auch für Scharlata-nerie und Quacksalberei. Je schlimmer das Problem, je dicker die Brieftasche, desto abstruser die möglichen Maßnahmen. Hunderte von alternativen Behandlungsmethoden sind im Laufe der Jahrzehnte erfunden und ausprobiert worden, natürlich (oder gerade) auch gegen Krebs. So ist es nicht verwunderlich, dass die National Institutes of Health (NIH), die Nationalen Gesundheitsinstitute, um allzu großem Wildwuchs vorzubeugen, schließlich eine spezielle Kommission zur Beurteilung von alternativen (heute »integrativen«) Krebstherapien gründeten.

Zum ersten Mal tagte diese Kommission am 31. August und 1. Sep-tember 1999. In der abgekürzten Version der Tagungsmitschrift im Internet steht zu lesen:[55]

Das Krebs-Beratungs-Komitee der Nationalen Gesundheitsorgani-sation für alternative und komplementäre Medizin (CAP-CAM) fand

---

54 Siehe die witzigen Filmgeschichten über »Dr Kellog«, John Harvey Kellog, 1852–1943, 1. Holistischer Arzt

55 Minutes of 1st CAP-CAM meeting 1st Sep 1999, The CAPCAM has found problems in the research presented so far, including: no clear diagnosis in some cases; no objec-tivity; short follow-up time; missing data; and the possible effects of previous conven-tional therapy. For example, the CAP-CAM examined 14 cases of cancer treated with homeopathy in India. Most cases had at least one of the problems listed above, but there were four cases in which patients clearly improved due to treatment. The CAP-CAM has suggested a prospective follow-up study (with a minimum of 50 subjects) as the next research step, with NIH staff possibly visiting India to help develop a proto-col.« …

in den bisher vorgestellten Forschungsprojekten verschiedene sich wiederholende Probleme, als da wären: keine eindeutigen Diagnosen in einigen Fällen, keine Objektivität, zu kurze Nachbeobachtungszeit, fehlende Details sowie mögliche Auswirkungen vorhergehender konventioneller Therapien. Zum Beispiel beurteilten wir 14 Krebsfälle, die mittels Homöopathie in Indien behandelt wurden. Die meisten Fälle wiesen wenigstens eines der genannten Probleme auf, aber in mindestens 4 Fällen waren eindeutige Verbesserungen mittels der (homöopathischen) Behandlung zu erkennen. Daher schlägt die CAP-CAM als nächsten Schritt eine weitergehende Beobachtungsstudie vor (mit mindestens 50 Fällen) unter unmittelbarer Beaufsichtigung durch Angestellte der NIH über die Dauer (des Projektes) in Indien, um ein Vorgehensprotokoll für diese Fälle zu entwickeln.

Und weiter:[56]

»... Dr. med. Jeffrey White vom Nationalen Krebsinstitut (NCI) wird die Aktivitäten mit den indischen Homöopathen koordinieren und mögliche Arbeitsgruppen für diese Forschung einrichten. Dr. White hat mittlerweile gute Kontakte in Bombay und sucht nach vergleichbaren Konditionen in Kalkutta. Dr. White bittet um Ärzte oder Pfleger, die Patienten durch den therapeutischen Prozess in der ausgewählten homöopathischen Klinik begleiten und dies aufzeichnen.«

» Dr. Kail stellte fest, dass der größte Teil der an diesem Treffen teilnehmenden Fachkräfte aus konventionellen Forschungsinstituten stammt, die höchst verblüfft (»struck«: umwerfend) über den Erfolg

---

56 Jeffrey White, M.D., of NCI, is coordinating activities with the homeopathic practitioners from India and is trying to identify research groups they can work with. Dr. White has already made good contacts in Bombay and is trying to find a similar situation in Calcutta. Dr. White is looking for MDs or RNs to track patients who visit the homeopathic clinic under consideration in India.
Dr. Kail noted that most on the panel are from conventional research institutions and were struck by the success of some CAM therapies, such as homeopathy. Additional NACCAM members who volunteered to join this subcommittee are Mr. Williams, Ms. Holloran and Drs. Ramirez, and Standish.

der Komplementär- und Alternativtherapien seien, insbesondere über den Erfolg homöopathischer Behandlung. Weitere Mitglieder der Kommission baten darum, in die Unterkommission zu dieser Untersuchung aufgenommen zu werden, wie Mr. Williams, Mrs. Holloran und die Doktoren Ramirez und Standish.«

Zusammengefasst: Die amerikanische Kommission fand die Erfolge der Homöopathie in Indien immerhin interessant genug, um der Sache mit amerikanischen Forschungsmethoden und Standards auf den Grund zu gehen.

In den darauffolgenden 15 Jahren wurden nicht nur 50 Fälle nach amerikanischen Standards untersucht und in die Statistik aufgenommen: Es sollten Tausende folgen! Täglich bis zu 200 Krebsdiagnosen, Fallzahlen von 2000 bis 7000 Fällen jeder Krebsart konnten aufgezeichnet und bis zu 10 Jahre lang mitverfolgt werden. Es wurde ein zentrales Registrierungszentrum eingerichtet, das auf der Welt einzigartig ist: Alle bekannten Fälle – selbst solche, die von anderen Ärzten weltweit homöopathisch behandelt werden – sind dort aufgenommen. Als Aufnahmeprotokoll dient das 1999 vorgeschlagene und im Jahr 2002 in Kraft getretene System.

Die Banerji-Protokolle™ brachten auf einmal etwas in Gang, was bis dato unvorstellbar war: eine statistische Auswertung und systematische Vergleichsmöglichkeit über den Erfolg einer Krebstherapie zwischen konventioneller und alternativer Medizin.

Und das Ergebnis (siehe oben) war »striking«: umwerfend.

Was tat sich im gleichen Zeitraum in Europa auf dem Gebiet der alternativen Krebsforschung?

Leider kann man die Antwort mit einem Wort zusammenfassen: *Nichts!*

Das wäre an sich nicht ganz so ungewöhnlich, schließlich steht in Europa nicht so viel Geld für Forschung zur Verfügung. Das viel Erstaunlichere ist nur, dass die Medien, die sonst jeden Erfolg aus den

USA mit Jubel begrüßen, in diesem Fall über 15 Jahre hinweg – zumindest in Deutschland, Spanien oder auch England – mit *keinem einzigen Kommentar* Stellung zu dieser erstaunlichen Entwicklung genommen haben. Sollten die Banerji-Protokolle™ vollkommen unbemerkt am Interesse der Gesundheitsapostel vorübergegangen sein?

WIESO KÖNNEN KINDER KREBS HABEN ODER SOGAR SCHON MIT KREBS GEBOREN WERDEN?

Nicht alle Menschen weisen dieselbe Fähigkeit zur Abwehr von schädlichen Stoffen oder Eindringlingen und zur Reparatur geschädigter Zellen auf. Es werden immer wieder Menschen mit genetischen Schwächen geboren, ebenso wie die Schwangerschaft im Mutterleib nicht immer unter optimalen Umständen vonstattengeht. Wenn das bei der Zucht von Hunden oder Katzen auftritt, ist es zwar bedauerlich, aber durchaus nicht selten. Wenn jedoch ein neugeborenes Kind betroffen ist, erscheint es uns als unverständliches Drama.

Dabei gibt es viele Ursachen für Krebs: Aufseiten der Mutter können das Lebensgewohnheiten wie Rauchen, starke körperliche und psychische Belastung, einseitige Ernährung/Mangelernährung oder hohes Alter zum Zeitpunkt der Empfängnis sein. Aufseiten des Fötus kommen unvollständige oder geblockte DNA-Stränge mit schlecht funktionierender Reparatur sowie viele weitere genetische und enzymatische Fehler in seiner biologischen Entwicklung infrage, die schließlich zu einer Krebserkrankung führen können. Wenn dies nicht unmittelbar zu einer Beendigung der Schwangerschaft und zu einem Verlust des Fötus führt, können schon in jungen Jahren Probleme wie Hodenkrebs, Leukämie oder Lymphome auftreten.

Was das Auftreten von Krebs im Kindesalter angeht, gibt es außerdem leider auch Krebsformen, die von bestimmten Therapierichtungen am ehesten als »stressbedingter Krebs« bezeichnet werden. Nach Meinung dieser Therapeuten könnte Schock in jungen Lebensjahren oder anhaltende Belastung aus dem familiären Umfeld Krebsarten wie Sarkome auslösen.

Dritte Station: Unsere deutsche Wirklichkeit

Deutsches Alltagsgeschehen: Wenn wir uns die Broschüren des Krebsinformationsdienstes im Deutschen Krebsforschungszentrum[57] oder der Deutschen Krebshilfe[58] ansehen und im Internet browsen, finden wir ein wesentlich anderes Bild als das, was wir eigentlich in einem fortschrittlichen und aufgeklärten Staat erwarten würden.

Das vorherrschende Gefühl ist ... *Angst*.

Das ist nicht so ungewöhnlich, schließlich benutzt ja sogar die internationale Fachliteratur zur Psychologie bereits den Begriff »German Angst«, um ein Volk wie uns zu beschreiben.

Aber diese Angst ist unbegründet, sie ist nicht real! Sie basiert auf keiner natürlichen Erfahrung und hemmt die Weiterentwicklung, blockiert uns, bremst uns aus und macht uns anfällig für Krankheit und Elend.

Fakten zum Thema Angst

In der Endokrinologie kennt man seit Hans Seyle das »Allgemeine Anpassungssyndrom« (Adaptationssyndrom). Es sagt aus, dass ein Mensch auf anhaltenden Stress und insbesondere auf dauerhaft bestehende Angstzustände in drei Phasen reagiert:

1. Alarmreaktion
2. Widerstandsstadium
3. Erschöpfungsstadium

Es handelt sich, wie immer in der beschreibenden Wissenschaft, um ein Modell: Auf die Diagnose, »Sie haben Krebs«, folgt dementsprechend:

---

57 https://www.krebsinformationsdienst.de/
58 http://www.krebshilfe.de/nc/startseite.html

Phase 1:

Alarm, »Adrenalin«: Wut, Verzweiflung, Auflehnung, Kampf: »Der Typ hat sie doch nicht alle, wieso sollte ich Krebs haben, das muss ein Irrtum sein ...«

Phase 2:

Auch »Widerstandsstadium« genannt. Dabei wird das heute als »Hormonachse« bekannte System aktiviert, genauer gesagt das »Cortex-Hypophysisch-Pararenale System«, auch als Hypothalamus-Hypophysen-Nebennierenrinden-Achse bezeichnet. Hier werden Neurotransmitter und andere Botenstoffe für die Regulierung von vegetativem Nervensystem, Kreislauf und anderen Stoffwechselvorgängen produziert. Von allen diesen Aufputschmitteln wird zu viel ausgeschüttet, um uns widerstandsfähig zu machen und bereit für die »fight or flight«-Situation: »Kämpfe oder fliehe«.

Doch wenn die Angst uns handlungsunfähig macht, wenn wir zu viele negative Rückmeldungen erhalten, wenn wir uns nicht trauen, etwas zu tun, und so blockiert sind, dass diese Mengen an ausgeschütteten Hormonen und Regulierungsstoffen sinnlos verpuffen, dann folgt:

Phase 3:

Der »Burn-out«, das stückweise Zusammenbrechen der Reaktionsbereitschaft aufgrund der Erschöpfung unserer Drüsen: Das »Erschöpfungsstadium« ist erreicht. In diesem Zustand ist es so gut wie unmöglich, uns weiter erfolgreich gegen Angst, Furcht und Krebs durchzusetzen.

Fazit:

Alle Menschen, die ihre Krebserkrankung erfolgreich überwunden haben, müssen die ersten beiden Phasen so überstanden haben, dass sie erst gar nicht in Phase 3 eingetreten sind.

Die allseits so verbreiteten guten Ratschläge (und andere *positive* Programmierungen) können hierbei eine Rolle spielen.

Dabei ist es wesentlich, auf Forderungen einzugehen, sich für Veränderungen bereitzuhalten, flexibel zu sein! Oft gehörte Sätze sind dabei: »Du musst dein Leben ändern«, »Alles, was du bisher getan hast, hat dich hierhergeführt; nun ist es an der Zeit, die Dinge anders zu machen«; oder »Verstehe deine Krankheit als Aufforderung und Chance: Ordne deine Prioritäten neu, verliere keine weitere Zeit, mach endlich, was du immer tun wolltest«.

Es fällt einem nicht leicht, darauf angemessen zu reagieren, seine Lebensbedingungen dementsprechend zu verändern. In den meisten Fällen bekomme ich in der Sprechstunde die Antwort: »Aber Herr Doktor, so, wie es gerade läuft, ist es doch prima!« oder: »Ausgeschlossen, von mir hängt zu viel ab!«

Trotzdem sollte man sich Zeit zum Nachdenken nehmen. Ein guter Anfang ist gemacht, wenn man folgende Frage beantworten kann: »Wo möchten Sie in fünf Jahren von jetzt ab sein?«

Menschen, die es geschafft haben, findet man manchmal unter Rubriken wie: »Wie man den Krebs besiegt«[59, 60]. Wenn sie tauglich sind, vermitteln sie alle die immer gleiche und wesentliche Botschaft: Hab keine Angst!

Der Alltag in der Krebsberatung

Im Alltag sieht es bedauerlicherweise anders aus:

Die meisten Informationsdienste zum Thema »Krebs« in deutscher Sprache berieseln uns mit *negativer* Information, vorzugsweise Statisti-

---

59 Großgedruckt finden sich nur Pharmageschichten zu diesem Thema, im »Kleingedruckten« allerdings auch Geschichten zur Menschlichkeit wie diese: http://dossiers.kleinezeitung.at/leben-mit-krebs#7035
60 Siehe auch in der Quintessenz: Hirneise, L.: Chemotherapie heilt Krebs und die Erde ist eine Scheibe; 9. A. SENSEI Verlag 2010

ken. Etwa solche wie:»Jährlich werden bis zu 500 000 neue Fälle von Krebs diagnostiziert. Davon sterben jährlich etwa 120 000 Männer, 110 000 Frauen und 2000 Kinder ...« Oder:»Krebs, die Geißel der Menschheit, wird seit 30 Jahren zunehmend häufig diagnostiziert und zeigt in den meisten Krebsarten eine stabile Therapierate.«[61] In der Tat scheint trotz der allseits verbreiteten Jubelrufe über bahnbrechende neue Therapieformen die Rate der Todesfälle unverändert gleich zu sein.

Nicht weniger erschütternd ist, dass die deutschen Medien in den letzten zehn Jahren immer wieder Skandalveröffentlichungen brachten wie»Die Krebs Mafia«[62],»Forschungsergebnisse der russischen Geheimdienste: Wie man gesunde Menschen über psychologische Beeinflussung todkrank macht« und natürlich Artikel wie»Die Krankheitserfinder«[63] und»Korrupte Medizin«[64]. Man möchte sich eigentlich nicht vorstellen, dass all unser Wissen und Können nur dem Zweck dienen sollte, einige wenige zu bereichern, indem es dazu beiträgt, unsere Mitmenschen kränker zu machen, als sie sind.

Durchaus gleich bleibt dabei in allen Ländern der westlichen Welt einschließlich Deutschland die Forderung nach neuen Maßnahmen gegen Krebs, die zumeist sehr teuer und kompliziert sind, angefangen vom Einsatz aufwendigster Diagnoseverfahren bis hin zur Anwendung von Radiologie und Chemotherapie in der onkologischen Abteilung.

Wenn man die Öffentlichkeitsarbeit in Deutschland betrachtet, so steht immer noch die Technologie hoch im Kurs, und es werden keine Kosten gescheut bei der Forderung nach»modernen, besseren, schnelleren und nebenwirkungsfreieren« Behandlungsmethoden. Die Internetseiten und Aufklärungsbroschüren sind»zartbitter«: Ideen-

61 http://www.welt.de/gesundheit/article13747073/Krebs-schlaegt-heute-viel-haeufiger-zu-als-frueher.html
62 Spiegel 15/2012: http://www.spiegel.de/spiegel/print/d-84789680.html
63 Jörg Blech, 2005: http://www.amazon.de/Die-Krankheitserfinder-Patienten-gemacht-werden/dp/3596158761
64 Regina Novak, 2009: http://www.gesundheitlicheaufklaerung.de/download/Korrupte_Medizin_und_kollaborierende_Behoerden.pdf

reichtum wird gepaart mit Angst, Unsicherheit und aggressiven Thera-
pievorschlägen. Obwohl die privaten Chats zum Thema Krebs sich in
der überwiegenden Mehrheit gegen die schulmedizinischen Behandlungen aussprechen, landet von so viel Kritik kaum etwas bis gar nichts
in den »offiziellen Seiten«. Dort findet man nur »Hoffnung, Forschung, Chemotherapie« und Aufforderungen wie »Spenden Sie
jetzt«.

WER ENTSCHEIDET EIGENTLICH ÜBER MEINE BEHANDLUNG?

Rein theoretisch entscheidet jeder Mensch selbst, wie er behandelt werden
soll. Das ist aber leider nur Theorie, denn niemand würde sich im Normalfall anmaßen, so eine Entscheidung allein treffen zu können. Die ersten
Vorschläge stammen vom Facharzt, der meistens noch beruhigende Worte
hinzufügt, wie »Das hatte der Herr/die Frau (mein Neffe/meine Nichte) ...
und es ist hiermit wunderbar weggegangen ...«
Daran schließt sich heute der berühmte Moment des »Dr. Google« an, wie
wir Ärzte sagen. Bereits von Anfang an wird der Patient bei seiner Internet-
suche nach Antworten in eine bestimmte Richtung gelenkt. Vor einseitig
eingefärbter Berichterstattung schützt es auch nicht, wenn man »offizielle
Krebs-Seiten« konsultiert. Auch wenn die Betroffenen immer gern annehmen, dass diese Internetseiten, wenn sie von einer wichtigen Persönlich-
keit unterstützt werden, damit über jeden Zweifel erhaben seien – das
muss nicht so sein.
Zwar findet sich erstaunlich viel Kritik an schulmedizinischer Therapie,
und auch führende Zeitschriften machen keinen Hehl aus ihrer Skepsis,
aber es »gibt einfach keine Alternativen«! Dieser Eindruck hat auch damit
zu tun, dass viele Veröffentlichungen und Ratgeber zu naturmedizinischen
Fragen direkt aus dem WWW »verschwinden«. Bekannt sind anonyme, co-
dierte Namen in Chatrooms, die schreckliche Dinge über alternative Behandlungen behaupten, was ja, Internet sei Dank, nicht bewiesen werden
muss. Darauf folgen in der Sprechstunde sehr viele Fragen voller Zweifel,
die meistens ausgeräumt werden können. Information zu komplementär-

---

medizinischer oder biologischer Behandlung fehlt natürlich, meistens aus mangelnder Erfahrung der Fachärzte zu diesen Themen.

Das eine wie das andere ist aber nur »Vorspiel«: In den allermeisten Fällen trifft die Entscheidung für die Krebstherapie ein »Komitee«. Da praktisch jeder Arzt um die Probleme der Erkrankung, aber auch um die Haupt- und Nebenwirkungen einer möglichen Therapie weiß, findet sich heutzutage kaum noch einer, der selbstständig die Verantwortung für eine Krebstherapie übernehmen würde.[65] Die Maxime, »dem Patienten nicht zu schaden«, ist konträr zu dem Wunsch, den »Krebs zu vernichten«. Man könnte sagen, beides gleichzeitig zu erreichen scheint in der Schulmedizin nicht möglich.

Um die Verantwortung zu teilen und natürlich auch um verschiedene Meinungen zu hören, aber in jedem Fall aus der Notwendigkeit heraus, sich nicht juristisch oder moralisch schuldig zu fühlen, wird ein sogenanntes »Tumor Board« einberufen, das heißt ein »onkologisches Beratungskomitee«.

Alle Teilnehmer bei einer solchen Konferenz sind sich natürlich darüber im Klaren, dass es täglich mehr Fragen als Antworten zum Thema »Krebs« gibt. Vielleicht ist ihnen auch bewusst, dass es für viele Krebsarten seit 30 Jahren keinen wirklichen Durchbruch in der Behandlung gegeben hat,[66] und sie wissen, dass es vielleicht gar nicht um eine »Heilung« geht, sondern nur darum, etwas zu tun.

Genau genommen wird also der Patient von einem Gremium verurteilt, das ihn nicht kennt und sich nur auf die Befundberichte von Kollegen stützt, um eine Therapie nach »Goldstandard« vorzuschlagen. Schließlich wird zur juristischen Absicherung der Patient mithilfe eines mehrseitigen Dokuments »aufgeklärt«, wodurch er letztendlich selbst das Risiko der Therapie akzeptiert.

---

65 Das heißt seine persönliche Meinung, Erfahrung oder alternative Stellungnahme zur Therapie abzugeben.
66 Zweifellos gibt es heute deutlich bessere Prognosen für die »gängigen« Krebsarten als vor 30 Jahren, aber von einem Durchbruch gegen Krebs kann trotzdem nicht die Rede sein.

In Indien wird seit über 80 Jahren nach einer Methode geforscht, wie man eine sehr große Patientenzahl statt mit chemisch-pharmazeutischen mit alternativen Mitteln behandeln könnte. Dazu wird das Grundprinzip »Individuelle Medizin« abgeschafft und eine »Diagnose-gebundene, protokollarische Therapie« auf der Grundlage von homöopathischen Mitteln entwickelt.

Die USA haben vor nahezu 20 Jahren die Idee verstanden und bereiten einen Kompromiss auf Staatsebene vor. Führende Universitätszentren forschen mittlerweile an Behandlungsmöglichkeiten, bei denen auf der Grundlage vergleichbarer Kriterien zu Effizienz und Sicherheit bei der Anwendung alternative Methoden angeboten werden. Das Schlagwort lautet »Integrative Medizin«: technische und biologische Medizin Hand in Hand. Das scheint logisch: Wenn es sich erst einmal herumspricht, dass man Krebs auch auf »die sanfte Tour« heilen kann, spart das eine Menge Geld.

KAPITEL 6:
DIAGNOSE KREBS: WER KANN DAS BEZAHLEN?

Dieses Kapitel beschäftigt sich mit Fragen zur Finanzierung der Krebstherapie. Neue Medikamente verlangen nach mehr Geld. Besteht denn prinzipiell eine Notwendigkeit für zusätzliche neue teure Krebstherapien? Kann man den Verbesserungsvorschlägen zur Krebstherapie trauen? Warum sind die schulmedizinischen Kosten so exponentiell gestiegen, während die Chance, dauerhaft die Krankheit zu überwinden, nicht annähernd so stark verbessert werden konnte? Wird jedem Krebspatienten eine gleiche Chance geboten, oder gibt es 1.-Klasse-Patienten und 2.- oder gar 3.-Klasse-Patienten?

Leider ist die Frage nach dem »Geld« ein sehr trockenes, wenn nicht sogar trauriges Thema. Trotzdem muss es erörtert werden, um besser zu verstehen, warum Krebs für die Volkswirtschaft eines Staates so wichtig ist und welche Rolle die verschiedenen Akteure auf der Bühne des Leidens spielen.

Fallbeispiel: J. B. B., 48 Jahre, epidermoides Cavum-Karzinom

Herr J. B. B. suchte uns am 19.7.2014 auf. Bei ihm war vier Monate vorher mittels der Gewebeprobe einer nicht heilenden Läsion des Rachens ein Krebs im Halsbereich (Cavum–Oropharynx-Karzinom) diagnostiziert worden. Die Untersuchungen zur Beurteilung von Ausdehnung und Streuung waren negativ bis auf einen »befallenen« regionalen Lymphknoten am Hals (T1N1M0). Im Mai hatte der Patient mit der Chemo- und Radiotherapie begonnen. Im Juli hatte er drei Chemositzungen und fünf Bestrahlungstermine absolviert.

Sein Allgemeinzustand war desolat: Seit Wochen konnte er keine feste Nahrung mehr schlucken, litt unter sehr ernster Depression, hatte jeden Lebenswillen verloren und war bezüglich seines Körpermassenwertes (Body-Mass-Index = BMI) von 27 auf 19 abgemagert. Bei der Untersuchung zeigte sich eine Rötung der gesamten Schleimhäute im bestrahlten Bereich und ein massiver Pilzbefall (Soor) des Oropharynx. Jede Berührung der Haut im Gesichts- und Halsbereich war schmerzhaft.

Wir verordneten drei Sitzungen Tropfinfusion zur Entgiftung, Camphora 200 C gegen Nebenwirkungen der Chemotherapie, Radium bromatum 30 C gegen Nebenwirkungen und Ausdehnung der Bestrahlung.

Es wurde Banerji- Protokoll™ verabreicht:
- Nitricum acidum 3 C, 4 x täglich 7 Tropfen. Bei Schluckbeschwerden vorher Mercurius cyanatus 200 C, 2 x täglich lutschen.
- Schüsslersalz Kalium muriaticum/chloratum 4 x täglich 1 Tablette lutschen.
- Hydrastis canadenses MT 2 x täglich 10 Tropfen in Wasser
- Ruta 30 C
- Condurango 30 C je 7–8 Tropfen, 4 x am Tag.

Die Schluckbeschwerden und der Pilzbefall waren nach zehn Tagen verschwunden. Nach einem Monat waren Appetit und Lebensfreude wiederhergestellt. Nach sechs Monaten war der Patient wieder »ganz der Alte«, oder besser noch: Seine vormals so typische brummige und negative Grundeinstellung gegen alles und jeden war wie weggeblasen. Er war »ein neuer Mensch«.

Bis heute gibt es keine Anzeichen auf eine erneute Krebsaktivität bzw. Metastasen in Lymphknoten oder anderen Organen.

Genetik in der Krebstherapie

Ein Mensch, bei dem Krebs diagnostiziert wurde, möchte gern so rasch wie möglich und so erfolgreich wie möglich behandelt werden. Zudem hat der Betroffene meist sein Leben lang hohe Beiträge an eine Krankenkasse gezahlt und geht deshalb davon aus, dass ihm diese Leistung zusteht. Wenn man dann bei »Dr. Google« auf die Suche nach einer Antwort auf die Diagnose »Krebs« geht, findet man ein vielschichtiges Angebot zwischen offiziellen und offiziösen Beratungsseiten, mit Behandlungsangeboten von »wissenschaftlich« bis zu alternativ. Ein Thema, das meist in Presseberichten und Chatrooms ziemlich rasch aufgeworfen wird, sind dabei leider auch die Kosten.

Auf den offiziellen »Beratungsseiten« treffen wir, wie schon weiter oben erwähnt, auf die großen Themen »Hoffnung, Forschung, Status der Schulmedizin«, und am rechten Seitenrand »Spenden Sie jetzt«. In beruhigendem Tonfall wird dort erläutert, welche Fortschritte erzielt wurden, welche Behandlungsmaßnahmen heute eingesetzt werden und dass die Überlebenszeiten in den letzten zehn Jahren deutlich verbessert worden sind. Alles scheint machbar, alles ist vorhanden. Es stellt sich dem Leser dar wie ein Supermarktregal: bunt, voll, zum Greifen nahe.

Therapie nach Wahl: »Greifen Sie nur zu«

Auf den Internetseiten der berichterstattenden Medien sieht die Sache schon nicht mehr so einladend aus. Wenige zusätzlich ergoogelte Nachschlagseiten im Internet lassen die offizielle Berichterstattung rasch umschlagen: Ständig steigende Preise für Medikamente und neue Erkenntnisse zu Begleiterscheinungen mit der grundsätzlichen Frage, »Sind die neuen Medikamente den Preis wert, der für sie gefordert wird«, bringen den erkrankten Medizinlaien auf die ernüchternde Erkenntnis: »Wird man mich nach dem neuesten Stand der Technik behandelt, oder beschließt meine Krankenkasse, jetzt an mir zu sparen? Ist es für mich schon zu spät, noch zu früh, oder komme ich überhaupt in die richtigen Hände?« Auch Zeitschriftenüberschriften wie »Die hundert besten Ärzte Deutschlands«[67] sind da gar nicht hilfreich, denn wer kann sich schon an diese Koryphäen wenden? Wer kann dem Patienten objektiv, mit größtmöglicher Sicherheit sagen, welche Behandlung Erfolg versprechend sein wird? Was wird so nachträglich schaden, dass trotz anfänglich guter Erfolge keine Chance auf eine Zukunft mehr bleibt? Ist es sinnvoll, eine Chemotherapie abzusagen und stattdessen die neuen, speziell für jeden Krebstyp entwickelten Immuntherapien durchzuführen, zu denen mir mein Arzt ausdrücklich erklärt hat, dass diese Behandlung individuell auf mich abgestimmt wird und wesentlich besser verträglich sei als die herkömmliche Behandlungsmethode?

Am 8. August 2011 titelte der »Spiegel«: *Das große Versprechen,*[68] um damit auf steigende Behandlungskosten bei der Diagnose »Krebs« aufmerksam zu machen. Der Artikel führt auf spannende Weise drei Punkte an, über die man sonst nur wenig Information bekommt:

1. Die herkömmlichen Krebsbehandlungen müssen in ihrer Wirkung verbessert werden, wenn sie die Krankheit wirklich erfolgreich behandeln wollen.[69]

---

67 Es kommt mir nicht in den Sinn, am Inhalt zu zweifeln, aber ich teile nicht den Optimismus, den solche »Best people Listen« verbreiten. Hoffnung ist immerhin immer gut. https://focus-abo.de/zeitschriften/focus-gesundheit.html?force_sid=at1cb28js5b-h72e623mnmklgn0
68 http://www.spiegel.de/spiegel/print/d-79805411.html
69 Der Autor führt eine Effizienzrate für *herkömmliche* Therapie in 10 bis 20% der Fälle an, wobei mir unklar ist, wie er zu dieser Feststellung kam. Daraus folgt, dass die »Neue Genetik-Individualisierung« der Therapie erforderlich sei, um die Effizienzrate zu steigern, was somit auch eine exponentielle Kostenexplosion nach sich ziehe.

2. Diese Verbesserung der Therapie sei nur möglich durch die systematische Einführung genetischer Tests, um die Therapie zu individualisieren.
3. Wer soll das bezahlen können?

Denn: In jüngster Zeit werden nicht nur die herkömmlichen Chemotherapeutika bei Diagnose Krebs in Anwendung gebracht, zusammen mit chirurgischen oder auch radiologischen (»Bestrahlungs«-)Maßnahmen, sondern auch die etwa 50 zugelassenen[70] »immunologischen Medikamente« sowie weitere Produkte zur Krebsbekämpfung, wie Anti-Hormonmittel oder Zellboten-Blocker, und eine lange Reihe »neuer, hoffnungsbringender Stoffe«. Genau von dieser Mittelliste ausgehend, war Anfang der 2000er-Jahre eine Meldung verkündet worden, die eine verzweifelte Welt aufhorchen ließ: »Krebs ist heilbar!«

Diese Glocken erklangen von den Türmen ausgerechnet jener Gesellschaften, die vor Kurzem noch vor der Pleite gestanden hatten:[71] Bio-Genetik-Firmen, Ableger großer Konzerne, die ihre Hoffnung auf gentechnische Medizin gesetzt hatten. Unvorstellbare Milliarden von Dollars waren in Bio-Genetik geflossen, nicht um wie im Roman »Jurassic Park«[72] Dinosaurier zu konstruieren, sondern um das menschliche Erbgut zu verbessern. Die Idee war ebenso verlockend wie naiv: Wenn alle Gene aufgeschlüsselt sind, kann man die kaputten Gene wie einen defekten Stoßdämpfer austauschen – und der Körper funktioniert wieder einwandfrei.

---

70 bis 2015.
71 Wobei man das metaphorisch sehen muss: Die abgewirtschafteten, unmittelbar betroffenen Aktiengesellschaften wurden natürlich »abgewickelt« und die Patente an andere, gesunde Gesellschaften weitergegeben. Nur als Orientierungshilfe aus dem Jahr 2001: http://www.tagesspiegel.de/wirtschaft/biotech-branche-erwartet-pleiten/243696.html
72 Deutsch: »DinoPark«, von Michael Crichton. Übrigens studierte der Autor Medizin in Harvard, von dort ging er an die »La Jolla« University of California und weiter an das Massachusetts Institute of Technology – alles Orte, die in diesem Buch wiederholt erwähnt werden als ein Platz für Forschung, um unsere »Grenzen der Wissenschaft« zu erweitern. Auch wenn solche Roman-Bestseller scheinbar reine Fantasieprodukte darstellen, sind ihre Autoren manchmal alles andere als »Träumer« …

Jurassic Park im Menschen

Dieses mechanistische Weltbild, das den menschlichen Körper mit einem Automobil gleichsetzt, musste scheitern, auch wenn es von unserer rationalen Gesellschaft immer noch bevorzugt wird. Sicherlich erinnern sich alle an die großartige Filmreihe Jurassic Park. Die von Steven Spielberg geschaffenen Bilder begeisterten Millionen Zuschauer, besonders Kinder, sodass wir jahrelang in den Kinderzimmern unter Plüschdinos fast erstickt sind. Leider haben sich von diesen Millionen Kinobesuchern nur wenige die Mühe gemacht, die literarische Vorlage von (Dr.!) Michael Crichton zu lesen. Darin finden sich nämlich zwei sehr wichtige Erkenntnisse, die unser Leben nachhaltig beeinflusst haben. Eine der zentralen Figuren in dieser Geschichte ist der immer schwarz gekleidete Mathematiker und Chaostheoretiker, der seine schlecht gelaunte Saturnnatur mit zynischen Sprüchen über die Naivität der Menschheit zum Ausdruck bringt und damit absichtlich nicht als Sympathieträger fungiert.

Crichton hat sich zweifellos dieser erfundenen Figur bedient, um eine Revolution in der Mathematik vorzustellen: die Chaosmathematik. Im Buch beginnt jedes Kapitel mit einer grafischen Darstellung einer mathematischen Funktion, einem Fraktal. Diese Muster werden im Verlauf der turbulenten Handlung des ersten Buches immer komplizierter und unübersichtlicher. Im Original steht ab der 5. Iteration[73]:
»Fehler im System sind nicht mehr umkehrbar.«

Zwei Dinge lernen wir hier: Fraktale sind sich selbst ähnelnde Muster, die sich ständig wiederholen und dabei an Komplexität zunehmen. Dies ist den Alchemisten schon seit Jahrhunderten bekannt. Bei ihnen heißen diese Naturgesetze hermetische Prinzipien. Die Selbstähnlichkeit der Natur dient dort zur Erklärung der Signaturenlehre[74]. Die

---

73 Iterationen sind wiederholte Anwendungen einer bestimmten Funktion und schrittweise Annäherungen an die exakte Lösung eines Rechenproblems.

74 Paracelsus: »Sämtliche Werke«, »Aschner Ausgabe« (nach der Huser'schen Gesamtausgabe von 1589–1591), Fischer Verlag, Jena 1926, siehe auch: Zitat (28)

Chaosmathematiker haben da altes Wissen wiederentdeckt und vom Staub befreit.

Die zweite Erkenntnis ist weniger akademisch als praktisch. *Der Zeitpfeil lässt sich normalerweise nicht umdrehen.* Wenn die Komplexität zunimmt, dann ist sie nicht mehr umkehrbar und nicht mehr beherrschbar. Biologische Systeme verhalten sich immer entsprechend der »Chaostheorie«.[75, 76] Der einzelne Mensch stellt an sich ein solches individuelles Wesen im mathematischen Sinne dar, ein unvorhersehbares System, das sich entwickeln kann, altert und stirbt. Das mag einer der Gründe sein, warum so viel Statistik, Vergleiche, Meinungen und verwirrende Forschungsergebnisse den erkrankten Menschen durcheinanderbringen. Um die »Abweichungen« von der Norm, von unserer Gesundheit zu vermeiden, sollten wir so schnell wie möglich erkennen, wo die Fehlerquelle liegt. Je mehr Zeit vergeht, bis wir eingreifen, desto schlechter ist die Prognose. Gleichzeitig aber gilt: Je stärker wir das System (also unseren menschlichen Körper) mit den *falschen* Maßnahmen belasten, desto chaotischer wird die Entwicklung und desto fataler das Ergebnis.

Um beim Bild zu bleiben: Den Strom einzuschalten, nachdem die Dinos ausgebrochen sind, nützt daher nur wenig. Chemotherapie, Radiotherapie und auch die moderne Immuntherapie versuchen aber alle genau dies: Sie wollen so rasch wie möglich 10 000 Volt auf die Leitungen (→ in unser Blut) geben, auch wenn die Kinder (→ unsere gesunden Zellen) auf dem Zaun dabei gebraten werden (→ Therapie), während die Velociraptoren (→ die Krebszellen) fröhlich durch die Gegend (→ unseren Körper) rennen.

75 http://www.welt.de/wissenschaft/article1914384/Ein-Schmetterling-kann-Staedte-verwuesten.html
76 https://de.wikipedia.org/wiki/Chaosforschung

WARUM BEKOMME AUSGERECHNET ICH KREBS?

Einige Forscher stehen auf dem Standpunkt, ein Mensch durchlaufe in seinem Leben mehrmals eine krebsartige Entartung der Zellen, aber in den meisten Fällen beseitigt unser Abwehrsystem die kranken Zellen, bevor daraus ein größeres Problem entstehen kann. Es wäre denkbar, dass wir immer wieder mal eine lokal begrenzte »Krebs«erkrankung mitmachen, aber wir wissen nichts davon. Das Drama beginnt erst dann, wenn ein Arzt uns mit seiner Diagnose konfrontiert, und vor allem dann, wenn wir die Diagnose so ernst nehmen, dass wir unser Leben drastisch ändern und uns nur noch dem Krebs statt unseren Aufgaben im Leben widmen.

Das führt uns zu der Frage, weshalb unser Abwehrsystem scheiterte. Darauf gibt es viele Antworten, die meisten natürlich eher spekulativer Art. Unser Immunsystem und unsere Immunabwehr leiden permanent unter Dauerstress (Beruf, Familie, Finanzen, ja selbst Freizeit), falscher Ernährung (gehärtete Fette, chemisch gebundene Mineralstoffe und unwirksame Vitaminersatzstoffe ...), Umweltgiften (Pflanzenschutzmittel, Raumsprays, Deosprays, ungenügende Wasserqualität ...) und Bestrahlung, sei es aus diagnostischen (Röntgen ...) oder natürlichen Strahlungsquellen (UV-Strahlung – Ozonloch ...) oder »Elektrosmog«. Sobald wir nicht mehr in der Lage sind, unser System genannt Körper sauber zu halten, beginnt die ungebremste Veränderung der Zellen.

Die meisten Prozesse, nach denen Krebs zu einer bedrohlichen Erkrankung wird, sind durch Informationen aus unseren Genen gesteuert. In den USA nennt man so etwas »driver«[77]; dazu wurde eine offizielle und leicht verständliche Erklärung veröffentlicht, wie Krebs entsteht. Was dort aber nicht gesagt wird, ist Folgendes: Diese »driver« können ein- und ausgeschaltet werden, je nachdem, wie wir uns verhalten und welche Behandlungen wir durchführen. Diese »genverändernden Umstände« werden in der »Epigenetik« untersucht.

---

77 http://www.cancer.gov/about-cancer/what-is-cancer

111

Genmaterial passt sich an

Aus Chaosmathematik und Genforschung folgert: Biologisches Material entspricht nicht den Forderungen für lineares, rationelles Handeln, das heißt, Genmaterial verhält sich nicht statisch, nicht linear. Die Logik unseres alltäglichen Denkens lässt sich aller Wahrscheinlichkeit nach nicht auf das individuelle Geschehen im menschlichen Körper übertragen. Jeder Wissenschaftler mit einigermaßen scharfer Naturbeobachtung hätte das eigentlich vorhersehen können. Doch die Wissenschaftler von heute halten sich hauptsächlich in Laboren und vor dem Computer auf und sind nur noch sehr selten in der Natur. Kaum ein Arzt erfüllt heute noch die Forderung des Paracelsus, seine Erkenntnisse aus dem Licht der Natur anstatt aus den Büchern zu gewinnen. Gerade Mediziner könnten die Pflanzen, deren Wirkstoffe sie immerhin in Form von Medikamenten abgeleitet haben oder im Original täglich verschreiben, auf dem Feld nicht wiedererkennen.

So kam es, wie es kommen musste: Die Gene verhielten sich nicht wie vorhergesagt: Zumindest nach dem heutigen Wissensstand kann man weder ein erkranktes Gen ausschalten noch ein gesundes Gen einschalten. Und ein verändertes Gen in einer Krebszelle lässt sich erst recht nicht beeinflussen. Im Gegensatz zu Autoersatzteilen sind die Gene, einmal erschaffen, nicht starr und unbeweglich, sondern von erstaunlicher Flexibilität. Heute wissen wir: Gene verändern sich; sie können sich dem Umfeld anpassen, in dem sie sich befinden! Im positiven wie im negativen Sinn muss allerdings gesagt werden: Beide Richtungen sind denkbar: Kranke Gene können sich selbst reparieren oder stillgelegt werden, gesunde Gene können zu kranken mutieren.

Auch dieser Satz wird schon in Jurassic Park gesagt: »*Das Leben bahnt sich immer einen Weg!*« Das gilt leider auch für Krebszellen. Im Film waren die Wissenschaftler sehr stolz darauf, ihre Dinopopulation zu kontrollieren, indem sie nur defekte, von bestimmten Nahrungszusätzen abhängige Weibchen erschufen. Umso größer war in der Geschichte daraufhin der Schock, als sie Eierschalen fanden und somit

Nachkommen, die niemals hätten entstehen dürfen. Was war passiert? In der Geschichte war es eingekreuzte Frosch-DNA, die zum Füllen der Lücken im unvollständigen fossilen Dino-Genmaterial verwendet worden war. Manche Amphibienarten können je nach Bedarf das Geschlecht wechseln![78] In der realen Welt, in der Biologie, gibt es das auch. Daher klingt die Story, die immerhin ein Mediziner und Biochemiker aus Harvard geschrieben hat, ja auch alles andere als unwahrscheinlich. Leider verhält es sich ähnlich mit der Anpassungsfähigkeit von Bakterien gegenüber antimikrobieller Therapie oder von Krebszellen gegenüber der Immuntherapie.

Diese Erkenntnis, dass in der Biologie alles veränderbar konstruiert ist, mit einer natürlichen Fähigkeit zur Anpassung an das »Milieu«, an die äußeren und inneren Veränderungen einschließlich der Gene selbst, wird heute als »Epigenetik«[79, 80] bezeichnet. Dies führte zu einem wirklich bemerkenswerten Umdenken in der Medizin, auf das später im Buch näher eingegangen wird. Auch unsere Gene passen sich veränderten Umständen an: Sie lassen andere Proteine synthetisieren, stellen die Energieversorgung von Zellen um, bauen andere Nahrungsstoffe ab, reagieren flexibel auf äußere Umstände wie veränderte Tagesrhythmen, Arbeitsleistung, Wetter oder Stress. Durch diese natürliche Anpassungsleistung ist unser Körper in der Lage, mit unterschiedlichen Ernährungsformen oder Lebensstilen umzugehen, wir können uns vom Fleischesser zum Veganer wandeln und wieder zurück, ohne dass dabei große Probleme auftreten.

Man geht heute davon aus, dass jeder Mensch im Laufe seines langen Lebens mehrmals Veränderungen durchläuft, bei denen ein Krebsfördernder Prozess ausgelöst werden kann, und trotzdem entwickelt sich daraus nur in den seltensten Fällen ein Krebsgeschwür!

---

78 DNA von Xenopus (Krallenfrosch)
79 Ein schöner Artikel zum Thema erschien in der ARD-Sendung: http://www.planet-wissen.de/natur/forschung/epigenetik/pwwbepigenetik100.html am 30.09.2015
80 https://de.wikipedia.org/wiki/Epigenetik

Erneut können wir festhalten: Krebs ist heilbar

Das ist eine außerordentlich positive Nachricht! Es mag nicht so beeindruckend sein für Menschen, die im herkömmlichen Sinn auf die Zerstörung von Krebszellen aus sind, aber es ist eine Supernachricht an uns alle: Wir können Krebsfördernde Prozesse in den Zellen selbst besiegen! Es besteht immer die Möglichkeit, dass wir einen (epigenetischen?) Weg finden, den Krebs im wahrsten Wortsinn »auszuschalten«. Eingangs wollte man Gene »reparieren«. Ursprünglich ging man von »unantastbaren, relativ unveränderlichen Genen« aus, doch diese Idee zerschmolz wie Eis in der Sonne, nachdem alle Gene entschlüsselt waren. Die Schriftrolle unserer genetischen Bauanleitung wurde zu formbarem, veränderlichem Material, als die »Epi«genetik ihre wahre Natur offenbarte.

Trotzdem wurde zusätzlich viel Grundlagenforschung in der Gentechnologie betrieben, und man konnte enorme Erkenntnisse daraus ziehen. Nicht nur die Regulation durch körpereigene Prozesse wie Reparatur und Anpassung, sondern all die Tricks und Kniffe, mit denen man genetisches Material isolieren, verändern, einschleusen oder trennen kann. Hieraus kann sich immer noch ein »gesunder Forschungszweig« entwickeln, der beispielsweise ein intaktes Gen für die Produktion von Insulin konstruieren und gegebenenfalls auch Genstränge in einen Körper einbringen und aktivieren könnte. Doch mit der Idee, dass so etwas die Norm werden könnte, quasi die Lösung für alles, und dass man kranke Zellen durch repariertes Genmaterial verbessern kann, war man gescheitert.

Trotz des finanziellen Fiaskos war der Gewinn für die Biologie enorm: Auf dem Weg zum perfekten Gen hatte man nicht nur das menschliche Genom komplett entschlüsselt, sondern auch viele genetische Mittler gefunden, Eiweißbausteine für Zellkommunikation isoliert und Ansätze zur Kontrolle von Zellfunktionen »von außen« geschaffen. Ein biologischer Wissenszweig war geboren, der bestimmt noch viele Überraschungen bereithält.

Was fangen gentechnologische Labore mit den Erkenntnissen aus der DNA-Forschung an?

Sie behandeln Krebspatienten. Die so gewonnene Information aus der Genforschung musste doch zu etwas gut sein. Es musste doch einen Weg geben, die Investitionen in dieser Branche sinnvoll einzusetzen. Fast hat man den Eindruck, einige helle Köpfe hätten sich zusammengesetzt und sich gefragt, wo der größte Nutzen liegen könnte. Da bietet sich die Antwort »Krebstherapie« ja fast von selbst an.

Wie auch immer es gelaufen sein mag, in der Folge entstanden die sogenannten »Biologika« und »Immunologika«. Hierbei handelt es sich um Medikamente, die im Wesentlichen auf drei Arten in den Prozess der Zellentartung eingreifen. Zum einen gibt es Mittel, die – ganz vom alten Gedanken der perfekten Kontrolle unseres Erbguts getragen – spezifisch auf genetischer Ebene eingreifen, um Blockade-Gene ein- bzw. auszuschalten, indem sie »falsche« Gensequenzen erkennen und spezifisch blocken.[81]

Die anderen beiden Wege zur Verbesserung der Therapiechancen basieren darauf, die Zellkommunikation zwischen Krebszellen zu stören und die Enzyme zu blockieren, mit deren Hilfe eine Krebszelle andere Zellen und/oder das Gewebe angreift. Dafür setzt man Antikörper ein, die auf einen Zellbotenstoff spezialisiert sind, der Schaden anrichtet, wenn man ihn freilassen würde.

Außer diesen Antikörpern, die in anderer, aber ähnlicher Form den meisten Menschen aus der antiallergenen Therapie bei Heuschnupfen oder allergischen Prozessen bekannt sein sollten, kann man auch direkt die Enzyme zerstören, die dem Krebs einen Vorteil verschaffen. Solche »Antikörper« müssen sehr spezifisch ausgesucht werden; sie sollten am besten nur von der Krebszelle hergestellt werden und im

---

81 Als Beispiel, wie diese Steuerung funktionieren könnte, hier ein Beispiel aus der Forschung bei »Nature«: http://www.nature.com/scitable/topicpage/the-dna-replication-checkpoint-and-preserving-genomic-14157692

restlichen Körper möglichst nicht vorkommen. Nur dann kann man einigermaßen sicher sein, dass die Begleiterscheinungen der Therapie gering gehalten werden können. Da diese Antikörper »monoklonal« sind, also auf eine spezielle Form von Botenstoffen und Enzymen »ausgerichtet sind«, ist so eine Blockade meist nur von begrenzter Dauer. Wie wir wissen, sucht sich »der Tumor (eben auch Leben)« immer einen Weg, und nach einer gewissen, unterschiedlich langen Zeitspanne hat sich an anderer Stelle ein anderer Zellbotenstoff oder ein verändertes Enzym neu gebildet, die den Krebsprozess weiter fortsetzen. Dass die Erfolge hierbei also allenfalls vorübergehend sein würden und von dauerhafter Heilung keine Rede sein kann, liegt auf der Hand.

Die Bedeutung dieser Medikamente liegt in dem Umstand, dass man eine »begleitende Therapie« versucht: Den Krebs zu vernichten ist weiterhin Hauptziel mittels Chemotherapie, Bestrahlung oder Operation. Die »Immuntherapie« soll den Tumor daran hindern, sich neu organisieren zu können.

Immuntherapie – gezielter Einsatz

Immuntherapie muss begleitend und gezielt eingesetzt werden, wenn sie Erfolg haben soll. Ganz von allein würde eine Immuntherapie dieser Art Krebs kaum heilen können, aber der Gewinn von Lebensqualität und Überleben wäre für sich schon von hohem Wert.

An dieser Stelle wird es niemanden überraschen zu erfahren, dass auch diese Behandlung einige Nachteile hat. Man muss ganz genau wissen, welche Krebs-Unterart ihr Unwesen treibt, auf welche Botenstoffe der Tumor zurückgreift, welche Gensequenzen fälschlich eingeschaltet oder unterdrückt sind. Und man sollte bei der Therapie unbedingt vermeiden, körpereigene, dem Körper Hilfe bringende Botenstoffe zu blockieren. Wenn dies geschieht, schlägt die Behandlung ins Gegenteil um: Man würde leider das Fortschreiten des Krebses beschleunigen, anstatt ihn zu blockieren, das heißt, man würde

»die gesunde Seite« blockieren und die Bekämpfung abschalten. Doch leider besteht immer die Gefahr, dass genau dies passiert.

Für die richtige Behandlung braucht man eine hochsensible Diagnosestellung über die notwendige Art von Antikörpern. Um die Spezifität der Behandlung zu verbessern, wurden passend die »Genanalyse Packs«[82] als diagnostische Beigabe geschaffen, mit deren Hilfe die besagten »kranken Sequenzen« und typischen Botenstoffe im Genmaterial des Patienten erkannt werden können. Die gute Nachricht ist also, dass mit etwas Aufwand – sofern man den Krebs richtig erkannt hat – ein Katalog von Krebs-typischen Eigenschaften erkannt und somit Immunstoffe identifiziert werden können, die sich gegen die Ausbreitung von Krebs einsetzen lassen.

Die schlechte Nachricht ist, dass der Krebs diese »Gen-verändernde« Therapie und seine Botenstoffe ebenfalls erkennt und sich umstellen kann. Dann würden die verabreichten Immunstoffe nicht den Krebs, sondern das Immunsystem des Patienten lahmlegen und sein Krebsleiden zum Ende hin beschleunigen.

Um das alles rechtzeitig erkennen, dementsprechend handeln und die neuen Therapien sinnvoll einsetzen zu können, braucht es exponentiell anwachsende Summen an … Geld.

WAS IST DAS ZIEL DER VERSCHIEDENEN THERAPIEN?

Es gibt entsprechend der Krebsart und dem Stadium der Patienten unterschiedliche Therapieziele. Man sollte diese Frage mit dem behandelnden Arzt abklären, bevor man eine Therapie beginnt.

Der Patient versteht natürlich »per se«, dass es bei der Behandlung um seine »Heilung« gehe. Jedoch: Schulmedizin will nicht heilen, will nicht Erkrankung verstehen, sondern die Symptome verschwinden lassen. Trotzdem gibt es durchaus Situationen, in denen mit dem Verschwinden des

---

82 http://www.welt.de/gesundheit/article130174091/Neuer-Bluttest-weist-bis-zu-14-Krebsarten-nach.html

Symptoms tatsächlich eine »Eigen«-Heilung durch den Körper ausgelöst werden kann bis hin zur vollständigen Wiederherstellung.

In der Krebstherapie (schulmedizinisch gesprochen) gibt es eine »vollständige Wiederherstellung« nicht. Die ersten nachgewiesenen Fälle vollständiger Wiederherstellung eines Organs (Gehirn, Lunge) nach Krebs sind 1999 von der Behandlung mit den Banerji-Protokollen™ bekannt geworden. Sie waren eine Sensation – und sie sind es immer noch!

Die beste Therapieform nennt man »kurativ«. Dabei wird das betroffene Organ oder zumindest ein Teil davon entfernt, und zwar meist mittels Chirurgie, Bestrahlung oder Vergiftung. Der Sinn eines solchen Vorgehens ist, den »noch gesunden Teil« dadurch zu retten.

In der Folge zielt der nächste Schritt der »kurativen« Therapie üblicherweise darauf ab, eine »Ausbreitung« des Tumors zu vermeiden. Dabei geht man (fälschlich) davon aus, dass Krebs eine begrenzte Erkrankung ist, die sich auf ein Organ bzw. einen Teil davon beschränkt und erst später, aus welchem Grund auch immer, von dort ausgehend woanders hinziehen kann.

Das scheint widersprüchlich, und so sollte dieser Satz auch sein, damit man nachvollziehen kann, wie in der Onkologie gedacht wird:

1. Der Krebs ist lokal begrenzt auf ein Organ, das entfernen wir.
2. Wenn der Krebs doch nicht begrenzt sein sollte, machen wir alles drum herum weg.
3. Sollte noch etwas in die Lymphe gelangen (und damit ins Blut, das bekanntlich durch den gesamten Körper zirkuliert), dann bestrahlen wir.

Diese beschriebene Anwendung der onkologischen Therapie stellt die sogenannte »Heilung« dar, das heißt die Behandlung mit dem Ziel, den Krebs »zu besiegen«.

Die nächste Therapieform nennt man »präventiv«: Entweder man hat etwas gefunden, das zu einem Krebsproblem werden könnte, und – siehe oben – schneidet es weg. Oder man entscheidet sich nicht sofort für eine Operation, sondern leitet eine »vorbeugende Behandlung« ein. Meist wird vermutet, der Krebs könnte noch woanders sein als dort, wo man ihn gefunden hat. Bevor man also den gefundenen Krebs wegschneidet, bestrahlt man den restlichen Körper bzw. Körperteil oder unterzieht ihn einer Chemotherapie, damit »losgelöste Krebszellen« nicht überleben, falls sie in den Blutstrom gelangen.

Die dritte Behandlungsform bezeichnet man als »palliativ«: Hier geht es nur noch darum, die Symptome zu lindern und den Schaden so gering wie möglich zu halten, denn sowohl für vorbeugende als auch für eine kurative Behandlung ist es viel zu spät. Der Krebs ist schon ausgebreitet und nicht mehr einzudämmen. In solchen Fällen greift man zunächst zu einem Schmerzmittel und einem Antidepressivum. Anschließend wird meist eine Chemotherapie (verschiedener Art) erörtert, vielleicht auch eine Bestrahlung. Oft genug wird der Patient von Arzt zu Arzt geschickt, um verschiedene Meinungen einzuholen, bis dann irgendwann ein »höher-rangiger« Mediziner den Vorschlag macht, doch an einer Studie mit noch nicht zugelassenen Medikamenten teilzunehmen, denn »eine Heilung sei leider nicht mehr möglich« ... aber: Die Hoffnung stirbt ja bekanntlich zuletzt.

Ein Patient in der »palliativen Therapie« sollte sich sehr genau überlegen, was er vom Leben erwartet! Es ist bedauerlich und auch ärgerlich, dass die meisten Patienten erst in einem solchen oder ähnlich extremen Stadium zu naturheilkundlichen Medizinern kommen, das heißt, wenn die Schulmedizin sie quasi »ausgemustert« hat. Man muss sich das einmal vorstellen: In einem Stadium, in dem die Biologie noch kämpfen und das System »Körper« noch aus eigener Kraft neu reguliert werden kann, wenden sich die Patienten an die Medizin, die sie systematisch vergiftet! Erst wenn man sie aufgegeben hat, kommen sie zur biologischen und homöopathischen Therapie, und selbst dann, wenn der herkömmlichen Medizin nichts mehr einfällt, können Menschen nicht nur gerettet, sondern sogar geheilt werden![83]

---

83 Achtung: Ich spreche hier von Extremsituationen. Man sollte nach Möglichkeit vermeiden, in solch späten Stadien nach Alternativen zu suchen. Auch hier gilt dasselbe wie in der Schulmedizin: je eher, desto besser, desto schneller.

Immunologika auf dem Prüfstand

»Welt«, »Spiegel«, »Zeit« und noch andere Medien brachten Artikel, in denen die Pharmaindustrie auf den Prüfstand kam, denn seit 2006 war das Thema »Sparen« Mittelpunkt der Volkswirtschaft.[84] Dabei ging es um die Frage, ob zu den bekannten Behandlungskosten von geschätzten 5000 bis 10 000 Euro pro Krebsfall ein »immunologisches Zusatzmittel« angezeigt sei, zumal diese Behandlungen selten ausschließlich eingesetzt wurden und es noch lange nicht klar ist (damals wie heute!), welchen Vorteil, wie viel Heilung, wie viel Verbesserung der Patient durch ihre Anwendung erfahren würde.

Am 17. Mai 2010 veröffentlichte die »Süddeutsche Zeitung« Schätzungen zu den steigenden Kosten: Demnach könnte man, wenn alle Patienten in den USA (ca. 550 000 Todesfälle jährlich) die verfügbaren Medikamente erhalten würden, ihre Lebensspanne um *10 bis 20 Tage* verlängern. Um dieses schwache Ergebnis zu erreichen, hätte man damals (im Jahre 2010!) unvorstellbare 440 Milliarden Dollar ausgeben müssen! »Der Arzt wird zum Marketingtrottel der Pharmaindustrie«, heißt es dort wörtlich.[85]

Der Arzt – Handlanger der Pharmaindustrie?

Hierbei wird deutlich, wie weit die »sogenannte« Kontrolle des Erbguts reicht: etwa 10 bis 20 Tage. Das ist offenbar die Zeit, die der Tumor im Extremfall braucht, bis sich neue, veränderte Eiweißkörper gebildet haben oder bis neue Genabschnitte aktiviert werden, die das Fortbestehen des Krebses sichern. Bei all den bis dahin eingesetzten therapeutischen Maßnahmen darf man nicht übersehen, dass sich im Hinblick auf die eigenen epigenetischen Faktoren des Patien-

---

84 Erst im Januar 2016 wurde in der »Zeit« das Thema erneut aufgegriffen: http://www.zeit.de/2015/50/krebstherapie-preis-unterschiede-medikament
85 http://www.sueddeutsche.de/wissen/krebstherapie-diagnose-im-dilemma-1.35896-2

ten, aus denen die Krankheit vermutlich entstand, gar nichts geändert hat.[86]

Die »Welt« bemängelte am 31.10.2010 »die sündhaft teuren Krebsmittel«.[87] Eine Brustkrebsbehandlung mit dem monoklonalen Antikörper Trastuzumab (Handelsname Herceptin ®) koste im Durchschnitt 40 000 € (Die »Welt« zitiert als Quelle Stiftung Warentest). Am 8.8.2011 antwortete der Hersteller »Roche«: In drei bis vier Jahren werde »Herceptin ®« unter 1000 € pro Anwendung kosten. Damals kostete eine Anwendung dieses Mittels etwa 2.100 €! Das war keine Besonderheit, denn die subkutan verabreichten Produkte zur chemischen Kastration bei Männern, mit denen der vergleichbare Prostatakrebs behandelt wurde, erfordern vergleichbare Summen.

Das große Versprechen der Pharmafirmen lautete: Sobald die Markteinführung erst einmal so weit sei, könnten die Verkaufspreise, vor allem für »Generika«, also für Medikamente mit gleichen Inhaltsstoffen, aber von »No Name«-Herstellern, deutlich sinken.

Die Sache mit den Patentrechten

Läuft ein Patentrecht ab, wird derselbe Stoff mit leichten Veränderungen »neu« auf den Markt gebracht und als »Neuentwicklung« verkauft. Und das gilt nicht nur für Krebsmedikamente, obwohl doch ein Patentrecht auf ein Medikament mindestens zehn Jahre anhält!

Meistens wird methyliert oder halogeniert, das heißt, man hängt einem chemischen »Rest« eine Methylgruppe oder ein Halogen (Chlor, Fluor, Brom oder Jod) als Substituent an und bringt das Ergebnis als neues Arzneimittel auf den Markt. So haben wir bei den chemisch veränderten Medikamenten nicht nur (Patent abgelaufen) Omeprazol,

---

86 Auch hier wird bereits die wichtigste Forderung der Krebstherapie deutlich: »Ändere dein Leben!«

87 http://www.welt.de/wissenschaft/article10618529/Suendhaft-teure-Antikoerper-gegen-Krebs.html

sondern noch gültiges Esomeprazol (sehr viel teurer), abgelaufenes Citalopram und teureres »neues« Escitalopram, abgelaufenes Loratadin und »neues« Desloratadin usw.

Ein kleiner Haken ist leider dabei: Die Modifikation an der Formel mag wenig Änderung in der Wirksamkeit verursachen, wohl aber was die Verstoffwechselung betrifft. Zusätzliche Methylgruppen erfordern zusätzliche Enzyme für den Abbau. Für Halogenreste gibt es zumeist keine Enzyme, deshalb muss die Leber das Produkt unverstoffwechselt durch den Körper lassen, was weitere Gewebe und Organe wie Darmzotten, Nieren und nicht zuletzt das Immunsystem reizen und schließlich entzünden kann.

Zurück zum »Herceptin®«: Am 18.09.2014 verlieh die »Pharmazeutische Zeitung« die Auszeichnung »Innovationspreis der Pharmakologie«[88] an »Herceptin 2.0®«, ein neues Kombiprodukt »Herceptin & Emtansin«, genannt »Kadcyla®«, für schlappe 3226,46 € pro Anwendung!

Zum aktuellen Zeitpunkt kostet das alte »Herceptin®« 2545,21 €/ Spritze, Sprycel® 30 Tabletten (Einsatzgebiet: Leukämie) 5622,50 € oder Tarceva® 150 mg 30 Tabletten (Einsatzgebiet: Lungenkrebs) 2887,67 €. Die Preise sind also in Wirklichkeit gestiegen anstatt gesunken!

Doch damit können wir noch lange nicht abschätzen, was so eine Diagnose »Krebs« die Krankenkassen tatsächlich kostet. Bei der Suche nach aktuellen Zahlen stellte sich heraus, dass die einzig verfügbaren Daten im Netz durchschnittlich sechs bis sieben Jahre alt sind. Jüngere und trotzdem verlässliche Daten lassen sich nicht recherchieren.

Im Jahr 2013 verkündete das »Deutsche Ärzteblatt« (vom 14.10.2013), die Behandlung von Krebs sei in Deutschland am teuersten in der gesamten Europäischen Union!

Besagte Daten beziehen sich auf eine Studie des »Health Economics Research Centre« in Oxford (unter der Leitung von zwei Spani-

---

88 http://www.pharmazeutische-zeitung.de/index.php?id=54179

ern, Ramón Luengo und José Leal), die im »Lancet«[89] über eine Erhebung zu Krebskosten in Europa philosophieren. Ich benutze absichtlich dieses Wort, denn die Kosten zur Diagnose wurden umgerechnet auf »Kosten pro Einwohner bei den gemeldeten Krebsfällen«. Logischerweise ist das kleine Luxemburg der Gewinner mit nahezu 200 €/Einwohner, direkt darauf folgt Deutschland mit 184 €/Einwohner. Doch die ausgewerteten Daten waren zu dem Zeitpunkt bereits fünf Jahre alt! Sie stammten aus den Jahren 2008 und 2009! Was mag in der Zwischenzeit passiert sein? Alles ist deutlich teurer geworden. Und außerdem, was bedeuten denn solche Zahlen?

Gibt es überhaupt eine reale Schätzung zu den Behandlungskosten von Krebs?

Um einen Überblick über die realen Kosten zu bekommen, gingen Luengo und Leal von drei Arten von Kosten aus:

- die Kosten für Diagnose und Krebstherapie
- die Kosten für die Volkswirtschaft durch Ausfall von Arbeitsleistung und Gehaltsfortsetzungszahlungen, Entschädigungen usw.
- privatmedizinische Kosten für Patienten, Ausgaben, die nicht von der Krankenkasse oder jeweiligen Versicherung getragen werden

Grob überschlagen, werden diese Kosten zu 40 % / 40 % / 20 % aufgeschlüsselt.

Wie aber setzen sich diese Kosten zusammen?

Kosten für die Diagnose

Um sicherzugehen, dass es sich bei der gesundheitlichen Störung um Krebs handelt, werden meist verschiedene Diagnosemaßnahmen und -techniken eingesetzt:

---

89 Lancet Vol 14 Nr 12 p 1165–1174

Blutanalysen

- Bei den üblichen Standardkontrollen (wie Blutzucker, Leber- und Nierenwerte, Fettstoffwechsel) wird eine Krebserkrankung meist nicht weiter auffallen.

- Erhöhte Entzündungswerte, hohe Blutsenkung bei gleichzeitig erhöhten Organfunktionswerten sind ein Hinweis, aber nicht ausreichend für eine Diagnose.

- Es gibt inzwischen spezifische Tumormarker für acht verschiedene Krebsarten, aber die meisten zählen zu den sogenannten »IGe-Leistungen«. Einige Mediziner sind der Meinung, solche Analysen seien »nicht zuverlässig« genug.

- Bei bereits diagnostizierten und behandelten Krebserkrankungen werden dieselben Marker eingesetzt und von der Krankenkasse bezahlt. Besonders der Tumormarker **CEA** (Carcinoembryonales Antigen), der über die Aktivität von Metastasen Auskunft gibt, wird hier regelmäßig gemessen.

- Der am häufigsten verwendete Marker zu Diagnosegewinnung ist **PSA** (Prostataspezifisches Antigen) für Prostatakrebs. Die Marker **CA 19-9** (Carbohydrate-Antigen 19-9) für Krebs im Magen-Darm-Bereich sowie **CA 125** (Cancer-Antigen 125) und **CA 15-3** (Cancer-Antigen 15-3), die Aufschluss über mögliche gynäkologische Krebsarten geben könnten, werden dagegen selten eingesetzt.

- Abgesehen von der Diagnosesicherung können die Tumormarker Aufschluss über Verlauf und Erfolg einer Therapie geben, ganz gleich ob eine Chemotherapie oder ein Banerji-Protokoll™ verwendet wurde.

Radiologie

- Röntgenaufnahmen sind ein schnelles und einfaches Verfahren, um raumgreifende Massen sichtbar zu machen. Über die Qualität der raumgreifenden Strukturen können die Fotos keinen Aufschluss geben, weshalb im Anschluss weitere bildgebende Verfahren notwendig werden.

- **Nachteile:** Von Früherkennung kann keine Rede sein. In dieser Hinsicht schlagen die Marker im Blut schneller an. Das Röntgenbild erfasst die Tumoren erst ab einer bestimmten, oft schon recht beachtlichen Größe. Es gibt Studien, die belegen, dass die Strahlen Krebs erst auslösen können. (Dies gilt besonders für Mammographien.) Menschliches Gewebe radiologischer Strahlung auszusetzen – und das ohne ernsthaften Grund wie besondere klinische Zeichen – muss in zunehmendem Maß als bedenklich eingestuft werden.

Computertomographie (CT), Kernspinresonanzspektroskopie (NMR), Cystoskopie, Darmspiegelung, Positronen-Emissions-Tomographie (PET)

- Diese teuren Untersuchungen geben exakteren Aufschluss über Lage, Größe und Art der raumgreifenden Masse. Die Methoden sind schonender und gründlicher, aber auch teuer. Sie werden erst bei begründetem Verdacht eingesetzt.
- Man muss unterscheiden zwischen radiologischer Strahlung (CT) und Magnetresonanz (ohne Strahlung und teurer).
- **Risiken** entstehen hier durch die Kontrastmittel bzw. radioaktive Nukleotide im Falle der PET.
- Da es sich um Untersuchungen im Krankenhaus handelt, kommen noch Zusatzrisiken durch antibiotikaresistente Krankenhauskeime hinzu.

Biopsie

- Aus der Tumorregion werden Gewebeproben entnommen und zur Untersuchung in ein pathologisches Labor gebracht. Dort schaut man sich die Zellen unter einem Mikroskop im Hinblick auf Art und Beschaffenheit an. Die Diagnosen können hier endgültig gesichert werden und geben oft den Startschuss für die Operation und/oder eine Chemo- und Strahlentherapie.
- **Nachteil:** Das Anstechen eines Tumors aktiviert diesen manchmal zu noch schnellerem Wachstum.

- Auch das Eindringen von befreiten Zellen aus dem Tumorgewebe in den Blutkreislauf – ausgelöst durch das »Anstechen mit Nadeln«, egal wie fein diese sein mögen – ist ein nicht zu unterschätzendes Risiko.

Kosten für die Therapie

Eine klassische Krebstherapie stützt sich auf drei Säulen, die normalerweise miteinander kombiniert werden. Dem folgt die Bekämpfung der »Nebenwirkungen«, auch wenn es sich genau betrachtet nicht um »Nebenwirkungen« handelt, sondern vielmehr um genau die Wirkung, die man bezweckt hat: Zellen absterben zu lassen. Das begrenzt sich eben nicht nur auf die Krebszellen, sondern erreicht alle Zellen unseres Körpers. Nach der Therapie sollten die übrigen Körperzellen wieder funktionstüchtig gemacht werden. Daraus entsteht der Kostenfaktor Nr. 4.

Jede einzelne der drei Therapiesäulen hat ihre Vor- und Nachteile. Jede einzelne Säule könnte man natürlich auch mit Alternativ- und Komplementärmedizin begleiten. In der Praxis geschieht dies im Normalfall nur auf eigenen Wunsch und meist mit privaten Mitteln aus der Tasche des Patienten.

Operative Maßnahmen

Erst nach dem großen onkologischen Konzil werden die ersten Maßnahmen zur Bekämpfung des Tumors ergriffen. Dabei steht eine Operation an erster Stelle, allerdings nur dann, wenn der Tumor eingegrenzt und chirurgisch erreichbar ist. Hat er bereits lebenswichtige Organe befallen oder kann man ihn nicht erreichen, ohne das ganze Organ zu verlieren, kann ein Eingriff abgelehnt werden. Im Falle einer Niere ist der Verlust zu verschmerzen, im Fall der Bauchspeicheldrüse (Pankreas) nicht.

Da die sekundären Geschlechtsmerkmale, also das, was uns zu Mann oder Frau macht, nicht unbedingt zur Erhaltung des Lebens notwendig sind, werden diese recht schnell und bedenkenlos geopfert.

So verlieren Frauen ihre Brüste und Männer ihre Potenz – und zusammen geht ihnen damit oft genug die Lebensfreude verloren, außerdem der Mut und die Kraft, gegen ihre Erkrankung weiter anzukämpfen.

Nachteil: Abgesehen von den psychischen Problemen: Wenn auch nur **eine** kranke Zelle übrig bleibt, kann diese sich wieder teilen und den Tumor nachwachsen lassen (so heißt es im Allgemeinen, allerdings habe ich da Zweifel[90]). Natürlich kann das Wiedererscheinen des Tumors auch an anderer Stelle geschehen. Metastasen wandern im Blutstrom oder in der Lymphe auch an unvorhersehbare Orte oder dorthin, wo die Chirurgie nicht hinkommt.

Strahlentherapie

Hat man einen Tumor gut lokalisiert, kann man ihn mit Röntgenstrahlen lokal verbrennen, immer vorausgesetzt, er ist nicht schwer zugänglich. Bei Geschwülsten im Kopf verwendet man viele verteilte Punkte, über die der »Strahlenkanal« zum Tumor geleitet wird, um auf dem »Weg dorthin« nicht auch gesunde Zellen und Gewebe zu verbrennen. Zum Teil sind radioaktive Nadeln beliebt, die genau in den zu bestrahlenden Ort eingesetzt werden. Das Erbgut einer so bestrahlten Zelle wird hierbei vernichtet, und die Zelle stirbt ab.

Nachteil: Man kann natürlich nicht verhindern, dass auch gesunde Zellen in der unmittelbaren Nachbarschaft verbrannt werden oder – schlimmer noch – mutieren, sodass sie selbst zu Tumorzellen werden.

Bei weniger exakten großräumigen Bestrahlungen wie zum Beispiel bei einem Tumor in der Speiseröhre (Ösophagus) entstehen Verwachsungen, Verklebungen und teilweise so schlimme Verbrennungen, dass normale Funktionen wie die Nahrungsaufnahme nicht mehr möglich sind. Außerdem sind die Hinterlassenschaften dieser Therapie äußerst schmerzhaft und schwer zu behandeln.

---

90 Wenn man akzeptiert, dass Krebs nur auftritt, wenn unser Immunsystem geschwächt ist, sollte man auch akzeptieren, dass ein Vernichten einzelner Zellen durch die Immunabwehr durchaus möglich, sogar sehr wahrscheinlich ist.

Chemotherapie

Da die Ärzte das Überleben von Krebszellen im Körper fürchten, lassen sie es selten bei einer Operation bewenden. Sobald der Patient körperlich einigermaßen erholt ist (die psychische Belastung sei hierbei einmal vernachlässigt), wird ein Zyklus Chemotherapie angesetzt. Bei den eingesetzten Giften handelt es sich zumeist um Derivate aus der giftigsten Stoffgruppe der Welt: den Senfölglukosiden, die im Ersten Weltkrieg als chemische Kampfmittel unter dem Namen Senfgas eingesetzt wurden. Sie sollen die Tumorzellen endgültig vernichten. Hierbei geht man davon aus, dass die Gifte dort am besten wirken, wo die größte Zellteilungsaktivität stattfindet.

Nachteil: Unsere Körperentgiftung reicht nicht aus, um uns über Leber, Niere und Darm vollständig von diesem Gift zu befreien. Das Immunsystem (insbesondere die Blutzellen, welche die beweglichen Immunzellen ausmachen) kann diese Gifte schlecht verkraften und bricht rasch zusammen, ähnlich wie bei einem HIV-Patienten. Der Patient bekommt jede Infektion, sobald ein Betroffener auch nur in seine Nähe gerät. Die Zahl der überlebenden Leukozyten muss daher permanent überprüft werden. Das Knochenmark, aus dem die Blutzellen stammen, ist ebenfalls hochaktiv und wird durch die Chemotherapeutika mitvernichtet. Das ist auch der Grund, warum »Chemotherapie«, »Onkologie« und »Hämatologie« (die Fachbereiche der Bluterkrankungen) so eng zusammenarbeiten. Weitere Organe, und meist gerade die, auf die es ankommt, wie Leber, Niere und Lunge, werden direkt neben dem Tumor als Nächstes schwer geschädigt. Das wiederum bildet ein zusätzliches Risiko für die Entstehung neuer Krebszellen.[91]

---

91 Es muss bezweifelt werden, ob nach der Therapie auftretende »Metastasen« ernsthaft in Verbindung standen mit dem ursprünglichen Tumor oder ob sie nicht »neue Tumoren« bedeuten, die durch die Spätschäden der Vergiftung oder Bestrahlung aufgetreten sind«. (Siehe dazu auch: Hirneise, L: »Chemotherapie heilt Krebs und die Erde ist eine Scheibe«, 9. Auflage Sensei Verlag, 2011)

Hat sich der Körper einigermaßen erholt, kann die nächste Sitzung Chemotherapie angesetzt werden. Einige Patienten erhalten monatelang Sitzungen zur Infusion.

Folgekosten

Es werden weitere Behandlungen zur Bekämpfung der Nebenwirkungen und Begleiterscheinungen nötig. Manchmal reicht eine ambulante Versorgung, andere Vorkommnisse dagegen verlangen nach stationärer Versorgung des Krebspatienten. Die Folgen der Medikamenteneinnahme fächern sich auf in Behinderungen (siehe operative Eingriffe), Entgiftung, Organunterstützung (z.b. Dialyse), manchmal auch längerfristige Einweisung auf normale oder Intensivstation. Dazu kommen Pflegekosten, entweder zu Hause oder im Heim. Alle diese Kosten addieren sich zu den vorangegangenen.

Einfordern der realen Kosten bei den Kassen

Eigentlich sollte mit den genannten Behandlungskosten alles klar sein, und Ärzte, Krankenhäuser und Rehabilitationszentren sollten ein klares Abrechnungsschema haben. Wenn wir einen Handwerker zu drei verschiedenen Arbeitseinsätzen kommen lassen, wissen wir ja auch, dass wir drei Rechnungen erhalten werden.

Leider trifft dies aber bei Langzeitleiden immer weniger zu. Was bei Rechnungsstellung an eine Privatperson noch richtig ist, stimmt nicht für die Kostenübernahme der Krankenkassen bei Kassenleistung.

Die Bettenbelegung in den meisten deutschen Krankenhäusern wird nach Diagnose abgerechnet und hat sogenannte »DRG«-Sätze (»Diagnosebezogene Fallgruppen«).[92] Diese richtet sich wiederum danach, ob das vom Patienten gewählte Krankenhaus ein »Schwerpunkt-

---

92 https://de.wikipedia.org/wiki/Diagnosebezogene_Fallgruppen

zentrum« oder ob es an ein »Budget« gebunden ist. Die Budgetbindung, eine britische Erfindung, legt fest, wie viel Geld für den statistisch zu erwartenden Patienten zur Verfügung steht.

Daraus folgt, dass viele Krankenhäuser sich eine hohe, statistisch erhöhte Anzahl von schwerkranken Patienten oder Krebspatienten gar nicht leisten können! Sie bekommen im Extremfall Kosten für Diagnose und Versorgung erstattet, die unter den realen Kosten liegen! Aus den Zeiten meiner Tätigkeit als Rettungsarzt ist mir in trauriger Erinnerung, dass wir mit dem Patienten gelegentlich (nach Erstversorgung im Rettungswagen) von Notaufnahme zu Notaufnahme geschickt wurden. Solche unschönen Situationen verdanken wir dem Budget-Prinzip, und nicht etwa nur einem »Überbelegungsproblem«.

Ergebnis für die kostensparenden Krankenkassen: Schon im Jahr 2013 meldeten die Wirtschaftsblätter einen Überschuss von 28 Milliarden Euro ...

WARUM CHEMOTHERAPIE?

Wenn sich ein Mensch für eine Chemotherapie entscheidet, erwartet er natürlich eine möglichst vollständige Blockade des Zellwachstums bei dem Tumor und eine verbesserte Überlebenschance für sich selbst. Normalerweise werden bei dieser Behandlung chemisch-pharmakologisch wirksame Produkte in den Körper eingebracht, die ein Weiterwachsen des Tumors behindern und im besten Fall ein Absterben der Krebszellen einleiten sollen.

Mit der Chemotherapie ist es wie mit der »Homöopathie«: Nicht alles, was man »Chemo« nennt, ist auch wirklich »Chemo«. In der Krebstherapie werden grundsätzlich drei Arten von Chemo eingesetzt:

- Mittel zum Zerstören des Tumors (→ echte Chemotherapeutika),
- Mittel zur Veränderung unserer Immunantwort gegen den Tumor (Biologika oder »Immuntherapie«) und
- »Blocker«, das heißt Substanzen, die unsere interzellulären Kommunikationswege verändern, blockieren oder abschalten sollen (Anti-Hormontherapie, Prostaglandine und Tumor-Nekrosefaktoren).

Alle zusammen bezeichne ich hier als »Chemotherapie«, weil alle als chemisches Mittel per Infusion, Spritze oder Tablette verabreicht werden und die Grenzen zwischen ihnen verschwimmen. Hier eine kurze Zusammenfassung der erwünschten Wirkungsweisen:

Die »echten« Chemotherapeutika
haben wenig »Therapeutisches« an sich. Es handelt sich in der Regel um aus dem Ersten Weltkrieg bekannte Senfgas-Substanzen, natürlich neu hergestellt und verbessert, die dabei so giftig sind, dass ihr Onkologe sich drei Paar Gummihandschuhe überstreift, bevor er die Flaschen anfasst. Das wird dann in die Venen getropft.

Veränderung der Immunantwort: So absurd es klingen mag, es handelt sich dabei um eine Idee aus der Homöopathie: Vor über 50 Jahren fand ein belgischer Arzt heraus, dass man unser Abwehrsystem aktivieren oder verändern kann, wenn man Botenstoffe der Zellen in wechselnden Dosierungen in die Blutbahn bringt. Ursprünglich als homöopathische Therapie gegen Allergien und virale Infektionen entwickelt,[93] machte es Karriere in den »Gentechniklabors«, als die Genetik durch die »Epigenetik« abgelöst wurde. Die finanziell angeschlagenen Labore fanden heraus, dass man Zellkommunikation abfangen, blockieren oder »abschalten« kann, wenn man vereinzelte Botenstoffe mit speziellen Antikörpern angreift. Die Behandlungskosten für derartige Therapien stiegen astronomisch an, da man einen gewaltigen Propagandaapparat braucht, ansonsten durchaus intelligente Menschen davon zu überzeugen, dass eine solche Therapie sinnvoll ist. Versuchen Sie doch mal, einen Fluss mit zwei Händen aufzuhalten! Unser Immunsystem verfügt über die höchste Anpassungsfähigkeit aller Gewebe und Systeme, es verändert sich ständig! Das Einzige, was man gewinnen kann, ist etwas Zeit. Vielleicht einige Monate. Aber trotz der hohen Affinität der Zellbotenstoffe: Wenn man sie zu nachhaltig blockiert, spielt der Körper verrückt, weil plötzlich die falschen Botenstoffe im Blut sind. An anderer Stelle könnte man noch einfügen, dass diese sehr gefei-

---

93 Als Mikroimmuntherapie nach Dr. M. Jenner, www.3idi.org

erten Therapieergänzungen in der realen Anwendung auch genau das Gegenteil auslösen: eine Beschleunigung der Krebsentwicklung.[94]

Hormontherapie und andere Blockadestoffe: Dabei handelt es sich um Medikamente, die sich bei Tumoren der Fortpflanzungsorgane als sinnvoll herausgestellt haben. Der Weg ist lang, aber endlich mal Erfolg versprechend: Man stellte fest, dass gewisse Hormone, wenn sie zu hoch dosiert sind, im Körper krebsartige Tumoren auslösen, unter anderem in Brustgewebe, Prostata, Gebärmutter. Daher hat man »Anti-Hormone« entwickelt, um dem entgegenzuwirken.

Wie immer, wenn man anti-pathisch denkt, hat man dabei vergessen, wofür Hormone im Körper stehen: für Schutz, Kontrolle von Gefäßen und Schmerz sowie Entzündungshemmung im Bewegungsapparat. Die Nebenwirkungen, die auch diese »harmlose« Gruppe von Medikamenten aufweisen, reichen von krankhafter Neigung zu Knochenbruch bis hin zu Polyarthritis/Polymyalgie, über eine endlose Reihe von lebenserschwerenden Ärgernissen. Doch abgesehen von Kontroversen über die ausbleibende statistisch signifikante Verbesserung[95] scheinen sie zumindest ihre Aufgabe, das Abbremsen und Eindämmen von Krebs, zu erfüllen.

Kostenfaktor Volkswirtschaft

Was die Wirtschaftsforscher als zweitteuerstes Problem der Volkskrankheit »Krebs« ansahen, waren die wirtschaftlichen Folgen aufgrund von Arbeitsausfall, fortgesetzten Lohnzahlungen und frühzeitiger Pensionierung, ganz zu schweigen von der fachlichen Qualifikation der ausbleibenden Arbeitnehmer, die ja ersetzt werden müssen. Luengo und Leal veranschlagen für diesen Posten bis zu 40% der Gesamtkosten.

---

94 Solche Probleme sind besonders bei dem Versuch aufgetreten, die für die Gefäßneubildung zuständigen Botenstoffe bei Krebs zu blockieren.

95 Zum Thema der »Kontroverse Tamoxifen« finden sich viele Beiträge im Internet, von »Mittel der Wahl« bis »erhöht das Risiko zu anderen Krebsarten«.

Zusätzlich privat getragene Belastung der Versicherten

Dieser Teil der Kosten wurde mit bis zu 20% der Gesamtkosten bewertet. Allerdings muss man bedenken, dass Luengo und Leal von geschätzten 5,5 Milliarden Euro Gesamtkosten für Deutschland ausgingen, und diese Zahl scheint mir nach näherer Betrachtung deutlich zu niedrig gegriffen. Sie kamen daher nur auf knapp 1,2 Milliarden Euro privat getragener Kosten für die betroffenen Versicherten.

Hintergrundbetrachtung zu den aufgetretenen zusätzlichen Kosten: Die Auswirkungen der Dreiersäule verursachen eine Reihe von Folgekosten, die meistens aus eigener Tasche bezahlt werden:

Folgekosten einer Operation

Die Folgen der Operation scheinen zunächst noch übersichtlich: Entfernung von Lymphgewebe erfordert manuelle Lymphdrainage durch Physiotherapeuten, die von den Kassen manchmal sogar anteilig übernommen werden, allerdings nicht lebenslang, wie es der Ausfall der körpereigenen Lymphsysteme leider erfordert. Prostataresektionen oder Blasenoperationen führen zu Inkontinenz, was wiederum Einlagen etc. erforderlich macht, sowie Medikation bei Impotenz. Manche Eingriffe führen zum Verlust der Selbstständigkeit und ziehen Rollstuhl, Toilettensitze, Treppenlifte und anderes kostenintensives sanitäres Material nach sich, was nicht notwendigerweise auch erstattet wird.

Folgekosten der Strahlentherapie

Die Verklebungen und Verbrennungen führen zu inneren und äußerlichen Problemen. Es wird oft genug »Astronauten«-Nahrung erforderlich, außerdem teure Hautcremes und Mittel gegen Juckreiz.

Schmerzmittel werden nur bezahlt, wenn es sich hierbei um pharmazeutische, chemische Mittel handelt, auch wenn diese die Leber weiter schädigen. Verträglichere pflanzliche oder homöopathische Mittel gegen Schmerzen, Entzündungen oder zur Leberentgiftung werden in der Regel nicht erstattet. Mir sind viele Fälle bekannt, wo auf die Dauer solche Produkte vom Patienten entschieden lieber genommen werden.

Folgekosten der Chemotherapie

Die Chemotherapie hat eine Schwächung von Immunsystem und Blutbildung sowie einen großen Verbrauch von Vitaminen und Mineralstoffen zur Folge, was über die Nahrung allein nicht mehr ausgeglichen werden kann. Da diese Stoffe unter den Begriff »Nahrungsergänzung« fallen, muss der Patient die Kosten hierfür selber tragen. Die wenigsten Ärzte machen auf diese Mängel aufmerksam.

So werden Vitamin-Behandlungen, Magnesium, Eisen, Zink, Selen und vieles mehr zur Domäne der Heilpraktiker statt eines integrativ handelnden Onkologen.

Der größte Kostenfaktor wäre eigentlich die Psychotherapie. Einige Onkologen und Psychologen stehen auf dem Standpunkt,[96] es gäbe für jeden Krebstyp einen charakteristischen Auslöser. Das Lösen solcher Krebsfördernder psychologischer Themen, antidepressive Unterstützung, die Stärkung der mentalen Kampfkraft und die Bewahrung vor Stufe drei, dem Burn-out, müssten Bestandteil einer jeden Krebstherapie sein. Auch hier ist jedoch der Patient oft genug allein auf seinen Geldbeutel angewiesen.

---

96 Auf seine Anwendbarkeit im Einzelfall sehr schwer abzuschätzen ist der Trend zur »Bio-Dekodierung« der Patienten, erstmals aufgedeckt durch den sehr kontrovers diskutierten Onkologen Dr. Hamer: Dieser Krebsfacharzt erlitt selber einen sehr aggressiven Krebs und machte in der Folge die Beobachtung, dass sehr starke emotionale Belastung ein charakteristisches Erkrankungsbild für »Krebs« entstehen lässt. Die Krebserkrankungen folgen dabei Regeln, sodass Typ und Ausbreitung nach einem vorhersehbaren Erkrankungsschema geschieht. Kennt man das Schema, kann man den Prozess umkehren. Ob zutreffend oder nur als böse Verleumdung, wurde diese Idee in die »rechtsextreme Ecke« gestellt, nicht zuletzt, weil der von Hamer gewählte Name »Neue Germanische Medizin« nicht unbedingt attraktiv ist. Es bleibt aber die Tatsache bestehen, dass es psychologisch präzise beschriebene Reaktionen auf Schock und Traumata gibt, die in einer tumoralen Erkrankung zu münden scheinen. Eine entsprechende »De-Kodierung« der psychologischen Traumata wird mit einem Rückgang des Tumorgeschehens positiv verbunden.

Niemand weiß, was die Krebstherapie wirklich kostet

Das wird zumindest nach vielen Recherchen zum Thema Kosten immer deutlicher. Hochrechnungen sind Schätzungen. Selbstverständlich ist es nicht sinnvoll, einen »billigen Krebs« mit einem »teuren« gleichsetzen zu wollen, aber man kann sich durchaus ein Bild davon machen, wie viel Geld für die Behandlung ausgegeben werden muss, und zwar am Beispiel der häufigsten Diagnosen.

Die geschätzten Kosten für eine Krebstherapie reichen von 40 000 € pro Brustkrebsfall bis 75 000 € pro Lungenkrebs. Wenn man die niedrigere Ziffer mit jährlich etwa 120 000 neuen Fällen multipliziert, käme man auf allein 48 Milliarden Euro für Therapiemaßnahmen!

Ein »günstiger« und durchaus häufiger Krebstyp könnte ein Prostatakrebs sein. Die Chance einer erfolgreichen Behandlung ist sehr hoch.[97]

Was sagt die Therapieempfehlung in Bezug auf einen »lokal fortgeschrittenen Prostatakrebs ohne klare Aussagen zur Streuung, beispielsweise Status Gleason-Score 7«, die mit am häufigsten gestellte Diagnose in der Praxis?

Einerseits kann man die Prostata entfernen: Eine gängige Internetseite[98] schlägt dafür einen Preis von 6600 € vor. Auch die Hoden sollten entfernt werden, da man sie gern als Risikofaktor aufgrund der von ihnen produzierten Hormone und somit als Auslöser des Problems betrachtet. Auch dieser Eingriff kostet etwas. Allerdings: Nur wenige Patienten wünschen das. Die meisten möchten die Prostata (und die Hoden) behalten und lieber radioaktive Nadeln hineinsetzen lassen. Das »Nadeln« würden etwa 4500 € kosten, eine einfache Bestrahlung kostet geschätzte 2000–2500 €.

---

97 Je nach Ergebnis der untersuchten Behandlungsserien sprechen wir von 82 bis 92 %
    Wahrscheinlichkeit Überleben nach 5 Jahren
98 www.operation.de

Dazu kämen die Anti-Hormon-Therapiemaßnahmen gegen den hormonellen Effekt aus den Hoden. Standard ist noch immer Bicalutamid 150 mg für aktuell ca. 165 €/Monat auf mindestens 2 Jahre: 4000 €. Enzalutamid, ein modernes immunologisches Mittel, kostet pro Packung mit 112 Tabletten 3643,72 €99.

Man kann auch statt Tabletten eine subkutan implantierte Dosierung von Hormonblockadestoffen verwenden. Die billigste Version wäre zum Beispiel der Klassiker »Zoladex®« für ca. 160 €/Spritze, 4 x jährlich auf etwa 3 Jahre = 1920 € plus die Kosten der entsprechenden Arztbesuche.

Beispiel Prostatakrebs
Stadium »lokal ausgedehnt nach Gleason-Score 7, Lymphe? Metastasen?«

Diagnosekosten (Facharzt, Ultraschall, Blutanalyse, Biopsie, Gewebebestimmung, Scanner, Knochenszintigramm, Bestimmung des Stadiums, onkologische Beurteilung, Festlegen der Diagnose): 1.200 €
Operation: komplette Entfernung der Prostata 6.600 €
oder: Bestrahlung 2.500 €
oder: Radioisotopenimplantation (Kerne) 4.500 €
Dazu: Antiandrogene Behandlung klassisch 650 €
Orchiektomie (Entfernung der Hoden) 1.200 €
Antiandrogene Retard 1.550 €
oder: Ergänzende Immuntherapie Enzalutamid: 3.500 €/M 42.000 €

99 Preisvergleich im Internet: zum Beispiel von »Preisfuchs®« als »Sonderangebot«

Das ergibt zusammengefasst etwa diese Kostenliste (ohne Auftreten von Metastasen und ohne Empfehlung auf Chemotherapie[100, 101]):

Diagnose & Operation & Antiandrogene, klassisch	= 7.250 €
Diagnose & Kernimplantat & Antiandrogene Retard	= 7.250 €
Diagnose & Bestrahlung & Antiandrogene klassisch	= 4.350 €
Diagnose & Kernimplantat & Antiandrogene Retard & Immuntherapie	= 49.250 €

Es geht auch anders

Was hat die Homöopathie dem entgegenzusetzen?

Eine sinnvolle, integrative Krebstherapie könnte aus einem Banerji-Protokoll™ bestehen, dazu eine passende Mineralstoff- und Vitaminergänzung sowie eine Psychotherapie.

Operation, Strahlen und Chemotherapie können normalerweise vermieden werden, sodass auch die Folgekosten bei Begleiterscheinungen wegfallen.

Nur die diagnostischen Verfahren, Tumormarker und Tomographie sollten unter Verzicht auf Kontrastmittel und Radioaktivität genauso eingesetzt werden wie bei den herkömmlichen Verfahren auch.

---

100 Therapieempfehlungen: Quelle: springermedizin.de basierend auf: Gillessen S et al. Management of patients with advanced prostate cancer: Recommendations of the St. Gallen Advanced Prostate Cancer Consensus Conference (APCCC) 2015. Ann Oncol 2015: online 3. Juni. doi: 10.1093/annonc/mdv257.

101 Weiter unter: http://prostatakrebs-tipps.de/therapie-bei-fortgeschrittenem-prostata krebs/

BANERJI-PROTOKOLL™ BEI PROSTATAKREBS

- Thuya occid 30C, 4 x täglich — Preis ca. 36 €/Monat
- Carcinosinum 30C, 1 x täglich — Preis ca. 12 €/Monat

Bei bestehender Blutung aus der Harnröhre:
- Geranium macul MT, 10 Tropfen
  bis zu 4 x täglich — Preis pro 100 ml
  (200 Anwendungen) ca. 20 €

Schmerz bei Wasserlassen:
- Chimaphila umbel MT oder Cantharis ves 200C,
  bis zu 4 x täglich — Preis ca. 20 €

Bei Metastasen (Knochen, Leber, Lunge) kann Symphytum, Hydrastis, Chelidonium oder auch Schüßlersalz Nr. 1, 11,12 Verwendung finden. Diese zusätzliche Behandlung würde die Kosten im Monat um ca. 40 € verteuern.

Basisprotokoll:	50 €/Monat 600 €/Jahr
Komplikationen:	20–40 €/Monat
	240–480 €/Jahr
Metastasen und Aufbautherapie:	40 €/Monat 480 €/Jahr

Die Behandlung zeigt meist bereits nach 3–6 Monaten eine eindeutige Verbesserung. Wenn man alle Produkte gemeinsam bestellt, sinkt der Einzelpreis um bis zu 40%. Eine Behandlung über ein Jahr sollte für die Hauptbehandlungslinie reichen, man kann danach mit der Hälfte der Stoffe noch 6 bis 12 Monate weiterbehandeln, ansonsten ist die Therapie dann abgeschlossen. Die Behandlung würde folglich etwa pro Patient 1000 € im Jahr kosten, dabei würden die Gesamtkosten 2500 € nicht übersteigen. Dazu muss man natürlich die Diagnosekosten (identisch wie im schulmedizinischen Prozess) sowie ggf. höhere Arztbesuchskosten (Homöopathie) rechnen, in der Regel 3–4 im Jahr.

Wenn man die Kosten der schulmedizinischen Krebsversorgung zusammenrechnet, kann man sich leicht vorstellen, dass ein »kostengünstiger« Patient seine Krankenkasse etwa 10 000 € kostet. Bei 120 000 neuen (!) Patienten im Jahr (mit größtenteils teureren Diagnosen) sprechen wir hier von mindestens 12 Milliarden Euro. Natürlich werden nicht alle Patienten erfasst, nicht alle aufwendig behandelt, und nicht alle 120 000 verursachen dieselben Kosten. Jedoch ist es sehr wahrscheinlich, dass sie auf keinen Fall weniger kosten können, denn dazu wurde bei diesem Betrag *kein einziges Immuntherapieprotokoll* berücksichtigt, die bekanntlich das teuerste an der Therapie sind.

Ebenfalls nicht berücksichtigt wurde der bestehende »Pool« an Patienten, geschätzt 250 000 schon diagnostizierte, überlebende Krebspatienten, die auch medizinisch versorgt werden möchten. Selbst bei sehr zurückhaltenden Schätzungen errechnen sich allein für die medikamentöse Behandlung Kosten von nicht unter 20 Milliarden Euro jährlich.

Dabei sollte nicht übersehen werden, dass hier nur über die direkten diagnose- und therapierelevanten Kosten nachgedacht wurde. Weder die privatmedizinisch-komplementäre Versorgung noch die Auswirkungen aus volkswirtschaftlicher Sicht sind dabei berücksichtigt.

KÖNNEN DIE ÄRZTE NICHT IMMER GLEICH ALLE BEHANDLUNGSFORMEN ANBIETEN?

Kein Arzt der Welt wird Sie zu einem Thema beraten, von dem er wenig versteht. Moderne Medizin verlangt nach einer hohen Spezialisierung. Wenn man ein Problem an den Augen hat, geht man nicht zum Orthopäden. Aus demselben Grund ist normalerweise ein Internist nicht automatisch in Homöopathie bewandert.

In Wirklichkeit verhält es sich noch viel komplizierter, denn einige Ärzte und Heiler verstehen zwar viel von Homöopathie, aber nichts von Pflanzenheilmitteln, Bachblüten oder Neuraltherapie. Die Liste der biologischen Behandlungsmethoden ist sehr lang, und speziell gegen Krebs kann man von etwa 20 international angesehenen und klar umrissenen Behandlungsmethoden sprechen, die untereinander so verschieden sind, dass praktisch jeder Arzt sich auf eine oder zwei Methoden spezialisieren muss.

Es gibt Bücher und Foren, die versuchen, unterschiedliche Behandlungsmethoden gegeneinander abzuwägen. In diesem Werk werde ich nur die homöopathische Methode vorstellen, denn diese Methode wurde weltweit geprüft und von dem US-amerikanischen Gesundheitsamt als effektiv anerkannt.

Da es also sehr viele mögliche Behandlungen gibt, ist es nur logisch, wenn sich ein Arzt auf diejenigen Methoden konzentriert, die er am besten versteht. Mit der Wahl des Arztes bzw. des Heilkundigen wählt man also in gewissem Sinn bereits die Art der Therapie, die man möchte.

Die Spur des Geldes

»Wer Loyalität sucht, der folge der Spur des Geldes.
Das Geld jedenfalls tut es.«
Frank Wisniewski, Informatiker,
Technischer Redakteur und Systemanalytiker

Bei der Frage nach den Kosten und den daraus folgenden Konsequenzen zum Thema Krebs lohnt es sich, nicht nur darüber nachzudenken, wie viel das alles kostet, sondern auch sich vor Augen zu führen, wohin das Geld fließt.

Wenn wir heute den Kostenschlüssel von den vorgeschlagenen »40% – 40% – 20%« anwenden und dazu die realen Kosten wie im aufgeführten Beispiel einsetzen würden, multipliziert mit den tatsächlich gemeldeten Krebsfällen pro Jahr, *wären wir bei nahezu 50 Milliarden Euro jährlich* – eine wahnwitzige Summe für ein einziges Gesundheitsproblem! Nicht zu vergessen: Die Sicherung der Gesundheit muss auch noch andere Diagnosen und Gesundheitsprobleme berücksichtigen, beispielsweise wie Schlaganfälle, Herzinfarkte, virale Infekte wie Hepatitis, AIDS, Alzheimer, Parkinson ...

1. Die lohnende Diagnose

So zynisch es klingt, eingangs ist die Diagnose »Verdacht auf tumorale Erkrankung« durchaus lohnenswert. Weiter oben wurde erwähnt, dass viele Krankenhäuser am Rand des Existenzminimums betrieben werden. Dabei muss man verstehen, dass in Deutschland sehr viele Krankenhäuser Gesellschaften sind, die vom Bund, Land, von der Gemeinde oder privaten und gewerblichen Investoren »betrieben« werden; sie zahlen Löhne, machen Einkäufe, verbrauchen Material und produzieren dabei »Gesundheit«. Wenn aber die GRD Entlohnung der Kassen nicht ausreicht, um den Betrieb zu finanzieren, kann so eine »Voruntersuchung« mit unterschiedlichen Verdachtsdiagnosen eine Umsatzsteigerung bedeuten, die keine besondere zusätzliche Begründung gegenüber der Krankenkasse benötigt[102] und die Krankenhauskasse auffüllt. Nicht jeder »Verdacht« wird auch zur Diagnose. So lohnt es sich zunächst, die Untersuchungen anzuberaumen und durchzuführen. Ganz zu schweigen von der »Angst vor Krebs«: Auch viele sogenannte »Individuelle Gesundheitsleistungen« (IGeL) sind mit dem Thema verbunden und bringen Umsatz, wobei viele »IGeL« nicht wirklich IGeL sind, sondern einfache Vorsorgeuntersuchungen, die früher bezahlt und von jedem Arzt durchgeführt, heute aber von der breiten Leistungsliste der Kassen gestrichen wurden.

2. Die lohnende Behandlung

Noch unverständlicher wird unser Abrechnungssystem, wenn die Krankenkassen eine 40 000 € teure Zusatzmedikation für einen einzigen Patienten zulassen, aber die Löhne und Gehälter der Ärzte und

---

102 Ohne Aufschlüsselung und Begründung der medizinischen Maßnahmen keine Bezahlung, ohne passende Diagnose kein Geld von der Kasse.

Schwestern so budgetieren, dass die normale Versorgungsleistung kaum noch abgerechnet werden kann, weil die vorgegebenen Beträge schon überschritten wurden! Es ist unmöglich nachzuhalten, wer alles an den Medikamenten verdient. Tatsache bleibt, es fließt viel Geld, und am Ende ist es wie in einem Kriminalroman: Zu jeder Leiche muss ein Mörder her, zu jedem großen Betrag eine große Tasche.

3. Das lohnende Ergebnis der Therapie

Das beste Ergebnis einer Therapie ist das Dahinscheiden des Patienten kurz nach der letzten Chemotherapie-Sitzung. Diese Sicht der Dinge – so zynisch, unmenschlich und anti-hippokratisch sie auch klingt – hat sich durchgesetzt, seit es nur noch um die Verwaltung der Kranken geht, und nicht mehr um das Heilen. Das »letzte Wort« im Krankenhaus haben nicht mehr die Chefärzte, sondern die Mitglieder des Finanzausschusses. Ein verstorbener Krebspatient ist zwar schlimm für die Angehörigen, aber er braucht keinen Rettungswagen um 2 Uhr nachts, hängt nicht drei Wochen lang an einer Beatmungsmaschine, belegt kein Bett und benötigt keine Pflegeversicherung. Schließlich heißen die zitierten Berichte ja auch nicht »Health Research Report«, sondern »Health Economics Research Report«.

4. Das lohnende Geschäft mit der Angst

Spenden, Hinterlassenschaften von verstorbenen Krebsopfern und Erbschaften lassen seltsame Blüten entstehen: von Internetforen über Beratungsstellen bis hin zu Stiftungen. All diese Orte sind keineswegs selten konsultierte Anlaufstellen, an die sich der verängstigte Patient wendet. Reichlich präsent sind auch private Institute und Krebskliniken, die mit Aufklärung, »Heilung« oder Besserung der Lebensqualität um Kunden werben. Einige der angebotenen Maßnahmen sind hilfreich, auch wenn die Kosten nicht erstattet werden, aber nicht alles, was angeboten wird, ist auch wirklich sinnvoll! Es ist immer wichtig, sich gut beraten zu lassen!

Das Deutsche Krebsforschungszentrum[103] hat ein Informationsblatt zur Entscheidungshilfe über Therapiemaßnahmen herausgegeben. Die vorgeschlagenen Schritte sind hilfreich, ganz gleich, ob man sich für eine Chemotherapie entscheidet oder eher zur alternativen Behandlung neigt. Es geht darum, bei der Entscheidungsfindung zu helfen, und nicht, jemanden zu einer speziellen Behandlung zu »überreden«. Ganz gleich, zu welcher Therapie Sie persönlich neigen:

- Prüfen Sie nach, wer die Information herausgegeben hat; »googeln« Sie nach dem Autor, der Klinik, den angeführten verantwortlichen Personen.

- Misstrauen Sie allen Aussagen, die von »Heilung«, »Rettung« oder ähnlich absoluten Erfolgen sprechen.

- Distanzieren Sie sich von »Nachbarschaftsbeobachtungen« in »Chatrooms«, wie beispielsweise »meine Freundin hatte das auch, und jetzt ist sie geheilt …«.

- Logischerweise müssen Sie Ihre Privatsphäre schützen, besonders im Internet, und dürfen keinerlei persönliche Daten preisgeben. Es geht darum, zu konsultieren, nicht konsultiert zu werden.

- Sehen Sie nach, ob vergleichbare und ähnliche Informationen an anderer Stelle zu finden sind. Forschen Sie nach, ob die von dem Betreiber der Beratungsstelle vertretene Meinung auch andernorts unterstützt wird.

- Forschen Sie nach statistisch belegbaren Vergleichen.

- Nur weil etwas von einer anerkannten Institution oder Einrichtung herausgegeben wird, muss es noch lange nicht der Weisheit letzter Schluss sein: Auch im Bundesministerium für Gesundheit arbeiten Menschen, und wir sind alle fehlbar.

---

103 https://www.krebsinformationsdienst.de/wegweiser/iblatt/iblatt-behandlungswahl.pdf

5. Forschung und Entwicklung

Medizinische Forschung ist immer mit Innovationen und Veränderungen unseres Blickwinkels verbunden. Trotzdem existieren auch hier wirtschaftliche Interessen. Universitäten und Forschungsinstitute müssen bezahlt werden, wenn auch weniger aus Spenden als aus der allseits unbeliebten »Drittmittelforschung«: Ein Institut erhält Geld dafür, eine Forschungslinie weiter zu verfolgen, die von einer großen, meist internationalen Gesellschaft oder einem Vertreter der Pharmaindustrie vorgegeben wird. Die hier tätigen, meist hoch qualifizierten Personen haben selten die Möglichkeit, alternative Ideen zu verfolgen: Ihr Wissen wird dazu eingesetzt, der »Linie treu« zu bleiben.

Außer den Universitäten finden sich in diesem Unterkapitel der »Spur des Geldes« Stiftungen, Forschungszentren sowie private und öffentliche Institute, die weltweit am Thema »Krebs« arbeiten. Ganz oben stehen die vom Bund eingerichteten »Forschungsaufträge« mit Fragen zur Klärung der wesentlichen Aspekte, Grundlagenforschung und Datenerfassung. Hier werden selbstverständlich auch Steuergelder eingesetzt. Drum herum reihen sich technologische Betriebe, die passende diagnostische Gerätschaften entwickeln, Maschinen, Hilfsgerät und orthopädisches Gerät, das heißt alles, was zum erweiterten Thema »Therapie und ihre Folgen« anfällt.

Gerade Staaten wie Deutschland haben ein hohes technisches Niveau, was die Entwicklung von medizinischem Gerät angeht. Deutsche Medizintechnologie ist ein Exportschlager! Auch auf diesem Sektor ist ein gesundes finanzielles Engagement nicht unwillkommen.

ARZT ODER HEILPRAKTIKER?

Dies ist ein Buch über Krebstherapie. Ich schätze und respektiere als Heiler tätige Kollegen ohne ärztliche Ausbildung sehr, weil ich der Überzeugung bin, dass ein »Numerus clausus« zur Begrenzung der Medizinstudenten kein passendes Mittel darstellt, um geeignete Kandidaten für die Heilberufe auszuwählen, ganz und gar nicht!

Im Laufe der Jahre habe ich unendlich viel von heiltätigen Personen gelernt, denen ein Medizinstudium aus verschiedenen Gründen unmöglich war, und ich stehe tief in der Schuld dieser helfenden und kundigen Personen.

Die Diagnose Krebs jedoch und all ihre speziellen und bereichstypischen Untersuchungen und Beurteilungen werden den weitaus größten Teil der Betroffenen zwangsweise in eine Arztpraxis führen, und von dort in ein Krankenhaus.

Wenn dann sozusagen »alles klar ist«, stellt sich natürlich die Frage der Behandlung. In diesem Buch empfehle ich eine Behandlung mit homöopathischen Methoden, wenigstens zusätzlich! Diese können sowohl vom Arzt als auch vom Heilpraktiker durchgeführt werden, ohne Risiko für den Patienten.

Bedenken habe ich lediglich dann, wenn es darum geht, den Grad des Leidens zu beurteilen: Der Patient sollte vor Beginn, nach einem Monat und nach sechs Monaten der Therapie an ein biochemisch-bildgebendes Zentrum überwiesen werden, um die Effektivität der Behandlung zu bestätigen und gegebenenfalls eine mögliche Anpassung nach objektiven Kriterien vorzunehmen.

Krebs, wer will das alles bezahlen?

Die bisher veröffentlichten Studien aus den Jahren vor 2010 besagen, dass die Kosten für die Krebsbehandlung mehr oder weniger direkt mit dem finanziellen Wohlstand des Staates gekoppelt sind. Es wundert niemanden, dass nach dem zitierten, veralteten Bericht über Krebskosten in Europa ein Staat wie Bulgarien die Liste anführt mit »lächerlichen« 16 €/Einwohner (nicht zu verwechseln mit »pro Patient«!) und dass die Liste der Staaten mit Deutschland endet, bei 184 €/Einwohner – wenn man mal von Luxemburg absieht, das zu wenig Einwohner hat, um bei dieser Art von Hochrechnung gut abschneiden zu können.

Gleichzeitig werden wir sehen, dass Krebs auch eine »gern gesehene Diagnose« in Deutschland ist, denn kein Staat hat eine so rasch aufsteigende Diagnosestatistik wie Deutschland. Es wird gern diagnostiziert. Zu gern, behaupten einige Kritiker: Manche Fachleute in Deutschland sind der Meinung, dass bis zu 40% der Krebsdiagnosen lediglich »Übertreibungen« darstellen und nicht wirklich zutreffend sind.[104]

Mehr als eine Diagnose

Krebs ist weit mehr als eine Diagnose: Krebs bewegt eine ganze Industrie.

Wie aktuell das Thema Krebstherapie ist, können wir daran sehen, dass es sogar im letzten »James-Bond«-Film (mit dem unheimlichen Namen »Spectre«) erwähnt wird.[105]

Es ist nicht verwunderlich, wenn bei solch gewaltigen Zahlen nicht nur Idealisten auf den Plan gerufen werden, aber insgesamt kann man sagen, dass rund um das Problem der Krebsproblematik von der Grundlagenforschung bis zur Immuntherapie ein enormer Apparat Platz findet, der vielen Personen Lohn und Arbeit gibt und dessen wichtigstes Anliegen ist, das Leiden einzugrenzen und das Leben zu verlängern.

Bei Krebs geht es immer auch ums Geld. Viele Fachzentren und Krankenhäuser sind hinsichtlich ihrer finanziellen Mittel für Vorsorge, Diagnose und Therapie stark begrenzt und müssen trotzdem ihre Patienten sinnvoll, effizient und ethisch korrekt betreuen. Parallel dazu erwirtschaften Krankenkassen Überschüsse, die durchaus nennenswer-

---

104 Zu diesem Thema wurde bereits Lothar Hirneise zitiert.
105 Da macht sich eine unsympathische Deutsche am Tisch der Bösewichte in Rom Sorgen darüber, dass die WHO die Chemotherapie nicht mehr ausschließlich empfehlen will, was den Geldbeutel der entsprechenden Industrie empfindlich schädigen könnte. Die Dame hat dafür auch schon entsprechend kriminelle Lösungen vorzuschlagen, wird dann aber durch das Erscheinen des Oberbösewichtes unterbrochen.

te Summen erreichen. Man kann sich fragen, ob die Budgetierung in Systemen wie dem deutschen Krankenkassensystem wirklich nötig ist.

Doch scheinbar ja, denn aus der Analyse der heute bestehenden Kostenstrukturen können wir nicht länger von 5,5 Milliarden Euro (davon anteilsmäßig 2,5 Milliarden Euro Therapiekosten) jährlich ausgehen, sondern sind vermutlich schon bei weit über 20 Milliarden Euro jährlich angekommen. Wie die Krebskosten-Balance heute, im Jahre 2016, aussieht, ist aktuell nicht zu ermitteln. Vielleicht können wir uns schon bald unsere eigenen Therapierichtlinien nicht mehr leisten.

Am Ende ist der wirtschaftliche Faktor entscheidend, den die neuen Krebsmittel in die Gleichung einbringen. Verständlicherweise folgt die Pharmaindustrie, wie auch anders nicht vorstellbar, den Gesetzen der Marktwirtschaft. Auch wenn es aus ethischen Gründen heute noch niemanden wirklich interessiert, wie viel die Mittel kosten, gibt es auch Studien zur Wirtschaftlichkeit von Krebsmitteln im Vergleich zu den Kosten für andere, ebenso wichtige medizinische Maßnahmen – und dabei kommen die neuen Krebsmittel nicht gut weg.

Die pharmazeutische Industrie macht es geschickt: Dort, wo am meisten Geld vorhanden ist, sind die Mittel am teuersten. Leider gibt es trotz der leicht verbesserten Überlebensquoten auch weniger gute Nachrichten, die nicht ewig verschwiegen werden können: Die Effizienz bleibt immer weiter hinter den steigenden Kosten zurück. Bisher ist kein neues schulmedizinisches Mittel entwickelt worden, das für den Preis, den es kostet, auch entsprechend viel hilft.

Eine überraschende Ausnahme könnten da die homöopathischen Medikamente sein, die im Kostenvergleich deutlich günstiger abschneiden. Wie gut sie im statistischen Vergleich sind, wird an anderer Stelle dargestellt. In jedem Fall sind aber als Alternative durchaus akzeptabel.

KAPITEL 7:
KREBS – EINE AUSSTERBENDE
ERKRANKUNG? DIE STATISTIK

In diesem Kapitel geht es um ein sehr wichtiges und gleichzeitig schwer zu erklärendes Thema: Woher weiß man, welche Behandlung bei Krebs sinnvoll ist, und welche nicht?

Gleichzeitig wird beleuchtet wo die meisten Menschen an Krebs erkranken und ob sich Faktoren wie Hautfarbe oder Lebensumstände auf die Häufigkeit von Krebs auswirken.

Zusätzlich wird erklärt, wie man Überlebensstatistiken lesen und verstehen soll und warum eine Statistik immer nur etwas über die allgemeine Situation aussagen kann, aber niemals etwas konkret zu einer Person.

Fallbeispiel: K. K., neugeborener Junge, Medulloblastom

Das 11 Tage alte Baby K. K. wurde am 4.10.2004 in der PBHRF vorgestellt, da direkt nach der Geburt eine abnorme Vergrößerung im Kopf festgestellt wurde, zusammen mit Verhaltensauffälligkeiten. Am 22.9. war im Computertomogramm der Befund erstellt worden»... CT-Befund deutet auf ca. 30 ml Bluterguss in der Mittellinie der hinteren Schädelgrube (Fossa cranii posterior) mit Hydrozephalus (»Wasserkopf«). Tentoriell subdurales Hämatom und subarachnoidales Hämatom ...« Am 27.09.2004 zeigte eine NMR »... zerebellar im Kleinhirnwurm (Vermis) solide raumgreifende Läsion mit Obstruktion Hydrozephalus? Medulloblastom ...«

Es wurde das Banerji-Protokoll™ verabreicht:
- Ruta graveolens 6C 2 x täglich
- Calcarea phosphorica D3 2 x täglich
- Lycopodium clav 30C, flüssig, 2 x 2 Tropfen in etwas Wasser

Bei Krampfanfällen:
- Cuprum metal 6C & im Bedarfsfall,
- Arnica montana 3C im Bedarfsfall wiederholen, ansonsten 2 x täglich 1 Dosis

Nach fünf Monaten waren alle Symptome verschwunden. Der Kopf schrumpfte auf normale Größe. 3,5 Jahre später, am 8.5.2008, stellte das Gehirn-Computertomogramm fest: »... Kontroll-CT zum Fall der hinteren Schädelhöhle zeigt eine fokale Atrophie im Bereich, eine raumgreifende Masse ist nicht erkennbar ...«

Die letzten Kontrollbilder (vor der Drucklegung des Buches »The Banerji Protocols™« 2011) wurden im Juni 2010 vorgenommen: Der Patient führt ein normales Leben und geht zur Schule.

»Jeder Gesunde ist ein Kranker, der es noch nicht weiß.« (Dr. Knock[106])

So zitiert ein populäres Werk[107] (»Die Krankmacher«) von 2005. Wieder ein reißerischer Titel für ein populärwissenschaftliches Buch?

---

106 Jules Romains, 1923, Theaterstück *Dr. Knock oder Der Triumph der Medizin in St. Maurice.*

107 Werner Bartens: »Die Krankmacher: Wie Ärzte und Patienten immer neue Krankheiten erfinden«, Verlag: Knaur TB (1. August 2005). Zu seiner Biografie kann man lesen: Dr. med. Werner Bartens, geboren 1966, hat Medizin, Geschichte und Germanistik studiert. Der Wissenschaftsredakteur der »Süddeutschen Zeitung« wurde u.a. als »Wissenschaftsjournalist des Jahres« ausgezeichnet. Er hat als Arzt und in der Forschung gearbeitet und ist Autor von Bestsellern wie das »Ärztehasser-Buch«.

Mitnichten. Das wichtigste Institut in Deutschland zur Registrie-rung von Krebsfällen ist das »Robert Koch-Institut – Gesellschaft der epidemiologischen Krebsregister in Deutschland e. V.« Dieses Zent-rum urteilt wie folgt zur Situation:[108]

»Prostata, Lunge und Darm sind die häufigsten Krebslokalisationen bei Männern. Seit einigen Jahren treten bei Frauen unter 40 Jahren in Deutschland so viele Erkrankungen an Lungenkrebs auf wie unter gleichaltrigen Männern … Aufgrund der demografischen Entwicklung in Deutschland ist zwischen 2010 und 2030 mit einem Anstieg der Krebsneuerkrankungen um gut 20 % zu rechnen.«

Einer der Gründe für steigende Angst vor Krebs ist die ständige Konfrontation mit Statistiken, die dem Leser klarzumachen versuchen, dass jeder Fluchtversuch sinnlos sei. Da scheint es am besten, sich schon gleich die besten Ärzte, Mittel oder Krankenhäuser auszusu-chen, um sozusagen für den »Ernstfall« gerüstet zu sein.

Dabei muss man davon ausgehen, dass in Deutschland jährlich etwa 450 000 Menschen mit Krebs kämpfen. Davon verstirbt etwa ein Drittel, das sind ca. 130 000–150 000 Personen pro Jahr. Im folgenden Jahr kommen entsprechend viele neue Fälle hinzu. So bleibt alles in der Waage, und die Gesamtzahl der Patienten steigt langsam an, be-haupten die Statistiken.

Nun muss das allein noch nicht allzu viel bedeuten. In der Erläute-rung zur Datengewinnung 2010 steht ebenfalls zu lesen, dass erst seit 2009/2010 eine systematische Registrierung aus allen Bundesländern zentral aufgenommen wird, und die Überlebensdaten sind noch nicht einmal heute (2016) alle erfasst. Wir wissen noch gar nicht genau, wie viele der Patienten heute noch leben, die erst 2010 erfasst wurden, oder wie viele der »Neuen« in der Zwischenzeit verstorben sind. Da-durch verschiebt sich natürlich der Blickwinkel zugunsten einer »Zu-

---

108 Krebs in Deutschland 2009/2010. 9. Ausgabe. Robert Koch-Institut (Hrsg.) und die Gesellschaft der epidemiologischen Krebsregister in Deutschland e.V. (Hrsg.). Berlin, 2013.

nahme« von Fällen, die keineswegs real sein muss: Es werden weiter Fälle gemeldet, die bisher zwar existierten, aber noch nicht in die Statistik Aufnahme gefunden hatten.

Auf der anderen Seite ist diese theoretische »Zunahme« durchaus wünschenswert, und zwar, wenn man damit die Überlebenszeit verlängert sieht: Je mehr Patienten »mit Krebs leben« statt »an Krebs zu sterben«, desto besser sind die Therapiechancen.

Die Überlebensraten steigen, auch bei Anwendung schulmedizinischer Therapie!

Es gibt zum Thema der statistischen Beurteilung von Krebs einige positive Aspekte festzuhalten, beispielweise das schon erwähnte zentrale Register in Deutschland, wo seit 2010 die Patienten und die Geheilten gelistet werden. Diese Daten gehen weiter an ein europäisches Zentrum, das der WHO (Weltgesundheitsorganisation) angeschlossen ist und weltweit die Daten erfasst.

In einer jüngeren Publikation, der ersten globalen Krebsstatistik weltweit, kann man Daten aus aller Welt miteinander vergleichen. Im Wesentlichen urteilt diese Institution, »Eurocare«[109], im Rahmen der »IARC: International Agency for Research in Cancer« der WHO[110, 111]

»In dieser retrospektiven Beobachtungsstudie wurden Daten aus 107 Krebsregistern von über 10 Millionen Krebspatienten analysiert, die bis 2007 diagnostiziert, und bis 2008 weiterverfolgt wurden. Eine

109 http://www.eurocare.it/
110 http://www.iarc.fr/
111 In this retrospective observational study, we analysed data from 107 cancer registries for more than 10 million patients with cancer diagnosed up to 2007 and followed up to 2008. Uniform quality control procedures were applied to all datasets. For patients diagnosed 2000–07, we calculated 5-year relative survival for 46 cancers weighted by age and country. We also calculated country-specific and age-specific survival for ten common cancers, together with survival differences between time periods (for 1999–2001, 2002–04, and 2005–07).

gleichmäßige Qualitätskontrolle wurde zu allen Daten angewendet. Bei Patienten mit Diagnosen zwischen 2000 und 2007 wurde eine Überlebensrechnung auf 5 Jahre nach Land und Alter zur Anwendung auf 46 Krebsarten eingesetzt. Ebenso berechneten wir eine Landes- und Krebs-spezifische Überlebensrate für die zehn häufigsten Krebsarten, nach Zeitabschnitten (für 1999–2001, 2002–2004 und 2005–2007)«.

Ergebnisse[112]

Die durchschnittliche 5-Jahres-Überlebensrate stieg insgesamt gleichmäßig in allen europäischen Regionen an. Die wichtigsten Verbesserungen zwischen 1999–2001 und 2005–2007 fanden sich bei:

* Prostatakrebs: von 73,4% im 95-%-Konfidenzintervall [113] (72,9–73,9%) auf 81,7% (95-%-Intervall von 81,3–82,1%)
* Non-Hodgkin-Lymphom: von 53,8% (53,3–54,4%) auf 60,4% (60,0–60,9)
* Rektum-Krebs von 52,1% [51,6–52,6%] auf 57,6% [57,1–58,1%]).

Die Überlebensraten in Osteuropa waren insgesamt niedriger und lagen unter dem europäischen Durchschnitt, besonders für Krebsarten mit guter oder mittlerer Prognose, während die Überlebensraten in Nord-, Zentral- und Südeuropa maximal waren.

Vermutlich hat die Einführung der neuen Krebstherapeutika im wirtschaftlich besser gestellten Teil Europas durchaus etwas bewirkt:

---

112 Findings: 5-year relative survival generally increased steadily over time for all European regions. The largest increases from 1999–2001 to 2005–07 were for prostate cancer (73·4% [95% CI 72·9–73·9] vs 81·7% [81·3–82·1]), non-Hodgkin lymphoma (53·8% [53·3–54·4] vs 60·4% [60·0–60·9]), and rectal cancer (52·1% [51·6–52·6] vs 57·6% [57·1–58·1]). Survival in eastern Europe was generally low and below the European mean, particularly for cancers with good or intermediate prognosis. Survival was highest for northern, central, and southern Europe.

113 Der statistische Fachausdruck »Konfidenzintervall« soll aussagen, dass diese Behauptung der Verbesserung für mindestens 95% der gemeldeten Fälle zutrifft. Die Abweichungen sind im Anschluss in Klammern angegeben. Zu Begriffen der Statistik später mehr.

eine höhere Überlebenschance im Schnitt um geschätzte 5–8% für die gängigen Krebsarten.

Leider zeichnet sich Deutschland nicht als ein Staat mit weitverbreitetem Optimismus aus. Fast zur selben Zeit, zu der diese durchaus positiven Feststellungen der IARC veröffentlicht wurden, findet sich im »Spiegel« vom 21.2.2013 dieser Artikel:[114]

»Studie zur Krebsgefahr: Sorgenvoller Blick in die Zukunft:
Der demografische Wandel bereitet deutschen Onkologen Sorgen. Eine Studie zeigt jetzt: Bis 2020 wird es nicht nur mehr Krebsdiagnosen geben, sondern auch weniger Spezialisten. Ältere Patienten und regionale Unterschiede drohen zum Problem zu werden.«

Wenn man dieser Nachricht nachgehen möchte, kann man in der Tat in den Tabellen der IARC folgende Kuriositäten finden Darin wird das relative Risiko, Krebs zu bekommen, in Fällen pro 100 000 Einwohner wiedergegeben, jeweils für die bezeichnete Region. Aufgelistet werden die spezielle Häufigkeit der »Top Ten«, das heißt der häufigsten Krebstypen in der Region, sowie das »Gesamtrisiko, an irgendeinem Krebstyp« zu erkranken.

Diese Daten stammen von IARC und sind von der WHO abgesegnet:

Die zehn wichtigsten Krebstypen mit der »relativen standarisierten Häufigkeit des Auftretens pro 100 000 Einwohner«

Deutschland, Bremen (verglichene Einwohnerzahl 1 Mio)

Männer		Frauen	
Weißer Hautkrebs	89,7	Brust	85,2
Prostata	68,8	Weißer Hautkrebs	64,8
Trachea, Bronchien und Lunge	61,0	Trachea, Bronchien und Lunge	25,8
Blase	26,8	Dickdarm	19,2
Dickdarm	24,5	Gebärmutterkörper	13,3

---

114 http://www.spiegel.de/forum/gesundheit/studie-zur-krebsgefahr-sorgenvoller-blick-die-zukunft-thread-83439-1.html

Enddarm	18,7	Ovar	10,6
Niere	11,2	Enddarm	10,2
Non-Hodgkin-Lymphom	10,8	Non-Hodgkin-Lymphom	8,2
Magen	10,8	Gebärmutterhals	8,2
Pankreas	10,1	Malignes Melanom	8,0
Alle zusammen	439,7	Alle zusammen	328,7

Deutschland, München (verglichene Einwohnerzahl 12 Mio)

Männer		Frauen	
Prostata	82,5	Brust	86,4
Trachea, Bronchien und Lunge	33,8	Dickdarm	18,1
Dickdarm	26,7	Trachea, Bronchien und Lunge	15,4
Blase	21,0	Gebärmutterkörper	12,5
Enddarm	17,6	Malignes Melanom	12,4
Malignes Melanom	13,0	Eierstock	10,1
Niere	11,8	Schilddrüse	9,9
Magen	11,1	Enddarm	9,3
Hoden	9,3	Gebärmutterhals	7,1
Pankreas	9,3	Non-Hodgkin-Lymphom	6,7
Alle zusammen	324,2	Alle zusammen	253,3

Es macht scheinbar einen gewaltigen Unterschied, ob man im Norden oder im Süden Deutschlands lebt, und zwar nicht nur für den Krebstyp, sondern auch für die Häufigkeit des Krebsgeschehens. So steht in Bremen an erster Stelle für Männer der »Hautkrebs«, wo es doch eigentlich weniger Sonnentage in Bremen als in München geben sollte.

Der Unterschied zur Inzidenz und zum Überleben zum Beispiel für Männer zwischen Bremen und München macht weit mehr als 25% aus! Auf 3 Krebskranke in München kommen 4 Krebskranke in Bremen. Was haben die Münchner, was die Bremer nicht haben?

Statistische Erhebungen

Ein statistischer Vergleich ist die Waagschale, nach der über Sinn und Unsinn einer Behandlung entschieden wird. Statistiken sind die Dreh- und Angelpunkte für die moderne Medizin. Alles, was ein Arzt unternimmt, muss er ethisch und moralisch verantworten können, und das geschieht mithilfe eines statistischen Vergleichs der Behandlungsmethoden.

Aber nicht nur Patienten werden auf Statistiken eingeschworen, wenn man ihnen anhand eines solchen Vergleichs klarzumachen versucht, dass ihre Entscheidung die richtige ist: Auch die meisten Ärzte werden ganz genauso darauf eingeschworen. Es gibt kein Fachsymposium zur Krebstherapie, bei dem es nicht in erster Linie um statistische Vergleiche zur Überlebenschance mit neuen oder veränderten Therapieprotokollen geht. Dabei ist das korrekte Verstehen und Interpretieren von Statistiken keineswegs einfach. Es ist sogar so kompliziert, dass es dafür Spezialisten gibt, die sich ausschließlich darauf konzentrieren, anderen Kollegen die Studien zu erklären.

Es ist an der Zeit, sich zu fragen, was Statistik eigentlich ist und wo ihre Stärken und Schwächen liegen.

Stärken und Schwächen der Statistik

Ein Professor für Statistik begann einmal seine Vorlesung mit der Frage:»Wenn man hundertmal eine Münze wirft, wie hoch ist die Wahrscheinlichkeit, dass sie Kopf oder Zahl zeigt?«

Die Antwort sollte 50% für beide Seiten ergeben. Dem ist aber nicht so, denn man muss zusätzlich die Wahrscheinlichkeit berücksichtigen, dass die Münze auf der Kante stehen bleibt.

Die erste Erkenntnis lautet demnach:
Das Ergebnis ist meistens überraschend und anders als erwartet.

Ein weiteres Beispiel:
Man stelle vier Aquarien auf und fülle eines mit 40 Fischen. Dann entnehme man dem ersten Becken 10 Fische und fülle diese in das zweite Becken, dann weitere 10 in das dritte Becken und zuletzt noch einmal

10 für das vierte Becken. Bei allen folgenden Experimenten mit den Tieren sollten dann ähnliche Ergebnisse zu erwarten sein, was aber nicht zutrifft. Warum nicht? Hier ist schon der Versuchsaufbau falsch. Die 10 übrig gebliebenen Fische des ersten Beckens sind die fitten Exemplare, die sich nicht haben fangen lassen, während die im zweiten Becken, das wir zuerst gefüllt haben, ganz offensichtlich die langsamsten sind, die auch in der Natur am schnellsten gefressen werden würden. Egal welche Versuche wir nun mit den jeweils 10 Fischen in den jeweils 4 Becken anstellen: Kein Becken ist vergleichbar mit den folgenden, und jedes Becken unterscheidet sich graduell von den vorherigen.

Die zweite Erkenntnis lautet:
Nicht jede Statistik gibt korrekte Antworten. Die häufigsten Irrtümer ergeben sich aus falsch durchdachten Versuchsaufbauten.

Als dritte Erkenntnis gesellt sich dazu:
Die Statistik kann uns nur Antworten auf die Fragen geben, die wir auch gestellt haben, niemals aber auf eine Frage, die wir nicht gestellt haben.

Aus dem bisher Gesagten können wir erkennen:
• Lerne, die richtigen Fragen zu stellen.
• Lerne, den Aufbau des Versuchs möglichst fehlerfrei zu gestalten.

Zunächst muss festgehalten werden, dass die Statistik eine mathematische Wissenschaft ist, die sich auf wiederholbare Prozesse anwenden lässt. Jedem ist klar, dass der Krebs bei Herrn Meyer nicht derselbe sein kann wie bei Herrn Müller, auch wenn beide Prostatakrebs haben. Ist es also dieselbe »Münze«, die da geworfen wird, mal Kopf, mal Zahl, mal Leben, mal Tod?

Stärken der Statistik

Jeder Mensch hat schon einmal gehört, dass man »Äpfel nicht mit Birnen« vergleichen kann. Aber ist das richtig? Vielleicht ist es nur eine Frage der entsprechend hohen Anzahl von Fällen? Wer sind die Äpfel, wer die Birnen? Äpfel mit Äpfeln zusammennehmen nennt man »zählen«, aber Äpfel und Birnen?

Bei Statistiken geht es immer nur um Wahrscheinlichkeiten. Ein gutes Beispiel zum besseren Verständnis ist das Lotto: Praktisch jede Woche wird ein Gewinner bekannt, der eine unvorstellbare Summe gewonnen hat. Die reale Chance jedoch, dass ein Individuum konkret eine Million im Lotto gewinnt, ist »statistisch« verschwindend gering, das heißt, sie liegt bei ca. 1:14 Millionen. Das hält aber niemanden davon ab, jede Woche brav seinen Wettschein abzugeben.

Wenn es einen Punkt gibt, an dem sich die moderne Wissenschaft längst auf das Unschärfeprinzip eingelassen hat, dann ist das die Statistik. An anderer Stelle wurde bereits gesagt, dass »lineares Denken«, also die Projektion einer Reihe von Ereignissen aus dem Erkennen der einzelnen Ereignisse in dieselbe Richtung, nicht länger den Gesetzen der modernen Erkenntnistheorie entspricht. Aus der Beobachtung eines Einzelnen lässt sich schon lange nicht mehr folgern, was ein anderer machen wird. Aus der Heilung bei Paula folgert noch lange nicht die Heilung von Hans.

Im Verhalten biologischer Systeme können fünf Schritte nach geradeaus erfolgen, und der sechste Schritt kann nach rechts gehen. Um solch ein Verhalten vorauszusehen, verwendet man Statistik. Manchmal reicht es, vier oder fünf Individuen zu beobachten, insbesondere dann, wenn der nächste Schritt immer gleich ausfällt, egal wie lange man die Versuchsreihe fortsetzt. Was das Beispiel Krebspatient betrifft, würde man sagen, es ist unerheblich, ob man die Patienten 6 oder 8 Jahre weiter beobachtet: Wenn jemand 5 Jahre nach der Diagnose noch lebt, ist es eher wahrscheinlich, dass er an etwas anderem stirbt als an der Diagnose Krebs.

Manchmal muss man aber extrem viele Schritte verfolgen oder extrem viele Individuen beobachten. Je breiter »die Streuung« der Ereignisse, je seltsamer das Verhalten der einzelnen Individuen, desto größer die Versuchsreihe. In unserem Krebsmodell trifft dies auf die Behandlung zu: Je größer die Unterschiede bei der Behandlung sind, desto schwerer kann man die Ergebnisse miteinander in Verbindung bringen.

Folglich versucht man, die Unterschiede zwischen den zu untersuchenden Gruppen so gering wie möglich zu halten, indem man die Kontrollgruppe und die Versuchsgruppe so gestaltet, dass sie sich nur in einem einzigen Merkmal unterscheiden.

Zweifellos gibt es mathematische Modelle, um biologische und mathematische Prozesse vergleichbar zu machen. Technisch nennt man so etwas »randomisieren«: Man versucht, gleiche oder wenigstens ähnliche Fälle miteinander zu vergleichen.

Konfidenzintervall

Jedem ist klar, dass kein Mensch mit einem anderen vergleichbar ist. Schon der deutsche Mathematiker Friedrich Gauß entwickelte daher seine »Glockenkurve«: Er schlug vor, stark abweichende Ergebnisse im oberen und unteren Bereich »abzuschneiden«.[115] Der mittlere Bereich von etwa 90% beinhaltet so die Verteilung der Ergebnisse, und die untersten 5% und die obersten 5% werden als Abweichung aus der Beschreibung herausgenommen. Man sagt dann, das »Konfidenzintervall beträgt +/- 5%«, und drückt die Abweichung in absoluten Zahlen aus. Bei dem abgebildeten Beispiel würde man sagen: bei –2 und +2 schneidet die Kurve die 5-%-Achse: Der mittlere Bereich beschreibt 90%, die Randbereiche bleiben außen vor.

---

115 https://de.wikipedia.org/wiki/Normalverteilung#/media/File:Gauss_dichtefunktion. svg StefanPohl – Eigenes Werk

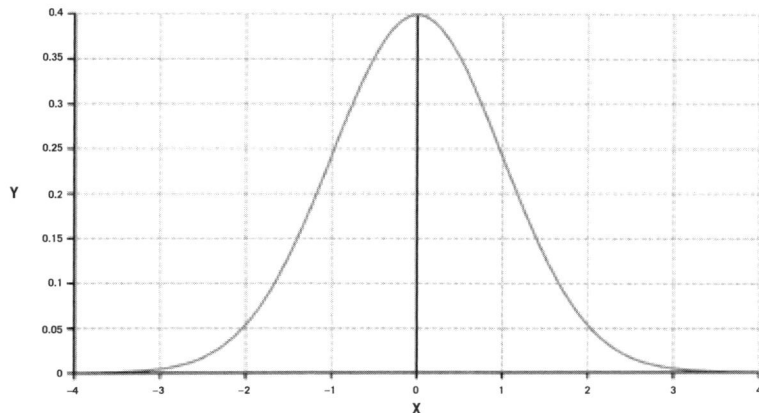

Abbildung 4: Gauß'sche Glockenkurve

Zwei weitere Verteilungstypen sind die Standardnormal-Verteilung und die Chi-Quadrat-Verteilung mit ihren entsprechenden »Quantilen«.[116] Diagramme, die ebenfalls sehr gern bei statistischen Beschreibungen von Ereignissen in der Medizin eingesetzt werden.

Oft wird erst anhand der statistischen Beschreibung einer Studie festgestellt, welchen Einfluss die Veränderung hatte, weil zum Zeitpunkt der Messung ein direkter Vergleich nicht sichtbar wurde.

Ein Arzt, der 100 Patienten mit Chemotherapie aus vier Stoffen behandelt, und gleichzeitig andere 100 Patienten mit Chemotherapie aus fünf Stoffen behandelt, soll aussagen, welche Gruppe bessere Überlebenschancen hat. Beide Patientengruppen wurden »randomisiert«, also prinzipiell vergleichbar gemacht. Trotzdem könnte er »aus dem Gefühl heraus« niemals sagen, was besser ist, selbst wenn der 83. Patient der einen oder der anderen Gruppe verstorben ist. Muss er also warten, bis alle verstorben sind, um dann festzustellen, welche von beiden Gruppen länger ausgehalten hat? Wie wenige Studien würde

116 In: Wikipedia: https://de.wikipedia.org/wiki/Normalverteilung#/media/File:Gauss_dichtefunktion.svg René Schwarz – Eigenes Werk, SVG Version of File:Quantile graph.png with some corrections

das praktisch geben, wenn wir bei jeder Änderung wieder 10 oder 12 Jahre warten müssten? Darum bleibt nichts anderes übrig, als eine statistisch-mathematische Analyse vorzunehmen. Die »Hochrechnung« des Ergebnisses aus den bisher bekannten Daten erlaubt es nicht nur, schon bald eine Aussage darüber zu machen, was vermutlich besser sein wird, sondern man kann sogar noch während der Studie »nachbessern« und Veränderungen einfügen, wenn sich zeigen sollte, dass die »zu erwartenden Abweichungen« sehr groß sein werden, egal ob zum Vorteil oder zum Nachteil der einen oder anderen Gruppe.

Dafür braucht man solche komplizierten Formeln wie die »Bestimmung von Quantilen« und viele andere mathematische Operatoren.

Hier die grafische Beschreibung:

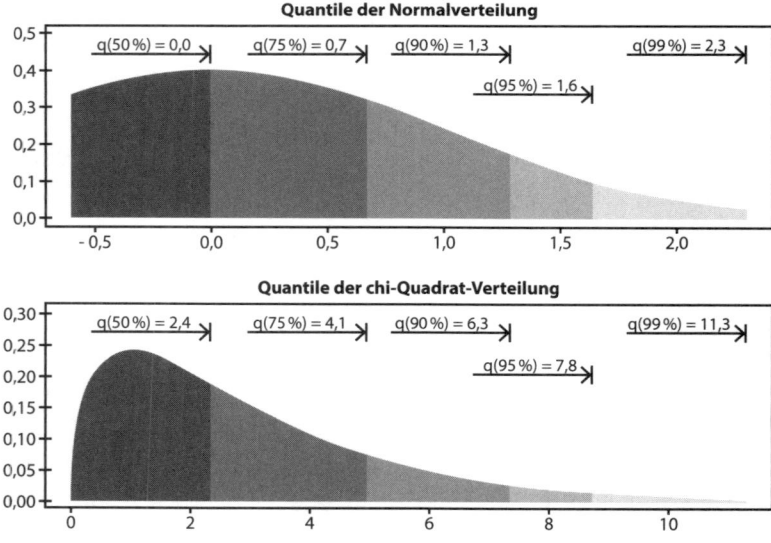

Abbildung 5:Grafische Darstellung der Standardnormal- und Chi-Quadrat-Verteilung.

Eine Standardnormal-Verteilung reicht in ihrer Aussagekraft für medizinische Studien oft nicht aus, da man die Veränderungen zwischen der Studie »A« und der Studie »B« nicht wirklich messen kann, sondern schätzen muss. In vielen Fällen wendet man dann eine andere statistische Beschreibung an, die »Chi-Quadrat-Verteilung«. Diese ermöglicht das Einschätzen eines vermutlichen Zusammenhangs zwischen der veränderten Studie »B« im Vergleich zur Studie »A« ohne exakte Messdaten einholen zu müssen.

Solche statistischen Kurven können sehr viel Aufschluss darüber geben, wie sinnvoll eine bestimmte Behandlung ist. Da die Verteilung der Patienten (→ ihr Todeszeitpunkt) nicht linear verläuft, sondern einige rasch verstarben, andere sehr spät, braucht man solche Kurvendiagramme. Allgemein gilt für Krebsstatistiken, dass man die Ereignisse (z.b. »eingetretener Tod«) bis 5 Jahre nach Beginn der Therapie (oder auch: nach der Diagnose) verfolgt, und ein »Konfidenzintervall«, also eine Abweichungstoleranz von maximal 5 %, anstrebt.

Um einen akzeptablen Vergleich zwischen statistischen Ereignissen wie »Tod« oder »Überleben« beschreiben zu können, braucht man »Standards« und hohe Zahlen von ähnlichen Fällen: Man sammelt so lange Fälle, bis das Experiment (z.B. eine bestimmte Behandlung) ein immer ähnlicheres Ergebnis erbringt: Dieses »als ähnlich« bezeichnete Ergebnis (Überleben) betrachten wir als »95 %ige Wahrscheinlichkeit«.

Der sogenannte »Goldstandard« (der Renner) in der Medizin der Wahrscheinlichkeiten ist die »doppelblinde, randomisierte Kontrollstudie«. Damit will man ausdrücken, dass in der jeweiligen Studie die verschiedenen Teilnehmer per Zufall nach Gruppen geordnet wurden, mit jeder vergleichbaren Gruppe identisch verfahren wurde und weder die Versuchspersonen noch die Untersucher wussten, wer was zu welchem Zeitpunkt erhalten hat. Wenn so etwas korrekt aufgebaut wurde, werden die Ergebnisse einer solchen Studie als unantastbar und richtig gewertet.[117]

---

117 Gerechterweise muss man sagen, dass solche Versuchsaufbauten extrem schwer zu gestalten sind und in einigen Fällen, selbst solchen, wo man sich sicher war, alles richtig gemacht zu haben, im Nachhinein doch als »falsch« gewertet werden mussten.

Überlebensstatistiken

Statistiken machen keine Aussagen über die Individuen, sie machen nur Aussagen über die allgemeine Entwicklung:

Allein aufgrund einer Statistik kann man nie wissen, wer konkret vom Krebs geheilt werden kann und wer nicht.

Das kann natürlich niemanden davon abhalten, die Behandlung durchzuführen, denn Mediziner müssen einen Patienten in jedem Fall behandeln. Schließlich wäre es moralisch unvertretbar, dem Patienten zu erklären, man wisse doch, dass er in drei Monaten versterben würde, wozu dann die Mühe? Ganz im Gegenteil: Gerade weil die Statistiken unpersönlich ausfallen, hat bis zuletzt **jeder** das Recht darauf, weiterbehandelt zu werden. In der Komplementärmedizin gibt es einen Ausdruck, vor dem man sich im höchsten Grade hüten muss, und das gilt für den Arzt ebenso wie für den Patienten: die »Eieruhr«!

Kein Heiler der Welt hat das Recht, einem Menschen die Eieruhr zu stellen

So nennt man das, wenn der Kollege bei der Diagnose erklärt: »Tja, so wie es aussieht, haben Sie noch sechs Monate zu leben.« Ein solches Verhalten ist unverantwortlich! Gerade sensible Menschen fangen ab dem Moment eines solchen Spruches an, ihre Tage rückwärts zu zählen, egal ob die Behandlung anschlägt oder nicht. Solche Äußerungen sind geradezu »schwarze Magie«: Sie veranlassen den Patienten, aufzugeben, seine Heilungschancen reduziert zu sehen und nicht weiter zu kämpfen. Wiederholt habe ich gesagt: Krebs ist eine Diagnose, bei der man sein Leben ändern muss. Welchen Sinn ergibt es, wenn ich doch in sechs Monaten von der Bühne abtreten muss? Indem ich so denke, ändere ich nichts, kämpfe weniger und bin automatisch bereits Kandidat, um nach der gestellten »Uhr« zu versterben.

Hier hilft der Gedanke an Paracelsus' Lieblingsspruch: »Es gibt keine tödlichen Krankheiten, nur kranke Menschen.«

Die Schulmedizin hat sich darauf geeinigt, Krebs als »besiegt« zu betrachten, wenn der Patient fünf Jahre nach der Diagnose noch am Leben ist. Wenn dieselben Patienten eine Woche nach der Erhebung versterben, fallen sie unter der »Kurve« nach rechts heraus und beeinflussen das Ergebnis nicht mehr, ihr Tod zählt nicht mehr mit. Man könnte sarkastisch sagen: Sie sind als »geheilt« verstorben. Es ist eigentlich auch unerheblich, ob sie im Moment der statistischen Erhebung Krebsgeschwüre haben: Wenn sie noch leben, zählt man sie als »gesund«, und ab diesem Zeitpunkt kann man sie aus der weiteren Statistik herausnehmen und durch neue »noch Kranke« ersetzen.

In der Beschreibung der IARC wird dies auch zum Ausdruck gebracht. Es heißt: »Das durchschnittliche *5-Jahres-Überleben* stieg insgesamt gleichmäßig in allen europäischen Regionen an.«

Die Überlebensraten werden nach verschiedenen Kriterien berechnet. Es gibt »*globales Überleben*« nach einem gewissen Zeitpunkt (z.b. 5 Jahre), Überlebensraten für Patienten nach der Therapie für 6, 12 oder 24 Monate (»mittleres Überleben«) oder Anzahl der Patienten, bei denen nach einem festgesetzten Zeitraum »keine Krebsaktivität mittels herkömmlicher Diagnoseverfahren« mehr festgestellt werden konnte.

Überlebensraten: Wer stirbt, zählt nicht mehr mit …

Um besser verstehen zu können, wer überlebt und wie lange jeder überlebt, wer also »seinen Krebs besiegt hat«, muss zunächst festgehalten werden, wie »Überleben« definiert wird. Für die normale Statistik wird der Patient nach einem gewissen Zeitraum als »gesund« aus der Zählung genommen und auf die »Seite der Gesunden« gerechnet. Allerdings reicht es dem Patienten wohl kaum aus, zu sagen, »er habe fünf Jahre überlebt«. Man müsste nach einem gewissen Zeitraum der Beobachtung nachweisen können, dass der Patient keinen Krebs mehr hat!

Natürlich kann nicht jeder Patient für den Rest seines Lebens regelmäßig weiterverfolgt werden, die Kosten und die Datenflut wären unüberschaubar. Außerdem bliebe dann noch das Problem mit all den anderen Risiken, aufgrund derer wir zu Tode kommen können, wie zum Beispiel Straßenverkehr. Was passiert, wenn der Patient, den wir gerade »geheilt hatten«, am Tag vor dem Stichtermin von einem Taxi überrollt wird? Oder wenn er bei einem Flugzeugabsturz ums Leben kommt? Zählt er mit, als »vom Krebs geheilt«, um dann an etwas anderem gestorben zu sein; oder zählt er nicht mit?

Man merkt schon, das Thema hat etwas Zynisches, das die persönliche Tragik des Einzelnen zu einem Punkt in einer Grafik reduziert und eher an ein Computerspiel erinnert.

Die Ersteller der Statistiken einigten sich auf zwei unterschiedliche Zählmethoden: Das *»absolute Überleben«,* also Patienten in unserer Liste, die nach einem vorher festgesetzten Zeitpunkt noch leben, und das *»relative Überleben«,* das heißt Patienten, deren Überlebenszeit verglichen wird mit der Lebensspanne, die ein anderer, beliebiger Mensch im vergleichbaren Alter und mit gleichen Gepflogenheiten noch zu leben hätte.

Beim *»absoluten Überleben«* wird eine Zeitspanne ausgemacht, nach der die angegebenen Prozent der Patienten noch leben. Die Überlebensrate nach 5 Jahren bei Diagnose »Prostatakrebs« liegt heute bei 0,82, während ein »Bauchspeicheldrüsenkrebs« bei etwa 0,08 liegt: Ein Patient mit Prostatakrebs ist bei heutiger Diagnosestellung mit etwa 82%iger Sicherheit in fünf Jahren noch am Leben, wohingegen von Patienten mit Bauchspeicheldrüsenkrebs nach fünf Jahren nur noch 8% leben und 92% verstorben sind.

Beim *»relativen Überleben«* kommen weitere Aspekte hinzu: Wenn mein Patient mit Prostatakrebs beispielsweise schon 84 Jahre alt ist am Tag der Diagnose, ist die Wahrscheinlichkeit, dass er in fünf Jahren noch lebt, alles andere als 82%! Besondere Umstände sollten immer berücksichtigt werden, wie Alter zum Zeitpunkt der Diagnose, gleichzeitig bestehende andere Erkrankungen, Möglichkeiten, die Therapie korrekt ein- bzw. umzusetzen usw.

Ein weiterer Wert bezeichnet das *»mittlere Überleben«.* Diese Zahl hat gar nichts mit den oben genannten zu tun, sondern drückt das genaue Gegenteil aus: Sie bezeichnet den Zeitraum, in dem statistisch die Hälfte der Patienten verstorben ist. Ein »mittleres Überleben von neun Monaten« heißt also, dass die Hälfte der Patienten nach neun Monaten verstorben ist! Dies scheint (aus mir unverständlichen Gründen) die Lieblingsangabe der Statistiker zu sein. Natürlich ist es auch die, die am wenigsten von Laien verstanden wird. Ein gern gelesener Satz könnte dieser sein: »Durch die gezielte Anwendung der monoklonalen Antikörper XYZ konnte das mittlere Überleben von 42 auf 51 Tage angehoben werden.. Das bedeutet, die Hälfte (!) der Patienten hatte neun Tage länger geatmet.

In der Onkologie wird außerdem noch gern vom »*Gesamtüberleben*« gesprochen; dieser Begriff bezieht sich auf den Zeitraum, den der Patient lebt, von der Diagnose an bis zu seinem Dahinscheiden, egal aus welchem Grund. Ferner arbeitet man auch mit dem Begriff »*tumorspezifisches Überleben*«, der sich auf die Lebensspanne bis zum Dahinscheiden durch die Auswirkungen des Tumors bezieht.

In jeder persönlichen Erfahrung mit Krebs passiert es, dass Menschen ihren Lebensraum verlassen, die Behandlung nicht weiter fortsetzen oder dass eine andere Erkrankung auftritt. Auf solche Weise aus einer Studie ausgeschiedene Teilnehmer verändern natürlich das Endergebnis. In den meisten Fällen weiß man als Beobachter gar nicht, ob der Patient nach zwei Jahren noch lebt, verstorben ist, umgezogen ist oder eine ganz andere Therapie angefangen hat. Derartige Änderungen und Ausschlüsse muss man »zensieren«: Man muss die Tabelle der Ergebnisse kürzen und auf die Individuen begrenzen, die man auch weiterverfolgt.

Solche Tabellen, die eine Überlebenszeit beschreiben und dabei die aus der Studie ausgetretenen Patienten mit aufnehmen, ohne dass dies automatisch bedeutet, dass sie am Krebs verstorben sind (vielleicht haben sie die Therapie oder den Wohnort gewechselt oder sind an Herzinfarkt verstorben?), sind die »Überlebenstabellen nach Kaplan Meier«. Das ist an dieser Stelle wichtig, weil die Banerji-Protokolle™

die Kaplan-Meier-Tabellen benutzen, um eine vergleichbare statistische Beschreibung der Überlebenszeit zu geben.

Die Kaplan-Meier-Schätzung zur Überlebenswahrscheinlichkeit ist das Maß der Dinge in den Banerji-Protokollen™ und den meisten ernst zu nehmenden Überlebensstatistiken zum Thema Krebs.

Für *jeden* Patienten, der in diese Statistik aufgenommen wird, berechnet man die *anteilsmäßige Überlebenszeit* in % Wahrscheinlichkeit. Wer zuerst verstorben ist, bekommt die geringste Prozentzahl; wer am längsten lebt, die höchste. Aus diesen Zahlen wird dann der Mittelwert errechnet. Die Summe aller Mittelwerte gibt die Wahrscheinlichkeit an, mit der ein von diesem Krebstyp Betroffener bei dieser Therapie rechnen kann. Die fortschreitende Jahreszahl bei Beginn der Therapie berücksichtigt jeden Monat, den der Patient noch lebt, und lässt relativ präzise Aussagen darüber zu, wie hoch die Wahrscheinlichkeit ist, dass er seinen Krebs überwindet.

Je höher der Schwund aus der Tabelle am Anfang ist, desto aggressiver war der Krebs oder desto schlechter wurde die Therapie vertragen. Der »Trick« bei dieser grafischen Darstellung liegt darin, dass für jeden Patienten, der in die Statistik aufgenommen wurde, eine »relative Überlebenswahrscheinlichkeit« berechnet wurde: also alle, die nach einem Jahr noch leben, alle, die nach zwei Jahren noch leben, alle, die nach drei Jahren noch leben usw. Diese Überlebenswahrscheinlichkeit wird immer höher, je länger der Patient in der Studie verweilt. Man kann natürlich die Studie als »beendet betrachten«, wenn sich die Zahl der Überlebenden nicht mehr ändert. Man weiß, dass zum Beispiel Bauchspeicheldrüsenkrebs nur eine »5-Jahres-Überlebensrate von 8% hat. Wenn weit über die Hälfte der Patienten (→ »Mittleres Überleben«) schon nach 8 Monaten verstorben sind, ist eine Überlebenszeit von 3 Jahren ein absoluter Hit, und die

Wahrscheinlichkeit, dass man dann an Altersschwäche stirbt, recht hoch.

Der Kaplan-Meier-Schätzer bringt eine neue Information in die Statistik: Der einzelne Patient kann anhand seiner persönlichen Überlebenszeit nachsehen, wie hoch seine Chance ist weiterzuleben.

Positive Wirkung des Kaplan-Meier-Schätzers

Der Kaplan-Meier-Schätzer vermittelt den Patienten Optimismus und Lebenswillen und wirkt sich somit förderlich auf ihre Einstellung und ihre Gemütsverfassung aus.

Der Kaplan-Meier-Schätzer verlässt die Monotonie der Kurven und Intervallangaben zu 95 %iger Todes-/Lebensstatistik. Damit vermittelt er jedem Patienten, der sich auf der grafischen Darstellung einordnen kann, ein unmittelbares Bild seiner Überlebenschance: Sobald sich die grafische Darstellung der Überlebensquote nicht mehr ändert, ist der Patient »auf der sicheren Seite«.

In der Welt der Statistik wird nicht in Prozent/Prozentualangaben gerechnet, sondern nach Wahrscheinlichkeiten. Dabei bedeutet »1« = sehr wahrscheinlich (sicher, 100 %), und »0« = nicht wahrscheinlich (nichts, also 0 %), und alle Werte liegen dazwischen. Ein Wert von 0,6 ist also »60 % wahrscheinlich«. Dies ist die Y-Achse auf den Bildern (für nicht Trainierte der senkrechte Pfeil).

Die waagerechte Linie (X-Achse) zeigt die Zeit an. Eine gerade Linie am Ende der Tabelle weist darauf hin, dass die Patienten »weiter«- bzw. »über«-leben. Eine abfallende Linie deutet darauf hin, dass die Patienten aus der Grafik »herausgefallen sind«, also entweder die Behandlung aufgegeben haben oder verstorben sind.

Man kann jetzt diese Dauer der Beobachtung auf zwei, fünf oder zehn Jahre ausdehnen. Bei jeder Kaplan-Meier-Grafik muss also die erste Frage lauten: Von welcher Beobachtungszeit sprechen wir?

Zweitens ist zu beachten, ob wir in der Studie eine Schätzung von

5 oder von 5 000 Patienten vornehmen. Je höher die Patientenzahl, die unter Beobachtung bleibt, desto sicherer das Ergebnis. (Beispiel[118]) Die Überlebensrate 1,0 entspricht 100%, also alle leben. Überlebensrate 0,6 bedeutet, 60% leben noch bzw. es besteht für einen beliebigen Patienten, der an der Studie teilnimmt, eine 60%ige Wahrscheinlichkeit, dass er zum Zeitpunkt noch lebt.

Sobald die Grafik flach nach rechts zeigt, ist der Beobachtungszeitraum »unverändert«, der Patient hat »überlebt« und wird nicht weiterverfolgt. Wie bereits gesagt, liegt dieser Beobachtungszeitpunkt meist bei etwa 5 Jahren (60 Monate).

Die Beliebtheit der Kaplan-Meier-Statistik beruht darauf, dass im Gegensatz zu anderen Statistiken zu jedem Zeitpunkt der Studie eine Überlebenswahrscheinlichkeit des Einzelnen angegeben wird. Ist ein Patient erst einmal in der unveränderlichen geraden, nach rechts ausgerichteten Linie des Diagramms angekommen, dann ist die Wahrscheinlichkeit, dass er danach noch an Krebs verstirbt, verschwindend gering. Es ist für einen Patienten also ein positives Ziel, im geraden Teil der Linie anzukommen. Wann der beginnt, kann man für jeden Krebstyp nachsehen.

---

118 Deutsches Ärzteblatt, Jg 108, Heft 10; 11.3.2011:

Fallbeispiele

Banerji-Protokoll™ zur Therapie bei Gehirntumor (Gliom)[119]

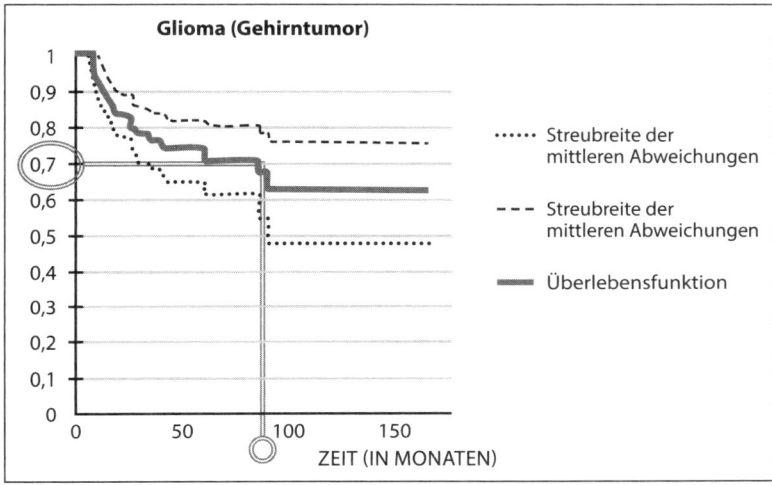

Glioma (Gehirntumor)

······ Streubreite der mittleren Abweichungen

--- Streubreite der mittleren Abweichungen

── Überlebensfunktion

ZEIT (IN MONATEN)

Abbildung 6: Kaplan-Meier-Schätzer zu einer realen Therapie mit Banerji-Protokoll™: Glioma (Gehirntumor) Überlebensrate in Monaten

Die Grafik behauptet, dass ab dem 7. Jahr (oder 84 Monaten) der Therapie und bei weiterer Beobachtung kein Patient mehr verstorben ist bzw. dass eine weitere Verfolgung der Patienten sinnlos geworden ist, weil die Überlebensraten »relativ«, »absolut« oder wie auch immer ausgedrückt von »gesunden Personen« nicht mehr zu unterscheiden sind, und dass die Gehirntumorpatienten nach homöopathischer Behandlung zu *62% noch leben*. Eine derartig unglaubliche Behauptung kann man von keiner Überlebensstatistik nach Chemo-/Radiotherapie auch nur ansatzweise erwarten.

Beispiel Pankreaskarzinom

Zu den sensationellen Ergebnissen bei Therapieoptionen nach Banerji-Protokoll™ zählen Gehirn- und Bauchspeicheldrüsenkrebs. Hier

---

119 Bereits zitiert, aus »The Banerji Protokolls« …

folgen zunächst die Daten der offiziellen Ergebnisse in Deutschland zum Beispiel »Bauchspeicheldrüsenkrebs«:

»Bei Diagnosestellung ist bei nur *15–20%* der Patienten eine kurative Operabilität gegeben. Die operative Letalität liegt in Schwerpunktzentren bei unter 5%. Die 5-Jahres-Überlebensrate nach kurativer chirurgischer Resektion beträgt 20%. Die Gesamt-5-Jahres-Überlebensrate lag 2014 bei 5%. Die mittlere Überlebensrate bei palliativen Maßnahmen beträgt 6–9 Monate.« [120]

Ganz anders dagegen sehen die Chancen für einen Patienten aus, der rechtzeitig ein Banerji-Protokoll™ erhielt.

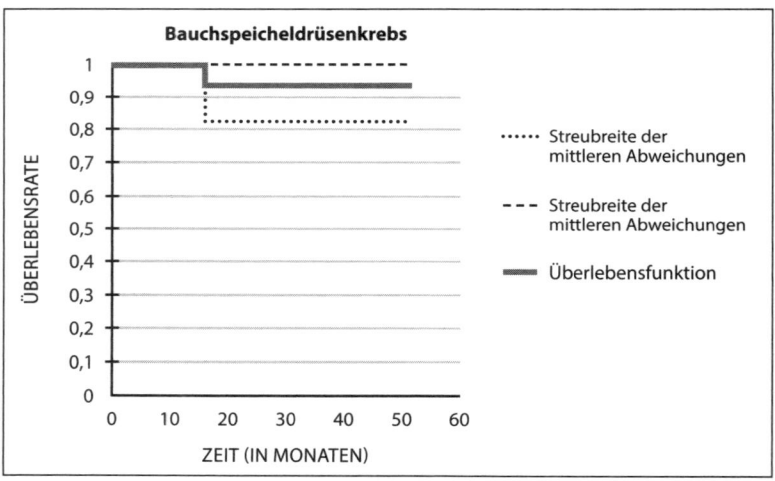

Abbildung 7: Kaplan-Meier-Schätzer: Überlebensgrafik nach Banerji-Protokoll™ bei Bauchspeicheldrüsenkrebs (zitiert aus: Ban Prot ...) siehe oben

Dies ist zweifellos eine der bemerkenswertesten Grafiken, die man in der medizinischen Literatur finden kann: Sie behauptet, das 38 Patienten über vier Jahre verfolgt wurden und dass alle Patienten, die nach 18 Monaten überlebt hatten (nicht weniger als 35!), keine weiteren Anzeichen von Krebs aufwiesen! Wo in der deutschen Statistik von

---

120 Http://flexikon.doccheck.com/de/Pankreaskarzinom

etwa *5 bis 20%* Überleben nach fünf Jahren gesprochen wird, bieten die Banerjis mit homöopathischer Behandlung (ohne Nebenwirkungen und Gewichtsverlust oder Übelkeit ...!) eine Überlebensrate von *90%!*

So etwas kann man nur eine Sensation nennen. Selbst wenn wir Zweifel über die genaue Diagnose oder über die Schwere der Erkrankung bei Beginn der Therapie haben sollten, wäre es die Sache nicht wert gewesen, diese Statistik einmal zu überprüfen? Die Amerikaner in Houston (Texas) haben es getan – und sie haben die Zahlen bestätigt.

DER WERT VON STATISTIKEN

Statistiken beschreiben das allgemeingültige Verhalten einer Gruppe und niemals einen individuellen Krankheitsverlauf. Sie sind sehr wichtig, weil sie dem Menschen so lange Hoffnung auf Überleben schenken, wie noch irgendeine Ziffer in der 5-Jahres-Überlebensrate erscheint, egal wie gering.

Ihre Unparteilichkeit bildet die Basis unserer moralischen Verpflichtung, eine Therapie durchzuführen, sofern die Überlebenswahrscheinlichkeit nicht gegen »null« tendiert.

Man kann die Überlebensraten auf verschiedene Weisen beschreiben. Beliebt ist die »relative und absolute Überlebenszeit«, häufiger aber spricht man von der »mittleren Überlebenszeit«, die eigentlich aussagt, dass die Hälfte der Personen nach der angegebenen Zeit verstorben ist.

Der »freundlichste« Wert ist der »Kaplan-Meier-Schätzer«: Er informiert auf quasi persönliche Weise, wie groß die Wahrscheinlichkeit ist, zu überleben, sowie über die Dauer der Therapie, das heißt, er sagt etwas über die gemittelte Überlebenswahrscheinlichkeit aus im Monat-für-Monat-Takt, stetig steigend.

Die Statistiken für die homöopathische Behandlung nach den Banerji-Protokollen™ zeigen Kaplan-Meier-Schätzer von überwältigend positiven Ergebnissen.

Was sagen die Statistiken über die Häufigkeit von Krebs in Deutschland?

Hat es irgendeine Relevanz für die westlichen Industrieländer, festzustellen, wer durch homöopathische Therapieansätze erfolgreich von Krebs befreit wurde? Kann man die Fälle mit denen in Indien oder in den USA vergleichen, wenn es doch so weit entfernt stattgefunden hat? Gibt es solche Behandlungen überhaupt in Europa?

Zunächst kann man davon ausgehen, dass auch in Indien, wie auch sonst auf der Welt, niemand einfach an Krebs verstirbt, sondern gern eine Behandlung erhalten möchte, um weiterleben zu dürfen. Wie glaubwürdig oder relevant sind nun die Ergebnisse aus Indien? Bekommt man dort schneller einen Pankreas- oder einen Gehirntumor? Vielleicht enthalten die Statistiken ja nur die »leichten Fälle«, und vielleicht wurden diese Fälle vollkommen falsch diagnostiziert?

Zunächst muss festgehalten werden, dass die WHO weltweit ihre Vertrauenspartner hat, die nach immer gleichen Standards Daten ermitteln und zusammentragen. Das tun sie auch in Indien. Dann sollte man sich daran erinnern, dass diese Lawine von Therapieergebnissen in der westlichen Welt erst dann Aufmerksamkeit erreichte, nachdem die CAP-CAM in den USA die Ergebnisse als »real« eingestuft und umgehend Fachleute ausgesandt hatte, um die weitere Betreuung und Beobachtung der Fallstudien vor Ort selbst mitzugestalten. Es sind also keineswegs nur »arme Inder«, die an der Datenbeobachtung beteiligt sind. (Die veröffentlichten Daten stammen von 2012, also 13 Jahre nach Beginn der internationalen Kooperation.)

Falsche Diagnosen, nur leichte Fälle, ausgesuchte Patienten oder ähnliche Fehler beim Erstellen der Statistiken scheinen also eher unwahrscheinlich.

Dazu kommt, dass seit dem Erscheinen dieser Daten weltweit fachlich kompetente Personen zusammengekommen sind, um diese erstaunlichen Erfolge in ihren Ländern nachzuvollziehen. Es ist also tatsächlich so, dass heute in jedem Staat der Erde eine Behandlung mit diesen Mitteln möglich ist, sofern man die homöopathischen Substanzen erhält, wann immer die Diagnosen zu Krebs mit ähnlicher Vorgehensweise gesichert wurde. Doch, wie schlimm steht es um die Inder, wie hoch ist ihr Risiko, als Fallstudie für die Banerjis zu enden?

Indien, New Delhi, (verglichene Einwohnerzahl 13 Mio)

Männer		Frauen	
Trachea, Bronchien und Lunge	13,7	Brust	31,6
Prostata	10,1	Gebärmutterhals	17,7
Larynx	8,0	Eierstock	8,5
Zunge	7,4	Gallenblase usw.	8,0
Weitere nicht näher bez.	6,8	Gebärmutter Körper	4,5
Blase	6,5	Weiter nicht näher bez.	4,2
Non-Hodgkin-Lymphom	5,6	Trachea, Bronchien und Lunge	3,6
Mundraum	5,3	Non-Hodgkin-Lymphom	3,0
Ösophagus	4,9	Ösophagus	2,9
Gallenblase usw.	4,0	Schilddrüse	2,5
Insgesamt	119,7	Insgesamt	118.4

Es wäre sinnvoll, an dieser Stelle an das Krebsrisiko in München zu erinnern:

Deutschland, München (verglichene Einwohnerzahl 12 Mio)

Männer		Frauen	
Prostata	82,5	Brust	86,4
Trachea, Bronchien und Lunge	33,8	Dickdarm	18,1
Dickdarm	26,7	Trachea, Bronchien und Lunge	15,4
Blase	21,0	Gebärmutterkörper	12,5
Enddarm	17,6	Malignes Melanom	12,4
Malignes Melanom	13,0	Eierstock	10,1
Niere	11,8	Schilddrüse	9,9
Magen	11,1	Enddarm	9,3
Hoden	9,3	Gebärmutterhals	7,1
Pankreas	9,3	Non-Hodgkin-Lymphom	6,7
Alle zusammen	324,2	Alle zusammen	253,3

Es fällt auf: In Indien scheint es keinen nennenswerten Unterschied zu geben zwischen Männern und Frauen, was das Risiko angeht, eine Tumorerkrankung zu erleiden. Insgesamt ist das Risiko *dreimal geringer* als in Deutschland. Dabei treten bei Frauen noch die »typischen« Risikobereiche gynäkologischer Tumoren in den Vordergrund, während bei Männern schon die »typischen« Kombinationen Lunge/Bronchien/Rachen/Prostata auftreten.

Es scheint aber so zu sein, als ob die Menschen in Bezug auf »Krebs« in Indien gesünder seien als wir: Bei uns kommen auf einen Krebspatienten aus Indien drei Deutsche! Es wäre nun sinnvoll nachzusehen, was mit den Indern geschieht, nachdem sie in Deutschland ansässig wurden. Steigt ihr relatives Risiko ebenfalls auf das Dreifache an? Welche Faktoren bestimmen das Krebsrisiko, wenn so große Unterschiede zwischen Ost und West auftauchen?

Weitere Beispiele aus Asien untermauern diese Behauptung:

In Thailand besteht ein relatives Risiko auf Krebs pro 100 000 Einwohner für Männer von 141,5 und für Frauen von 106,8.

In Singapur lässt sich das relative Risiko auf Krebs pro 100 000 Einwohner nach Ethnien unterscheiden: Malayen 165, Inder 132, Chinesen 247

In Peking besteht ein relatives Risiko auf Krebs pro 100 000 Einwohner für Männer von 162 und für Frauen von 148.

Der Übergang zur »westlichen Weltrisikorate« findet in der Türkei statt: Hier steigt das relative Risiko, an Krebs zu erkranken, pro 100 000 Einwohner für Männer auf 237 an, während es für Frauen weiterhin »nur« bei 161 liegt.

Wie sieht es im Vergleich hierzu in den USA aus?

USA, Östliche Staaten, State New York (verglichene Einwohnerzahl: 19 Millionen)

Männer		Frauen	
Prostata	113,9	Brust	87,7
Trachea, Bronchien und Lunge	48,4	Trachea, Bronchien und Lunge	35,2
Blase	24,3	Gebärmutterkörper	20,5
Darm	24,1	Darm	19,3
Non-Hodgkin-Lymphom	17,0	Schilddrüse	14,6
Niere	13,8	Non-Hodgkin-Lymphom	11,9
Malignes Melanom	12,6	Eierstöcke	9,9
Enddarm	11,3	Malignes Melanom	8,8
Pankreas	8,9	Enddarm	7,3
Leber	8,4	Gebärmutterhals	6,7
Insgesamt	380,0	Insgesamt:	299,3

Das scheint doch schon sehr in die uns bekannte Richtung zu gehen: Die Unterschiede zwischen München und New York sind entschieden geringer als zwischen anderen Staaten der Welt und München. Scheinbar haben Deutsche und Amerikaner in Bezug auf ihr spezifisches Krebsrisiko einige Gemeinsamkeiten.

Kurioserweise gibt es auch Studien zur Inzidenz von Krebs bei anderen Ethnien, die im selben Staat wohnen. So zeigt sich, das Asiaten in den östlichen Staaten der USA wieder ein relativ geringeres Risiko für Krebs von nur 155/100000 haben, wohingegen bei dunkelhäutigen Menschen das Risiko auf weit über 400/100000 steigt!

Ob die Herkunft, Finanzkraft, kulturelle Unterschiede oder »typische« Ernährung wohl eine nicht unbedeutende Rolle spielen?

Anthropologisch kann man sagen, dass Asiaten offenbar die höchste Anpassungsfähigkeit an veränderte Umweltbedingungen aufweisen.

Krebs stirbt nicht aus. Die Datenlage zeigt, dass die häufigsten Krebserkrankungen langsam zunehmen, wobei sich die typischen Krankheitsbilder schrittweise an die der »westlichen entwickelten Industriestaaten« anpassen. Weniger anfällig für Krebs scheinen asiatische

Menschen zu sein, stärker betroffen sind Menschen schwarzafrikanischer Abstammung.

Die globalen Überlebensdaten werden besser, mit einer Steigerung der durchschnittlichen Überlebenszeit bei Anwendung von schulmedizinischer Therapie um 5 bis 8% über die letzten 20 Jahre. Seit die alternative und komplementärmedizinische Behandlung aufmerksamer verfolgt wird, sind 5-Jahres-Überlebenszeiten von 60% und höher bei teilweise äußerst aggressiven Tumorarten aufgezeichnet worden. Eine detaillierte Erklärung zu solch überraschend guten Ergebnissen steht noch aus.

WARUM BEZAHLEN VIELE KRANKENKASSEN DIE KOMPLEMENTÄRMEDIZIN NICHT?

Mit den Krankenkassen verhält es sich wie mit jeder Versicherung: Was nicht im Vertrag steht, ist nicht mitversichert und braucht auch nicht erstattet zu werden. Dabei haben schon einige Anbieter damit begonnen, homöopathische und naturheilkundliche Leistungen mit in den Katalog aufzunehmen.

Das Problem hat zwei Seiten: Zum einen brauchen wir ein bundesweit operierendes System zur Anerkennung einer fachärztlichen Weiterbildung in den Naturheilverfahren, um sicherstellen zu können, dass die zur Zahlung angeforderte Leistung nach einem objektiven Standard erbracht wurde. Zum anderen herrscht eine Angst vor doppelter Forderung: Wenn ich mich zunächst so und später anders entscheide, müsste die Kasse zweimal zahlen, und das möchte man vermeiden. Außerdem fürchten viele Kritiker immer noch, dass die Leiden durch die Anwendung der Homöopathie »verschleppt« würden, dass also eine uneffiziente homöopathische Behandlung das körperliche Leiden verschlimmern und die Behandlung verteuern würde.

Zwar ist es in den meisten Fällen genau andersherum, dass die schulmedizinische Behandlung teurer ist und dass man am Ende das Kind oder die

Allergie oder den Krebs zu einem privat zu entlohnenden Naturheilkundler bringt, doch ist das Argument nicht von der Hand zu weisen. Allerdings sollte man dabei nicht aus den Augen verlieren, dass eine nicht anschlagende Therapie kein Privileg der naturmedizinischen Behandlungen ist: Auch schulmedizinische Behandlungen können versagen.

KAPITEL 8:
KREBS: DER EINZELFALL

In der Medizin muss man Kranke diagnostizieren und nach übereingekommenen Regeln behandeln. In diesem Kapitel wird versucht, die Begriffe »Diagnose« und »richtige Behandlung« etwas genauer unter die Lupe zu nehmen. Das Ziel dabei ist, Licht auf die kontroverse Situation zu werfen, man könne unterschiedliche Patienten nicht miteinander vergleichen, sondern müsse individualisieren. Gleichzeitig werden aber überall auf der Welt lediglich statistische Mittelwerte verglichen, alles andere als »individualisierte« Fälle. Da stellt sich die Frage: Gibt es überhaupt so etwas wie einen »durchschnittlichen Patienten«, oder sind alle Patienten nicht immer und automatisch »Einzelfälle«?

Fallbeispiel: L. F., 35 Jahre, Mammakarzinom

Die Patientin suchte mich am 13.12.2012 auf. Bei ihr war ca. drei Monate zuvor in der rechten Brust ein Karzinom entdeckt worden (CII, T1 NoMx0, ER+++/++++, PR +++/+++ CERB – 2 B2 (-), Ki67 Ip hoch positiv). Es war bereits ausgeschält worden, zusätzlich hatte man 20 Lymphdrüsen aus beiden Achselhöhlen entfernt. Der jungen Frau wurden Aromatasenblocker, Hormonblocker und Bestrahlung vorgeschlagen. Da sie allerdings mit dem Gedanken an eine Schwangerschaft spielte, bat sie um eine alternative Behandlung.

Es wurde das Banerji-Protokoll™ verabreicht:

- Phytolacca 200 C: 2 x täglich
- Carcinosinum 30 C: 1 x alle 2 Tage

Da verschiedene weitere Maßnahmen vorgenommen worden waren (Chirurgie, Hormonblocker im Gespräch, Lymphausräumung) empfahl ich zusätzlich aus der Bioregulativen Medizin Gewebereinigung sowie Phosphorus 7 C, 3 x täglich. Im Juni 2013 bestätigte sie, dass es ihr ausgezeichnet gehe und dass sie jede weitere Behandlung mit chemischen Stoffen abgelehnt habe. Eine ausgedehnte Blutanalyse zeigte keinen Verdacht auf Krebsaktivität. Im Dezember 2015 war die Patientin weiterhin beschwerdefrei und ohne Anzeichen auf tumorale Aktivität.

Der hippokratische Eid und die bestmögliche Versorgung

Die am schwersten zu beantwortende Frage ist die nach der richtigen Behandlung. Es wird niemanden in Erstaunen versetzen, dass unterschiedliche Ärzte unterschiedliche Behandlungen vorschlagen. Doch wie weit darf ein Behandlungsvorschlag abweichen? Gibt es eine Norm, gibt es einen Standard? Darf ein Arzt eine Behandlung verweigern oder dem Patienten eine Therapie »aufschwätzen«?

Unsere moderne Medizin hat sich im Lauf der Zeit immer weiter spezialisiert und technisiert. Für viele entsteht dabei schnell der Eindruck einer kalten, entmenschlichten Vorgehensweise. Einerseits möchte man natürlich das Beste für die Patienten, andererseits kann man nicht in jedem neuen Fall Schicksal spielen und sich persönlich einmischen. Um die richtige Entscheidung treffen zu können, wurden Richtlinien entwickelt, die alle möglichen medizinischen Aspekte berücksichtigen und darauf abzielen, das Problem möglichst vollständig zu erfassen. Dem ist die Deontologie übergeordnet. Hier sind die ethischen Regeln medizinischen Handelns verankert.

In seiner Praxis steht der Arzt jedoch vor einem individuellen Einzelfall, der sich meist nicht mit anderen Fällen vergleichen lässt. Es ist zwar richtig, dass im Groben jeder Krebsfall irgendwo in einer Statistik beschrieben ist, aber die Menschen unterscheiden sich in Bezug auf Alter, Ausdehnung des Leidens, Hintergrund, Vorerkrankungen, Medikamentenverträglichkeit und viele andere Aspekten mehr. Dazu kommen noch unterschiedliche Wünsche der Patienten: Es gibt die einen, die zu allem bereit sind, und die anderen, die eine ganz spezielle Therapie bevorzugen. Darf der Arzt entscheiden, oder muss der Patient entscheiden?

Die Ersten, die eine Entscheidungshilfe für die Therapie brauchten, waren anscheinend die klassischen Griechen: Sie erfanden zunächst den »hippokratischen Eid«. Ursprünglich dafür gedacht, dass die Kollegen untereinander keine Geheimnisse austauschten, wurde dieser Eid später als Grundlage eines ethischen »Codes« verstanden, sodass Menschen, die über besondere Kenntnisse und private Probleme ihrer Kunden Bescheid wussten, nichts gegenüber Dritten ausplauderten.[121]

Es kam zu einer Übereinkunft des »korrekten Handelns« in der Medizin. Nicht nur Gewissenhaftigkeit (der Ausdruck sagt schon alles), sondern auch eine Garantie: Wer hier mitarbeitet, muss sein gesamtes Können in den Dienst des Patienten stellen und darf nie eigennützig oder fahrlässig handeln. Doch auch diese gute Idee hatte einen Haken: Wer entscheidet darüber, was richtig und was falsch ist?

Jeder neue Kollege hat zu Beginn seiner aktiven Arbeitszeit Angst davor, das Falsche zu tun. Um ihn davor zu schützen, gibt es Richtlinien, genannt »S3 Leitlinien«. Jederzeit im Internet verfügbar, sollen sie den Kollegen helfen, Entscheidungen zu treffen, wenn es richtig knifflig wird.

Das Ärgerliche und gleichzeitig Wunderbare daran: Es ist schwer, alle, wirklich alle Mediziner davon zu überzeugen, dass etwas richtig

---

121 Leider ist diese Forderung heutzutage zu einer Farce geworden, wo Versicherungen die Ärzte und Patienten zwingen können, über ihre Leiden Auskunft zu geben, um finanzielle Garantien aussprechen zu können.

ist. So kommt es, dass auch die stärksten bindenden Richtlinien noch viel Spielraum für individuelle Entscheidungen bieten.

Das Problem der richtigen Diagnose

Eine Diagnose ist die möglichst korrekte Bezeichnung für eine Krankheit, an der ein Mensch leidet. Mit zunehmender Komplexität in den Behandlungsmöglichkeiten müssen auch die Diagnosen immer exakter werden. Anhand der richtigen Diagnose wird je nach Richt-/Leitlinie die passende Therapie festgelegt. Das scheint zunächst simpel, hat aber unerwartete Tücken. Je mehr die Medizin an Daten und Wissen sammelt, desto schwerer wird es, diese Daten zu einem passenden Etikett zusammenzusetzen. So sagt man zum Beispiel, die »Halbwertszeit« in der Medizin, das heißt die Zeit, die verstreicht, bis die Hälfte des wissenschaftlichen Wissens »verfallen« ist, liegt heute bei etwa 5 (fünf!) Jahren. Ohne permanente Weiterbildung kann ein Heiler sehr rasch in das wissenschaftliche Abseits geraten, eine Ecke, aus der schon bald nur noch Mittel und Medikamente zum Einsatz kommen, die medizintechnisch schon lange als überholt gelten.[122]

Das Cholesterinproblem im Wandel der Erkenntnis

Am ehesten können wir das am Beispiel des leidigen Cholesterins nachverfolgen. Vor 40 Jahren war die Sache noch klar:

---

122 Aber Vorsicht: Neue Mittel sind nicht automatisch besser: Sogar für das Beispiel Diabetes mellitus gilt: Alle 5 Jahre wurden die Medikamente verbessert, erweitert, neue Mittel angeboten, um dann wenige Jahre später dringend vom Markt genommen werden zu müssen. Das liegt daran, dass es zu etwas Neuem noch nicht ausreichend praktische Anwendung und Langzeiterfahrung gibt. Eine Studie erlaubt noch lange nicht die landesweite Verwendung. Darum kann ein Arzt immer wieder gern auf Bewährtes zurückgreifen.

Ein hoher Cholesterinwert im Blut war eindeutig verbunden mit einem hohen Risiko für einen Herzinfarkt, deshalb bemühte sich der Arzt, den Cholesterinwert mittels Medikation zu senken; somit handelte er »richtig«. Diese Information gelangte über kurz oder lang an die Öffentlichkeit, und so ereignete sich, früher wie heute, das, was man in der Wissenschaft die »Verallgemeinerung des Wissens« nennt: Die Bürger wussten jetzt: Cholesterin ist gefährlich und muss eliminiert werden.[123]

Die Forschung schritt derweil voran und kam inzwischen zu neuen Ergebnissen, die leider nicht in gleicher Weise ins Bewusstsein der Bürger gelangten. Mediziner lernen inzwischen, dass das Thema Cholesterin sehr viel komplexer ist, dass der Stoff auch als Ausgangsmaterial für Hormone und Gallensäuren dient, auf die man nicht so leicht verzichten kann. Sobald man Cholesterin zu sehr blockiert, können endokrine Störungen und Leberfunktionsstörungen auftreten. Dabei scheint das endokrine Thema zu Cholesterin auch nur die Spitze des »Cholesterineisberges« zu sein, weitere Neuerungen kündigen sich aus der Forschung über Gefäßschutz an; alternative Mediziner bringen Cholesterin mit Darmentzündung und Lebensmittelallergie in Verbindung.[124]

Doch diese Ergebnisse kommen beim betroffenen Patienten schon nicht mehr an. Wenn die Bevölkerung erst einmal verinnerlicht hat:

---

123 Internet muss nicht immer aufschlussreich sein: Information, die nicht abgerufen wird, verschwindet. Ausgelöst wurde die Erkenntnis über Lebensstil, Nahrung und Koronarrisiko durch eine 1948 begonnene Untersuchung, genannt »Frammingham Studie« nach der amerikanische Kleinstadt, in der systematisch die Bevölkerung über Jahrzehnte zu Lebensstil und Gesundheitsereignissen befragt wurde. Die Ergebnisse erregten weltweit Aufsehen, verbanden sie doch Risikofaktoren mit der Häufigkeit von Gefäßerkrankungen wie Herzinfarkt. Doch immer wieder gab es heftige Kritik an der Auswahl der Probanden, Auswertung der Daten und (angeblichen) Unterdrückens unpassender Ergebnisse. Viel von all der Diskussion ist aus dem Internet in den letzten fünf Jahren entfernt worden. Nur noch wenige Artikel setzen sich mit den »überbewerteten« Ergebnissen kritisch auseinander, wie zum Beispiel dieser Amerikaner: http://articles.mercola.com/sites/articles/archive/2011/10/22/debunking-the-science-behind-lowering-cholesterol-levels.aspx

124 Zu veränderten biologischen Werten in der Blutanalyse siehe auch unsere Aufschlüsselung nach Signaturenlehre in der Paracelsusmedizin.

»hoher Blutfettspiegel = Herzinfarkt«, dann sollen bitte schön Maßnahmen eingeleitet werden. Als Alternative zum Arztbesuch kann man dann auch pflanzliche Produkte einsetzen, von Phytosterol bis Omega-3, oder eine Margarine verzehren, die »Cholesterin senkt«. Die Entwicklung solcher originellen Werbesprüche bringt ihren Erfindern sicherlich Geld ein, aber entspricht solches Vorgehen den Forderungen der Deontologie?

Der Patient sollte sich immer wieder selbst ein Bild darüber machen, wie genau die erhaltene Diagnose mit seinem Gesundheitsproblem übereinstimmt.

So bildet bereits die Behandlung eines vergleichsweise simplen Problems (hier: der erhöhte Cholesterinspiegel im Blut) ein gutes Beispiel für fehlendes gegenseitiges Verständnis: auf der Seite der Patienten, was das realistische Abwägen der realen Bedrohung durch Cholesterin angeht, und auf der Seite der Verantwortungsträger, dass die Maßnahmen zum Schutz des Verbrauchers einfach nicht schnell genug greifen. Der Betroffene ist am Ende bei seiner Entscheidung oft genug auf sich selbst gestellt.

Nicht anders sieht es mit Diagnosen wie »Bluthochdruck«, »Harnsäureüberschuss« oder »Fieber im Kindesalter« aus. Es ist wie mit vielen weiteren Aspekten des täglichen Lebens: Die Diagnose als solche ist gar nicht mehr wirklich eindeutig. In der Mehrheit der täglichen Fälle wird nur eine meist »unterdrückende«, »allopathische« Maßnahme auf die passende syndromische Diagnose hin ergriffen. Ein Syndrom ist eine konkrete Symptombeschreibung, die sehr häufig vorkommt, aber mit verschiedenen Ursachen in Verbindung steht. Die Schulmedizin sucht nicht mehr nach den wirklichen Übeltätern, nach der eigentlichen Ursache (Äthiologie), sondern verwendet ein Medikament, das sich vorwiegend gegen die Auswirkung richtet.

WIE VIELE ÄRZTE BRAUCHE ICH, DAMIT ICH MIR SICHER SEIN KANN?

Man kann sich in medizinischen Dingen niemals sicher sein. Darum ergibt es auch wenig Sinn, von einem Arzt zum nächsten zu laufen. Wenn zwei Ärzte unabhängig voneinander (!) zu demselben Ergebnis gekommen sind, dann kann man davon ausgehen, dass es stimmt. Immerhin – da müssen Sie mir recht geben –, dass zwei Heilkünstler zum selben Ergebnis erlangen, sich also »einig« sind, das grenzt an ein Wunder.

Eine andere Sache ist es mit der Therapie: Ganz gleich, welches chronische Leiden ein Mensch hat, verschiedene Fachärzte behandeln dasselbe Leiden unterschiedlich; manchmal betrifft das nur die Dosierung der Mittel, manchmal setzen sie ganz andere Medikamente ein. Ein guter internistischer Freund, von dem ich viel lernen durfte, hatte die Angewohnheit, ein von einem Kollegen verordnetes Mittel systematisch zu ändern, egal ob es richtig oder falsch war. Dabei ging es ihm um folgende Überlegung: Der Patient kam zuletzt zu mir. Wenn ich das (richtige) Mittel verändere, und er ist auf dem richtigen Wege der Heilung, dennoch war ich es (als Letzter) in den Augen des Patienten, »der recht hatte«. Wenn er ein »falsches« Mittel einnahm, habe ich sowieso recht. In jedem Fall aber gewinne ich, der als Letzter das Mittel gewechselt hat, denn der Patient weiß ja nicht, dass er schon mit demselben Mittel (in vielleicht anderer Präsentation) auf dem Weg der Besserung ist. Sonst würde er ja nicht kommen. Also: immer das Mittel ändern.

Daraus kann man ersehen, dass es nichts zu bedeuten hat, wenn ein Kollege als Erstes die Mittel ändert. Ganz anders sieht es aus, wenn die Menge der Medikation verändert wird! Wenn nämlich dasselbe Mittel anders dosiert wurde, dann wurde meistens über Wirkung und Folgen nachgedacht und das Mittel sinnvoll verändert. (Genauso verhält es sich, wenn ein Mittel abgesetzt wird.)

Das bedeutet also: Weder viele Ärzte noch viele Mittel bedeuten den Weg in eine richtige Behandlung. Nur das Vertrauen, der Witz oder die Argumentation des Heilers, seine Überzeugungskraft und die Nachvollziehbarkeit seiner Argumente sowie die Zeit, die er uns widmet, sind indirekte Zeichen, die Vertrauen setzen. Wenn zusätzlich noch ein »Behandlungsplan« geschrieben wird, etwas, das wir schwarz auf weiß mitbekommen und anderen Ärzten oder Heilern zeigen können, etwas, das wir lesen und über das wir nachdenken und nachschlagen können; dann haben wir etwas in der Hand, das Sicherheit gibt.

Markteinführung neuer Produkte

Die Ärzte sind nicht verantwortlich für die Nutzung medizinischer Forschungsergebnisse bei der Markteinführung neuer Produkte. Immer wieder gelangen einseitige Informationen über Gesundheitspflege an die Öffentlichkeit und verunsichern damit die Bevölkerung. Ein in Frankreich und Spanien gut bekanntes Beispiel wurden die in Europa so gefeierten Darmbakterien in Joghurts, von denen man glaubte, sie unterstützten die Darmregulation oder stärkten die Immunabwehr von Kleinkindern. Einige Ernährungswissenschaftler vertraten überzeugend die Auffassung, dass solche Produkte mehr schadeten als halfen.[125, 126, 127]

Ähnlich sieht es mit anderen komplexen Problemen in der Medizin aus: Eine komplizierte Sachlage kann nicht mit einfachen Antworten ausreichend erklärt werden. Zu Hause angekommen, fragt man sich natürlich, ob die ganzen »Diagnosen« von Cholesterin, Bluthochdruck oder Harnsäureüberschuss nicht eine einzige Erfindung sind.

125 http://www.bbc.com/mundo/noticias/2010/12/101217_dannon_danone_activia_actimel_rg.shtml
126 Marita Vollborn, Vlad D. Georgescu: Die Joghurt-Lüge: Die unappetitlichen Geschäfte der Lebensmittelindustrie; Campus Verlag 2006
127 http://www.foodwatch.org/de/informieren/werbeluegen/aktuelle-nachrichten/danones-actimel-ist-die-werbeluege-des-jahres/

An dieser Stelle sollte man vielleicht bedenken: Trotz oft gegenteiligen Eindrucks sind die meisten Ärzte keine Handlanger der Industrie! Es besteht ein großer Unterschied zwischen den medizinisch-technisch gesicherten Diagnosen der Hausärzte und Fachärzte und der Profitsucht von Reklamesendungen! Es macht dabei keinen Unterschied, ob diese erstaunlichen Erkenntnisse im Fernsehen, im Internet oder in Zeitschriften stehen. Es ist in jedem Fall besser, das persönliche, klärende Gespräch mit dem vertrauenswürdigen Therapeuten zu suchen, statt im Internet zu surfen. Genauso verhält es sich mit der Krebstherapie.

Der Arzt ist nicht nur Techniker und Theoretiker

Neben Fortschritt und Technik steht die zunehmende Erfahrung der älteren Ärzte: Es nutzt nichts, wenn man nur die handwerklich-chirurgische und pharmakologisch-internistische Seite der Medizin als Standard für die Therapie wählen würde: Die Medizin wandelt sich von »Wissenschaft« zu »Kunst«: Die Erfahrung und der »gesunde Menschenverstand«, die »Intuition« und Feinfühligkeit der Therapeuten – all das wird von Praxisjahr zu Praxisjahr größer, und auch ihr Einfühlungsvermögen in die Probleme der Patienten nimmt zu. Damit wächst auch das Verständnis dafür, was ethisch und deontologisch »richtig« ist.

Auf der theoretischen Seite der Medizin verschwindet die Genauigkeit der Diagnose zusehends: Was früher »Herzinfarkt« hieß, also eine nicht reparierbare Verletzung des Herzmuskels, wird zum »akuten Koronarinsult«: einer Durchblutungsstörung der Arterie, die besagte Bereiche des Herzmuskels versorgt. Allein aufgrund der Namensänderung weiß man nun nicht mehr, ob der Muskel abgestorben ist, man weiß nur, er hat weniger Blut erhalten als vorgesehen.

Auf der technischen Seite kommt man allerdings rascher zu einer Vorgehensweise: Besser wäre es, wenn wir die verstopfte Stelle in der

Arterie rechtzeitig erweitern könnten, besser, wenn es mehr Sauerstoff gäbe, besser, wenn wir etwas beruhigend auf den Patienten einwirken könnten, usw.

Damit kommen wir endlich zurück zum Ausgangspunkt: Die Gründe, weshalb man auf eine »Richtlinie« nicht immer zurückgreifen kann. Weil es immer problematisch ist, eine technisch-theoretisch richtige Antwort als Leitlinie definieren zu wollen. Weil sich bei drei Ärzten drei mögliche Behandlungen auftun. Und schließlich kommen wir zu der Antwort auf die Frage, ob nicht jede Therapie eine individuelle Therapie ist: Ja, sie sollte es sein!

So sieht es also um die »Richtlinien« aus:
Man weiß es nicht besser, aber das weiß man: Wir wissen nicht alles!

Zu jeder Situation kann man den altbekannten Witz machen, es »gäbe nur zwei Arten von ...«; zum Beispiel über Automobile: Es gäbe nur die Autos von »Rolls-Royce« und alle anderen. Genauso kann man scherzen, dass es auch nur zwei Arten von Ärzten gibt: jene, die schon alles »wissen«, und alle anderen.

In seinem bahnbrechenden Werk »Nanodynamics«[128] schreibt Dr. Rajendran:»Das große mechanistische Konzept der absoluten Objektivität hat seinen Sinn verloren. Vorhersehbarkeit und Objektivierbarkeit waren Ziele der Newton'schen Physik. Doch heute hat die Physik einen Status erreicht, in dem diese Ziele verschwunden sind und die Wahrscheinlichkeit die einzig nachweisbare Realität darstellt. Die biologischen Wissenschaften einschließlich der Medizin können diese Realität nicht länger ignorieren.«

---

128 Rajendran, E.S.: »Nanodynamics«, Mohna Publications XI/150 CB-10 Kunnumpuram, Kakkanad. Cochin. 682030 Kerala 2015. http://www.homeobook.com/nanodynamics-a-book-on-homeopathic-medicine-is-nanopharmacology/

Könnte die Diagnose »Krebs« auch »nicht wirklich Krebs« lauten?

Zum Thema Krebs hat dieses Wissen oder Nichtwissen eine bedeutende Fülle von Konsequenzen. So behaupten (zumindest in der medizinischen Literatur) einige Fachleute, dass schon bis hin zu 30% der medizinischen Befunde *negativ* auf Krebs gewesen sein könnten.[129, 130, 131] Dabei verglich man Befundberichte aus den bildgebenden Darstellungen von Krebsgebieten, aus den Gewebeproben und möglicherweise befallenen Metastasen-Gebieten, man überarbeitete dieselben Befunde, die in der vormaligen onkologischen Besprechung als *positiv* auf Krebs eingestuft wurden! Von der medizinisch-technischen Qualifikation her betrachtet vielleicht ein Desaster, gibt es zumindest psychologisch betrachtet viele Gründe, die erklären sollen, wie es zu solch gravierenden Abweichungen in der Diagnose kommen konnte.

Sicherheitshalber, im Zweifelsfall betrachtet, gilt hier das Gegenteil wie vor Gericht: In einem juristischen Verfahren ist man eher für den Angeklagten, bei der Möglichkeit einer fatalen Diagnose eher dagegen! Man will lieber nichts übersehen haben, als hinterher dumm dazustehen. Anscheinend sind die meisten Ärzte immer noch davon überzeugt, in der Behandlung ein wirksames Mittel gegen Krebs zu besitzen!

Von Hand zu Hand werden Ergebnisse und Berichte weitergegeben, ergänzt, erweitert, dabei immer negativer eingestuft, als sie vielleicht eingangs waren, bis am Ende gar kein Zweifel mehr besteht: Natürlich handelt es sich um Krebs! Man hat ja nichts anderes erwartet ...[132]

---

129 FOCUS Magazin I Nr. 8 (2013) TITEL »Albtraum Fehldiagnose«
130 http://www.zentrum-der-gesundheit.de/krebsdiagnose-ia.html
131 Die Liste der möglichen Zitate ist lang, auch andere Autoren geben zu diesem Thema reichlich Daten an, basierend auf Qualitätskontrollen der US-Amerikaner von »falschen Schnelltests« bis zu histologisch falsch beurteilten Probeschnitten. Die Fehlerquote reicht dabei von 1 von 7 Diagnosen sei falsch bis zu 1 von 2,5 Diagnosen sei falsch.
132 http://www.faz.net/aktuell/wissen/diagnose-krebs-pech-gehabt-entmutigen-ist-das-falsche-rezept-13366615.html

Aus dieser Information leiten sich dann die Maßnahmen zur Krebstherapie ab. Die Entscheidung, eher intensiv oder lieber weniger aggressiv gegen Krebs vorzugehen, beruht auf diesem Wissen. Diagnosen, früher mit Sicherheit abgegeben, rutschen immer mehr in ein Abwägen ab, je nachdem passend zu den angewendeten Untersuchungsmethoden, die immer spezieller und immer individueller werden.

Warum ein Cancer-Board?

Um solche gravierenden Zweifel zu einer vorgeschlagenen Therapie auszuräumen, verschanzen sich die Ärzte hinter einem »fachmedizinischen Treffen«, das demokratisch mehrheitlich abstimmen soll, welche Diagnose am ehesten zutreffen könnte und welche Vorgehensweise richtig ist.

Das Ganze nennt man »onkologisches Konzil« oder »Board« und – wie schon weiter oben gesagt – es verteilt die Verantwortung auf eine gesichtslose Versammlung von Fachkräften. Am Ende muss eine Behandlung vorgeschlagen werden, ohne dass konkret ein bestimmter Arzt persönlich die Verantwortung dafür zu übernehmen braucht.

Der Patient soll sich nun mehr oder weniger sofort entscheiden. Einerseits beeinflusst von einer Presse, die von der »Epidemie des Krebses« beherrscht wird und gleichzeitig die großen Erfolge der neuen Krebstherapie feiert, andererseits beraten von einem Arzt, der hinter sich ein ganzes onkologisches Konzil im Rücken hat und nun die Erfolge der konventionellen Therapie vor ihm ausbreitet.

Wenn die modernen Methoden so effizient sind, warum sterben dann noch Menschen an Krebs?

Die ehrliche Antwort lautet: weil Menschen selten dazu in der Lage sind, anderen gegenüber objektiv zu sein. Objektiv in der Diagnose, in den Behandlungsmöglichkeiten, in der Kombination der besten Maßnahmen.

Beide, Arzt und Patient, verhalten sich noch nach überholten, abgelösten Strukturen, aber: Eine »Objektivität« zum Fall gibt es in den

Heilberufen schon lange nicht mehr, sie ist ein Wunschdenken von allen, verankert in dem Glauben an eine neutrale,»Newton'sche« Wissenschaft.

Wir wissen es längst besser: Die Materie unterliegt der Wahrscheinlichkeit, nicht der Sicherheit. Noch gibt es Stimmen von Wissenschaftlern der alten Dogmatik, die solche relativistischen Überlegungen ausschließlich für den quantenmechanischen Raum als gültig betrachten, jedoch nicht für so ein makro-materielles Konstrukt wie einen Menschen mit einer Masse von durchschnittlich 80 kg!

Leider wissen wir aber schon seit Längerem, dass alle Prozesse des Lebens von mikroskopischen, zum Teil mikrometrischen, nanometrischen Molekülen gesteuert werden und dass ein von außen erkennbarer Erkrankungsprozess auf biochemische und genetische Steuerfehler zurückverfolgt werden kann. Auf dieser Ebene der Biochemie ist auch der Mensch nur noch ein Produkt der Wahrscheinlichkeiten und schon lange nicht mehr der anatomisch-funktionelle Körper des Mittelalters, an dem man wie an einer Wasserpumpe nur den richtigen Keilriemen einsetzen muss, damit er funktioniert.

Jeder Krebspatient ist ein Individuum, stellt einen »Einzelfall« dar, einen Erkrankungsprozess, der schwer vergleichbar und schwer zu verallgemeinern ist. Um aber effektiv sein zu können, muss die Medizin in der Lage sein, Vergleiche anzustellen, Muster zu erkennen und entsprechende Therapieformen bereitzuhalten.

Auch wenn jeder Mensch eine individuelle Biochemie aufweist und durch seine Eigenarten, seine Ernährung, seine Leistungsanforderung und seine emotionale Verfassung ein epigenetisches Mikroklima aufgebaut hat, brauchen wir Standards. Das bisherige Körpermodell vergangener Jahrhunderte reicht nicht mehr aus. Die Medizin hat Fortschritte gemacht, und es ist an der Zeit, die daraus sich ergebende Erkenntnis zu nutzen.

Und daran führt in Zukunft kein Weg vorbei:

Nur integrative Medizin kann einen neuen Weg aus der Misere aufzeigen.

Die Idee der integrativen Medizin ist sicherlich nicht neu, und es gibt genau genommen keine zutreffende Definition für dieses Konzept. Jedes medizinische Zentrum »integriert« in sein allgemeinmedizinisch-schulmedizinisches Wissen seine erweiterten Therapieoptionen. Von Traditioneller Chinesischer Medizin über Ayurveda bis hin zu pflanzlichen Heilmitteln, wobei jedoch das besondere Augenmerk auf den homöopathischen Therapiemethoden liegt. Neue Erkenntnisse zur Wirkungsweise hochverdünnter Mittel deuten auf einen unmittelbaren Zusammenhang zwischen Biochemie, biophysikalischen Zwischenwirkungen und eindeutigen epigenetischen Veränderungen hin, die der Anwendung homöopathisierter Substanzen folgen.

Zwei Jahrhunderte Entwicklung unterschiedlicher Homöopathika lassen uns heute auf ein Arsenal von Möglichkeiten blicken, die exakt die Anforderungen erfüllen, die das Loch der »Wahrscheinlichkeiten« in der relativistischen Medizin schließen lassen.

Die »richtige« Behandlung braucht einen Konsens, eine Übereinkunft, sich für die besten bekannten Maßnahmen zu entscheiden. Unsere Wissenschaft bringt mittlerweile Substanzen auf den Markt, deren Wirkungsweise den meisten Medizinern unverständlich bleibt. Genauer betrachtet, kommen wir zu dem Schluss, dass jeder Mensch anders ist, sein eigenes inneres Mikroklima lebt und dass die neue Medizin auf diese individuellen Eigenschaften eingehen muss. Genetische Arrow-Systematik, Epigenetik und Immuntherapie weisen in diese Richtung; es geht bei dem Verständnis von Krebs nicht mehr um die Lokalisierung der Krankheit als Punkt, es geht um Wahrscheinlichkeiten in der Anwendung moderner Medizin. Die Behandlung ist individueller geworden, viel stärker als je zuvor.

Auf der Suche nach einem neuen Verständnis von vergleichbaren

Krankheitsmustern und neuer Therapie begegnet uns die »Diagnose«. Für viele Lifestyle-Produkte zum Schlagwort geworden, fürchten sich die Heiler davor, etwas zu kategorisieren, weil die Komplexität des Wissens immer weniger Gewissheiten zulässt. Nicht nur »Cholesterin«, auch die Diagnose »Krebs« lässt unterschiedliche Interpretationen zu. Mittlerweile neigt man zum Konzept der »Integrativen Medizin«. Dabei handelt es sich um das Verstehen der Wirkungsweise unserer biochemischen und genetischen Identität – eine Ebene, in die Homöopathie, Oligotherapie, orthomolekulare Ernährung, Mikroimmuntherapie und Elementausgleich nach Dr. Schüßler hineinreichen wie kaum eine andere medizinische Fachrichtung.

WARUM WENDEN SO WENIG MENSCHEN HOMÖOPATHIE AN?

Die Homöopathie steht in der Anzahl von Konsultationen und Behandlungen an zweiter Stelle der bekanntesten und beliebtesten Behandlungsmethoden weltweit. Etwa 1,5 Milliarden(!) Menschen werden weltweit gerade mit Homöopathie behandelt. Dagegen stehen etwa 1 Milliarde Menschen mit Akupunktur, und etwa 3 Milliarden Menschen erhalten »konventionelle Medizin«. Es entsteht somit ein ganz falscher Eindruck, wenn man uns weismachen will, die Homöopathie sei eine »umstrittene« Behandlungsmethode. Sie wird einfach nur sehr laut bestritten, durch die Medien, durch Rationalisten der Medizin der »reinen Vernunft« und natürlich durch die weltweit vertretenen Pharmakologie-Konzerne, die sich ein noch größeres Geschäft wünschen.

Alle Statistiken in Europa weisen auf eine Wende zur Homöopathie hin. Am beliebtesten ist sie für Babys und Kleinkinder, aber auch Schwangere und Gebärende wenden sie immer öfter an. Darauf folgt ein Vertrauen durch Erfahrung, das man auch im täglichen Umfeld nutzen möchte.

Tatsächlich leben auf der Erde noch immer mehr Menschen, die gar keine geregelte medizinische Behandlung erhalten, als solche, die sich in einem mehr oder weniger sozial organisierten Wohlstandsstaat einer optimalen medizinischen Betreuung erfreuen dürfen. Gerade in Krisengebieten sind »Ärzte ohne Grenzen« mit homöopathischen Kenntnissen am gefragtesten.

Wenn China soeben die »westliche Medizin« einführt, dann weil es ein Wirtschaftsfaktor ist, und nicht, weil die chinesische Medizin nicht ebenso gut die Gesundheitsfragen der Bevölkerung lösen könnte.

Ein klares Problem ist die Ausbildung: Wie bei konventioneller Medizin auch braucht man dafür entsprechend Zeit, und es ist nicht viel an Homöopathie zu verdienen. Das mag dazu führen, dass die Homöopathie bei den Ärzten weniger beliebt ist als bei den Patienten und dass es insgesamt in Deutschland sicher viel zu wenig homöopathisch ausgebildete Mediziner gibt. Schließlich muss man die Praxiskosten auch decken können.

In jedem Fall würde ich aber sagen: Es besteht kein wesentlicher Hinderungsgrund, weshalb ein breit gefächertes homöopathisches Angebot nicht auch in Deutschland in kürzester Zeit verfügbar sein sollte.

KAPITEL 9:
WAS IST KREBS ÜBERHAUPT GENAU?

In diesem Kapitel beschäftigen wir uns mit den zum Teil sehr unterschiedlichen Theorien über Krebs und seine Entstehung. Was löst ihn aus? Wie bei der Atomtheorie in der Physik ist die Biologie bei dem Konzept stehen geblieben, »die Zelle« sei das kleinste autonome Teilchen eines Körpers. Dieses Denkmodell ist lange überwunden.

Als Nächstes werden kurz verschiedene Ansätze zur Behandlung von Krebs vorgestellt, und in Grundzügen wird erläutert, warum manche Forscher in der Komplementärmedizin nach Antworten suchen, die uns einer Lösung gegen Krebs deutlich näherbringen könnten, zum Beispiel mittels Nanotechnologie.

Fallbeispiel Banerji: S. D.; 75 Jahre, Ösophaguskarzinom
Herr S. D. suchte uns am 16.12.1996 auf. Er hatte seit zwei Monaten Probleme beim Schlucken von Nahrung, dazu Aufstoßen und Magenbrennen. Ein Röntgenbild nach Bariummahl zeigte am 17.10.1996 eine »Unterbrechung im Schluckbolus im mittleren Drittel der Speiseröhre mit proximaler Erweiterung, was auf eine Einengung auf diesem Niveau deutet ...« Eine Endoskopie am 29.11.1996 zeigte »... einen gastro-ösophagalen Übergang bei 40 cm. Bei 18 cm zeigt sich eine Wucherung, die bis zum Zentimeter 22 reicht und die Speiseröhre verengt ...«

Am 6.12. war eine Biopsie entnommen worden mit dem Ergebnis
»... die Sektion zeigt ein gering differenziertes Schwammzell-Karzinom ...«.

Es wurde das Banerji-Protokoll™ verabreicht:
- Condurango 30C: 1–2 Tropfen in etwas Wasser, 4 x täglich
- Nitricum acidum 3C: solange Schluckbeschwerden bestehen, bis zu 4 x täglich

Nach Beginn der Behandlung hielten die Beschwerden noch zwei Monate an, dann war alles verschwunden. Nach sieben Monaten, am 12.7.1997, zeigte eine neuerliche Röntgenuntersuchung mit Barium: »... wesentliche Verbesserung in der Strukturdarstellung der gesamten Speiseröhre ...«

Die letzte Kontrolluntersuchung fand nach sechs Jahren 2002 statt, und der Patient (81-jährig! NdÜ) lebte beschwerdefrei weiter.

Was versteht man unter Krebs?

Das Internet und die gängigen Nachschlagewerke bieten leider keine eindeutigen, sondern eher recht verschiedene Antworten auf diese Frage.

Vor noch gar nicht langer Zeit glaubte man, das Thema klarer zu sehen – im Gegensatz zur heutigen Situation. Dank der Physiologie und der Histologie, der Wissenschaft zum Verständnis der Gewebefunktion und der Organfunktion, war man Ende des 19. und Anfang des 20. Jahrhunderts der Meinung, mit der Zelltheorie eine ausreichende Erklärung für das Verständnis der biologischen Prozesse gefunden zu haben. Vergleichbar mit dem »Atom« der Physik war die Zelle »die kleinste autonome Einheit« der Biologie. Doch dann kamen die Quantenphysik, die Wahrscheinlichkeitstheorie, die Atomphysik, und die grundlegenden Theorien veränderten sich radikal. Ebenso wandelte sich im 20. Jahrhundert das Bild der Biologie, aber in den Köpfen unserer Wissenschaftler ist diese Änderung noch nicht wirklich angekommen.

In den Mitschriften zum Thema »Krebs« aus den Vorlesungen Anfang der 1980er-Jahre findet sich in erster Linie die Überzeugung, Krebs sei eine Veränderung des An- und Ausschaltmechanismus der Gene des Zellkerns, was die Zelle mutieren oder entarten lässt. Weitere Forschungsergebnisse, vor allem auf dem Gebiet der Genetik, haben aber gezeigt, dass mehrere Möglichkeiten in Betracht kommen.

THEORIE 1

Krebs ist eine krankhafte »**Entartung**« von Zellen, die zu einem »**Wuchern und unkontrollierten Vervielfältigen**« von Zellen führt. Diese teilungsfreudigen Gebilde können am Ort ihrer Entstehung ein Organ schachmatt setzen, indem sie seine Funktion zerstören, für ihre Versorgung sich selbst neue Blutgefäße schaffen und dann durch das Absenden von kranken Zellen über Lymphe und Blutbahn in andere Gebiete einfallen. Dort bilden sich ähnliche Strukturen, die auf vergleichbare Weise die normale Körperstruktur des Menschen zerstören.

Als möglicher Auslöser wird die »Fehlsteuerung des Zellkerns und der Zellreplikation« verantwortlich gemacht. Die DNA-Stränge des Erbguts sind beschädigt oder werden falsch gesteuert und können nicht mehr richtig gelesen werden.

Aus diesem Bild ergibt sich automatisch die häufigste Vorgehensweise in der Krebstherapie: Entfernen des befallenen Gewebes, genannt Tumor, mittels chirurgischem Eingriff oder Verbrennen mittels Bestrahlung.

Dazu kommen Chemotherapeutika. Grundlegender Gedanke ist dabei, dass sich Tumor- und Krebszellen schneller vermehren als die gesunden Zellen. Wenn man also Gifte in den Organismus einbringt, sollten als Erstes die sich schneller vermehrenden Zellen absterben.

Da die Chemotherapeutika normalerweise nicht zwischen gesunden und kranken Zellen unterscheiden, vernichten sie auch gesunde Zellen und verursachen die bekannten Begleiterscheinungen. Blutzellen werden dabei sehr schnell zerstört, weil sich Blutzellen ungefähr so schnell wie Krebszellen vermehren. Haare fallen aus, Niere und Leber werden geschädigt, oft wird das Rückenmark zerstört.

Die gute Nachricht hierbei ist die, dass sich der Körper von den meisten Nebenwirkungen erholen kann. Haare wachsen nach, und die Leber ist ein äußerst regenerierfreudiges Organ. Leider gilt dies nicht im gleichen Maße für die Nieren.

Außerdem gibt es die Immunbehandlungen, bei denen gewisse Zellbotenstoffe blockiert werden, zum Beispiel solche, die neue Gefäße zur Versorgung der Krebszellen bilden sollen (Angioneogenese).

Sodann kennen wir Substanzen, die den Krebszellen das Anbinden an Krebsfördernde Substanzen unmöglich machen sollen, zum Beispiel Hormone. Diese »Anti-Stoffe« binden sich natürlich auch an alle im menschlichen Körper zur normalen Regulation nötigen Hormone an, weshalb das Leben für einen auf diese Weise behandelten Menschen sehr mühsam wird. Auch die neusten Forschungsprojekte der Nanotechnologie bei Krebs[133] haben bisher kaum anwendbare Ergebnisse gebracht.[134]

Mittlerweile ergibt sich die Frage, ob diese Fehlschläge nicht einfach daher rühren, dass die oben genannte Theorie über die Entstehung von Krebs nicht zutrifft.

---

133 Damit meine ich den schulmedizinischen Ansatz des Einsetzens von nanometrisch kleinen Strukturen (genannt »Nanotoxizität«) zum Zerstören von entarteten Zellen, anstelle von komplexen chemisch-pharmazeutischen Mitteln.

134 Lopez Goerne, T: »Nanomedicina catalitica«, Arkhe Ediciones Mexico City, Universidad Autónoma, 2013, ein sehr bemerkenswertes Buch, das über den Stand der Dinge zur Nanomedizin detailliert Auskunft gibt, ein EU-Mexiko-Gemeinschaftsprojekt über die Anwendbarkeit von Nanomaterialien in der Neurologie und neurologischen Onkologie.

Wir haben viele Indizien, dass die Theorie ihre Lücken hat:
- Es ist leider nicht richtig, dass ein Verkleinern des Tumors das Überleben verlängert. Im Gegenteil! Viele Statistiken zeigen, dass die Überlebensraten sinken, wenn der Tumor kleiner wird!
- Dasselbe kann man beobachten, wenn man mit Substanzen arbeitet, die eine Gefäßneubildung verhindern (sogenannte Angioneogenesehemmer): Anscheinend stirbt der Patient schneller, je effektiver die Medikamente wirken!

THEORIE 2

Es gibt Forscher, die der Meinung sind, es sei nicht der »Tumor«, der das Leben des Patienten begrenzt, sondern ein biochemischer Prozess, der am Rande oder im Inneren des Tumors stattfindet.

Diese Forscher vertreten die Ansicht, der Tumor sei nur der Schutzwall gegen etwas, das den Menschen ansonsten rascher töten würde, und je mehr wir den Schutzwall einreißen, desto schneller stirbt der Mensch.[135]

Zumindest scheinen einige Beobachtungen dieser Idee recht zu geben.

Dann ist da noch die Frage nach den »genetischen Veränderungen« im Kern der Zelle. Der Zellkern besitzt sehr viele und sehr effektive Systeme, um das Erbgut zu schützen. Im Normalfall kann sich ein kranker oder veränderter Genstrang nicht multiplizieren. Es gibt Reparaturmechanismen gegen Kopplungsfehler in der Doppelhelix,[136] die Ablesefehler sofort wieder korrigieren. Dann gibt es Reparaturprozesse für falsch abgelesene Transkriptionsketten. Warum all diese Sicherungen plötzlich versagen können, ist Gegenstand der aktuellen Forschung.

---

135 Dieser Idee wird auch bei L. Hirneise und bei Laetril nachgegangen; siehe entsprechende Referenzen.
136 Siehe: Replikationsvorgang Wikipedia

Der physikalisch-chemische Prozess der »Entartung« scheint mit dem Anbinden falscher chemischer Strukturen (sogenannte »Reste«, wie z.b. Methylierung durch Anhängen einer Methyl-Gruppe) an die Steuereinheiten der Genspulen verbunden zu sein. Das Ganze ist Teil der »epigenetischen« Prozesse.

Der individuell-psychologische Prozess ist Gegenstand weiterer Forschung: Es gibt einige namhafte Psychologen, die solch ein Versagen mit einem emotionalen Auslöser, einem Trauma in Zusammenhang bringen. Beispiele sind das Auftreten von Brustkrebs, kurz nachdem die Patientin vom Seitensprung ihres Mannes erfahren hat, oder die Entwicklung eines Sarkoms bei einem Kind, nachdem die Mutter wieder anfing zu arbeiten; dies ist manchen Onkologen wohl bekannt.[137]

THEORIE 3

Energetisch versorgt werden Zelle und Zellkern durch kleine Kraftwerke, das sind Zellorganellen, die man als Mitochondrien bezeichnet. Sie besitzen ihr eigenes Genmaterial, ringförmig angeordnete DNA, die relativ ungeschützt ist, weil es keine Kernhülle gibt. Forscher haben errechnet, dass diese DNA-Stränge etwa 5000-mal anfälliger sind als das eigentliche Kernmaterial. Daher vertreten einige die Ansicht, es sei wahrscheinlicher, dass nicht die Kern-, sondern die Mitochondrien-DNA für die Entstehung von Krebs verantwortlich sei. Das klingt insofern sinnvoll, weil die Zelle in jedem Fall stirbt, wenn die Energieversorgung zusammenbricht. Es kommt im Fall einer gestörten mitochondrialen Funktion zur »Übersäuerung« des Gewebes mit Laktat, da die Energiegewinnung dann mittels Vergärung der Metaboliten geschieht und nicht länger durch oxidativen Abbau über den Zitratzyklus. Der Anstieg entsprechender Metaboliten im Blut kann sehr oft parallel zum Krebsgeschehen beobachtet werden.

---

137 Siehe vorhergehende Referenz zu Bio-Dekodierung

Wenn solche Prozesse eintreten, entsendet die Zelle »Hilferufe« mittels Botenstoffen an andere Zellen. Der Organismus reagiert: Er baut einen »Schutzwall« um den betroffenen Bereich, um die Signale abzuschalten und zu stoppen. Der Organismus kann auch zusätzliche Gefäße zur Versorgung des betroffenen, unterversorgten (»laktatsauren«) Bereichs aufbauen, um die Sauerstoffversorgung der blockierten Zelle wiederherzustellen.

Der Schutzwall wird von Patient und Arzt entdeckt und als »Tumor« bezeichnet. Wenn nun die antitumorale Behandlung eingesetzt wird, liegen die kranken Zellen wieder frei mit der Folge, dass der »Krebs« darin seine Signale wieder aussendet und der Organismus (der Mensch) stirbt.

Dasselbe würde geschehen, wenn wir den Tumor daran hinderten, eine isolierende Wand zu bilden, indem wir die Gefäßneubildung stoppen, oder durch schlechte Blutversorgung die Energieversorgung weiter schädigen und somit noch mehr Zellen in den Zusammenbruch zwingen. Die »Zellwand« (= der Tumor) könnte ebenso gut das Fortkommen von Botenstoffen aufhalten, die weitere Zellen sonst in den Freitod (Apoptose) senden könnten. Brechen wir den Wall, verbreiten sich weitere »Todessignale«.

Dies ist eine alternative Vorstellung von dem, was geschehen könnte, wenn man Krebs diagnostiziert.

In der Wissenschaftstheorie, auf der Suche nach dem, was richtig und was falsch ist, sind derartig extrem entgegengesetzte Gesichtspunkte nicht neu. Es wurde schon darüber berichtet, wie schwierig es ist, »ethisch-moralisch korrekt« zu handeln. Man kann davon ausgehen, dass in solch einem Krebsboard unter Ausschluss der Öffentlichkeit heftig über diese unterschiedlichen Theorien diskutiert wird.

Gibt es für beide Seiten Argumente?

Kann es sein, dass beide Seiten richtig oder beide Seiten falsch sind? Der Philosoph Karl Popper sagte dazu: Wenn eine Theorie und ihr Gegenteil gleichermaßen mit überzeugenden Argumenten vertreten werden können, kann beides falsch und beides richtig sein, aber selten ist *eines* von beiden richtig und das andere falsch.

Wir kommen notgedrungen zu der Einsicht, dass die Krankheit »Krebs« etwas ganz anderes sein kann. Es ist verständlich, dass sich einige Forscher weigern, einem solchen Wunderwerk wie unserem Körper Ideen wie »abartige Zellbildung« oder »entartete Funktion« anzudichten.

THEORIE 4

Diese Forscher gehen davon aus, dass es in der Natur nichts »Abartiges« gibt und dass alle Funktionen und Prozesse nur einem Zweck dienen können: dem Schutz und dem Erhalt des Lebens. Sie postulieren, dass ein Mensch, der Krebs hat, ohne diesen »Krebs« schon vorher gestorben wäre und dass der Mensch die Funktion von »seinem Krebsleiden« einfach noch nicht erkannt hat.

Bei Krebs sprechen die einen von »Entartung«, die anderen von einem »Schutzwall«, wieder andere machen die Mitochondrien verantwortlich, und die vierte Gruppe hält Krebs für eine Schutzfunktion, die sich unser sonst so perfekter Körper »ausgedacht hat«, um uns von anderen, schlimmeren Dingen abzulenken.

Welche von den genannten Theorien auch zutreffen mag, Krebs ist in jedem Fall eine Erkrankung, die zum Tod führen kann. Es ist eine Erkrankung, bei der möglicherweise Genmaterial zu Schaden gekommen ist. Es ist außerdem wahrscheinlich, dass die energetische Versorgung der Zelle schwer geschädigt wurde. Eine allgemeingültige Theorie, die unsere Erfolge, aber auch unsere Fehlschläge nach einem uns »logischen« Prinzip erklärt, haben wir bisher nicht.

Kampf gegen den Krebs

Der Kampf gegen den Krebs ist wie »Kampf gegen den Terror«: Kollateralschäden inbegriffen. Jede konventionelle Krebstherapie zielt auf die Zerstörung der Krebszellen ab. Damit wird billigend in Kauf genommen, dass andere, in erster Linie »Nachbarzellen« ebenfalls beschädigt werden. Ein Teufelskreis wird begründet: Auf der Suche zur Zerstörung von Krebszellen werden noch mehr Krebszellen geschaffen. Das ist wie »Krieg führen« gegen »den Terror« oder gegen »die Anarchie«: Es gibt keinen solchen Ort, keinen solchen Feind, der Feind ist hauptsächlich wie eine nicht lokalisierbare Idee: eben »Krebs«!

Ein wirrer Traum

Vielleicht ist es manchmal so, wie Hirneise vorschlägt:[138] Vielleicht verleihe ich dem Feind erst durch den Kampf, durch die Therapie seine Größe? Vielleicht legt erst die schulmedizinische Therapie den Punkt fest, ab dem ein Krebsgeschehen im Körper unausweichlich wird? Vielleicht wäre vorher eine spontane Heilung möglich gewesen oder eine Heilung mit biologischen Maßnahmen? Vielleicht bedeutet erst der Beginn einer Therapie, die Zellen zerstört, den Körper schwächt und die Reparatur vereitelt, den definitiven Beginn der Krankheit?

In diesem Sinn könnte man die Statistiken verstehen, bei denen nahegelegt wird, dass bei mehr Vorsorge mehr Krebsaktivität aufzutreten scheint.[139] Was auch immer gefunden wurde: Im Moment einer »Behandlung«, eines intensiven Beschäftigens mit dem entdeckten »Knoten«, wird ein Prozess losgetreten, der nicht mehr zu stoppen ist. Der Zeitpunkt des Todes kann variieren, je nach Vorgehensweise wird er nach vorn oder nach hinten verschoben. Beschleunigung und Verlangsamung eines Tumors richtet sich jeweils nach Chemo-, Radio- oder Immuntherapie, in jedem Fall wäre so ein Startschuss für das

---

138 Siehe oben: »Chemotherapie heilt Krebs …«.
139 Siehe das Problem »Mammographie: Vorsorge oder Auslöser von Brustkrebs?«

Leiden gefallen – und nicht unbedingt der Beginn der Heilung! Allerdings kann sich die »Heilung« trotzdem ereignen, wie uns die Statistiken ja zeigen!

Auch ist der Moment, in dem ein erhöhtes Risiko festgestellt wird, der Moment, ab dem für sich selbst Verantwortung übernommen werden sollte und nicht alles dem Arzt allein überlassen werden darf! Es ist dann sicher auch an der Zeit, sein Leben zu überdenken und Risikofaktoren zu meiden. Dazu gehört an erster Stelle das Aufgeben schädlicher Gewohnheiten, also aktive Veränderungen der Epigenetik. Aufhören zu rauchen, Fast Food zu essen, minderwertiges Wasser zu trinken, Kunstgetränke oder Kunstzucker und gebleichte Mehlsorten in den Körper zu leiten, neben einem eingeschalteten Funksystem wie einem Handy zu schlafen, aber auch Anhäufung von psychischem Stress jeder Art.

»Finde deinen Weg oder beende ihn!«

Viele Onkologen haben im Lauf ihrer Tätigkeit längst verstanden, dass sich ihr Wirken gegen den Krebs in Wirklichkeit gegen den Menschen mit Krebs richtet.

Die heftigsten Gegner herkömmlicher Therapien finden sich daher unter Onkologen mit langjähriger Erfahrung, die sich mit der Rolle des Todesengels nicht mehr abfinden mögen. Nach Mediziner-internen Statistiken[140] würden über 80 % der Onkologen die Krebstherapie niemals bei sich oder ihren Familienangehörigen anwenden! Die schockierendsten Bücher gegen Chemotherapie wurden von Onkologen geschrieben. Die außergewöhnlichsten Therapievorschläge stammen von Onkologen.

Man kann wirklich nicht behaupten, dass diese auf Krebs spezialisierten Internisten gefühlsarm oder abgestumpft gegenüber dem Leid

---

140 Diese Umfrage wurde vom Deutschen Ärzteblatt gestartet, ist aber leider nicht länger im Netz auffindbar. Hier eine Referenz aus einem Komplementärmedizinischen Kongress (Spirit of Health, Kassel 2015) https://www.youtube.com/watch?v=2bpcStvwaSw

der Menschen seien: Es ist nur so, dass viele junge Kollegen das Programm, das man ihnen beigebracht hat, anfangs noch glauben oder glauben müssen. Viele denken sogar, das sei Wissenschaft, und ein paar Opfer müsse man eben bringen. Dass Menschen sterben, ist nur natürlich. Doch je weiter die Berufsjahre voranschreiten, desto größer werden die Zweifel.

Aristoteles soll auch gesagt haben:»Gewissheit ist umgekehrt proportional zu Wissen!«, oder auch:»Je überzeugter wir von etwas sind, desto weniger haben wir es ernsthaft überprüft.«

Krebs kann all das sein – oder auch etwas ganz anderes. Wir wissen es nicht mit»Gewissheit«, werden es vielleicht nie wissen. Aber das darf uns niemals dazu führen, den ersten Satz der Ethik zu vergessen:»Primum non noscere!«: Füge niemals Schaden zu! Bevor du etwas tust, das schädlicher als die Sache selbst sein könnte, lass es besser sein!

Das Phänomen»Krebs« kann auf unterschiedliche Weisen erklärt werden. Die einen wie die anderen Theorien können gleichermaßen mit überzeugenden Argumenten verteidigt werden. Das führt zu einer Pattsituation, in der wir zugeben müssen: Der ganze Krebsprozess ist uns im Detail unbekannt.

Daher ist es sicher besser, im Zweifelsfall nicht noch mehr zu schaden. Das bedeutet nicht unbedingt, komplett auf die Schulmedizin zu verzichten, aber es bedeutet, sich Gedanken darüber zu machen, was man tun kann, um die Situation zu verbessern, ohne die Zukunft des Patienten zu belasten. Eine Überlebenskurve mit Ergebnissen zugunsten einer anderen Therapie sollte ebenso ernst genommen werden wie die bisherigen einzigen Optionen der Schulmedizin.

KAPITEL 10:
HOMÖOPATHIE FUNKTIONIERT

»Sinnvolles ergänzt sich, drängt zueinander,
Sinnloses und Wirres trennt.«
Aristoteles

In diesem Kapitel werden neuartige Überlegungen vorgestellt, die
einen Schlüssel zum Verständnis zur Wirkungsweise der Homöopa-
thie bieten. Im Wesentlichen geht es um das Konzept der Nanophar-
makologie, die Erkenntnis, wie Nanoprodukte in die Regulierung
unserer biochemischen Prozesse eingreifen, und schließlich um das
Konzept des »informierten Mikrokosmos« der »WiFi« Zellkommu-
nikation. Am Ende schließt sich der Kreis, und die Entschlüsselung
homöopathischer Funktionsmodelle öffnen sich unserem logischen
Verständnis.

Fallbeispiel: G. N., 70 Jahre, primäres Gehirn-Lymphom
Herr G. N. suchte uns am 2.2.2015 auf. Seine Familie brachte ihn in
die Praxis aufgrund von auffälliger Verhaltensänderung, praktisch voll-
ständigem Verlust des Erinnerungsvermögens, Appetitlosigkeit und
fehlender Kollaboration im familiären Umfeld. Zuletzt waren auch gelegentliche Krampfanfälle (Epilepsie) aufgetreten. Die Symptome bestanden etwa seit Weihnachten 2014, und im Januar 2015 wurden eine

Computertomographie und eine Kontrastmittel-Kernspintomographie vorgenommen mit dem Befund:»Im linken Frontalhorn des lateralen Ventrikels des Gehirns finden sich vier massive noduläre irregulär geformte Läsionen zwischen 1,4 cm x 0,9 cm und 1,6 cm x 1,2 cm sowie ein Ödem des umliegenden Gewebes. Verdachtsdiagnose: Primäres Lymphom des Gehirns.«

Es wurde das Banerji-Protokoll™ verabreicht:
• Ruta grav 6C
• Calcarea phos D3
• Stramonium 200C
• Cuprum met D6

Der Appetit besserte sich in weniger als einer Woche, die Krampfanfälle blieben nach 14 Tagen aus. Aufmerksamkeit und Kollaboration in häuslichen Angelegenheiten normalisierten sich nach einem Monat. Am 1.7.2015 befand eine neue Kernspintomographie:»Verschwinden der raumgreifenden subependymalen Strukturen, Fortbestehen kleiner kalzifizierter Foci an besagten Stellen, 2 mm messende Knötchen an der rechten lateralen Wand. Keine weitere neurologische oder internistische Klinik, kein Nachweis abdominaler raumgreifender Strukturen, Kontrolluntersuchung in 6 Monaten.«

Eine solch rasche Reaktion auf ein Therapieprotokoll ist auch nach dieser Behandlungsmethode auffällig positiv. Dieser Fall kann auch auf die oft unvorhersehbare Entwicklung eines primären Lymphoms zurückgeführt werden, aber er steht nicht als Einzelfall da. Es hat viele vergleichbare Patientengeschichten mit dieser homöopathischen Behandlungsform gegeben.

Wenn man der Frage »Was heilt Krebs?« nachgehen will, muss »Krebs« zunächst besser verstanden werden. Die Annahme ist zweifellos richtig, dass viele sehr begabte und intelligente Menschen schon vorher dieser Frage nachgegangen sind, vermutlich ihr ganzes Leben dieser Frage gewidmet haben. Und doch kann kein Mensch alle Fragen beantworten oder allen Möglichkeiten nachgehen. Ein jeder folgt gewissermaßen seinem Stern. Die hier angestrebte Antwort dreht sich um die Frage:

Warum können homöopathische Medikamente Krebs heilen?

Aus den Überlebensstatistiken zu den Banerji-Protokollen™, die vom amerikanischen NCI (National Cancer Institute) geprüft worden sind, leiten sich klare Tendenzen ab:

- Die vorgeschlagene homöopathische Behandlung hat nachweislich Patienten überleben lassen.
- In vielen Fällen hat man vollständige Wiederherstellung beobachten können, man kann also von »Heilung« sprechen.
- Es hat eine große Anzahl von Patienten gegeben, deren Krebserkrankung nicht weiter fortgeschritten und deren Gesundheitszustand stabil geblieben ist.
- Die Ergebnisse sind statistisch »signifikant«, sie sind reproduzierbar und werden täglich mit bis zu 120 neuen Krebsfällen weiter fortgeführt.

All diese Ergebnisse wurden ausschließlich mit homöopathischer Medikation erreicht. Dazu gibt es Protokolle, nach denen der Zustand der Patienten in regelmäßigen Abständen festgehalten wurde.

Die Krebsdiagnosen wurden von anderen Instituten überprüft; so wurde die Ausdehnung der Krankheit mit den herkömmlichen bildgebenden Verfahren vorgenommen und schließlich das Ergebnis bestätigt:

Die homöopathische Behandlung ist im Vergleich zur schulmedizinischen Therapie wenigstens gleichwertig.

Ist Homöopathie nur Einbildung oder ein Placebo?

Meist bekommt man immer den gleichen Spruch zu hören: Homöopathie ist nur Einbildung. Jeder hat diese Behauptung schon gelesen, gehört oder auch schon selber gesagt: Homöopathie ist eine Erfindung, die auf der Einbildung basiert, es ginge einem schon besser, es müsse einem ja besser gehen, wenn man zum Arzt oder Heiler geht und anschließend »etwas«, ein paar Kügelchen, verordnet bekommt. Das nennt man »Placeboeffekt«, denn schließlich sei ja in einem homöopathischen Kügelchen nichts enthalten!

Wenn man mal die üblichen Einzelstoffprodukte mit mathematischen Augen betrachtet, ist schon ab 12 C, der D24, kein einziges Atom mehr vorhanden. Die Homöopathie verwendet aber sogar Verdünnungen, die weit in die Bereiche von 200-fach oder sogar 1000-fach gehen! So unvorstellbare Zahlen wie 10^{-1000}. Daraus resultiert mathematisch weniger Masse, als es im umgekehrten Verhältnis Masse im ganzen Universum gibt!

Natürlich kann so etwas nur ein Witz sein, das geht über jeden Verstand; und weil wir es nicht begreifen, muss Homöopathie Betrug, Unsinn, reine Erfindung sein und kann bestenfalls als Placebo verstanden werden. So und ähnlich argumentieren viele, zum Teil auch durchaus gebildete Menschen, auch Kollegen, wenn man sie auf dieses Thema anspricht.

Ihre Ehefrauen haben aber meist heimlich zu Hause eine homöopathische Hausapotheke mit wenigstens den gängigsten Mittel wie Arnika, Aconitum, Belladonna und Chamomilla. Das zahnende Baby bekommt Chamomilla gegen Zahnschmerz, Belladonna bei Fieber, der alternde Hund erhält Arnica und Dulcamara gegen Arthroseschmerzen und die Katze Solidago für ihre Nieren.

Man fragt sich, wie lebhaft die Fantasie des Babys oder Hundes sein muss, damit der Placeboeffekt auch hier angewendet werden kann.

Der wissenschaftliche Motor des Okzidents ist die Antwort auf die Frage »Warum?«

Menschen ganz allgemein haben es nicht gerne, wenn etwas über ihren Verstand geht. Darum ist auch der Motor unserer abendländischen Kultur, das Fundament unserer Naturwissenschaften, die Frage *Warum?*.

Wenn wir die Warum-Fragen nicht sinnvoll im Rahmen von wissenschaftlichen Erklärungen beantworten können, akzeptieren wir das Rätsel nicht und sind geneigt, es als Täuschung abzutun. Das Problem mit wissenschaftlichen Erklärungen ist aber, dass es sich hierbei keineswegs um absolute Wahrheiten handelt. Die Hälfte der naturwissenschaftlichen Erkenntnisse, die man uns an der Universität in Fächern wie Chemie, Physik und Biologie beigebracht hat, ist nach zehn Jahren überholt. Für Medizin gelten sogar nur fünf Jahre. Dem gegenüber steht die Erfahrung unserer Vorfahren – oder auch unsere eigene Erfahrung – zu den Dingen, die uns guttun oder vielleicht eher schaden.

So ist es besonders unwissenschaftlich, frisch auf den Markt geworfenen chemischen Substanzen eher zu trauen als zum Beispiel Heilkräutern, deren Anwendung schon seit Jahrhunderten durch Erfahrung bekannt ist. Medizin ist eben doch eher eine Erfahrungswissenschaft als eine reine Naturwissenschaft wie Chemie oder Physik. Daher vertraut man sein Leben ja auch einem Arzt an und nicht dem Pharmazeuten.

Erkenntnisse und Erklärungen müssen in »ihre Zeit« passen

Es wird immer gerne vergessen, dass es Entdeckungen gibt, die außerhalb ihrer Zeit stehen und von denen wir zwar die Wirkung kennen, nicht aber die Ursache. Früher hat man so etwas einfach Hexerei genannt, bis man auf eine »wissenschaftlichere« Erklärung gestoßen ist. So waren atmosphärische Phänomene wie Blitz und Donner früher je nach Kultur Ausdruck des Zorns des Donnergottes Thor oder des Göttervaters Zeus. Die Erklärungen wandeln sich, aber die Blitze waren schon immer da.

Mit Homöopathie und Spagyrik verhält es sich genauso. Die Patienten werden gesund, auch wenn man lange nicht wusste, was der Grund dafür war.

In unserer Zeit scheint es endlich so weit zu sein, dass die Naturwissenschaften uns Erklärungen liefern können. Die fehlenden Puzzleteilchen werden entdeckt, und wir können die ergänzenden Stücke an ihren Platz stellen. Es gibt ein rationelles Ganzes, das verbindet, sodass keineswegs das trennende Element überwiegt.

Leider reichen wissenschaftliche Erklärungen oft nicht aus, um die Zweifler zu überzeugen. Um eine geistige Haltung zu ändern, muss man das auch wollen und neue Ideen zulassen! Es ist leider eine Tatsache, dass die Emotion als Motor unseres Handelns immer noch vor der Information kommt. Wenn wir etwas in Jahren mühevollen Studiums an der Universität gelernt haben, sperrt sich alles in uns, dieses kostbare Wissen nun infrage stellen zu lassen. Also werden Argumente gegen die Neuigkeiten gefunden, die in Wirklichkeit nur einer sekundären Rationalisierung entsprechen. So geht es den meisten meiner Kollegen. So werden selbst die Kaplan-Meier-Statistiken im Fall der Chemotherapie als »wahr« angenommen, im Fall der Banerji-Protokolle™ kann es sich aber nur um Fälschungen handeln. Das hat nichts mit Rationalität zu tun, sondern nur mit Emotion, vor allem aber mit Angst.

Das vorliegende Buch über Krebstherapie und Homöopathie steht in einer Reihe mit vielen anderen Werken, die ein Umdenken auf unseren bisherigen Pfaden bewirken und somit einen »Paradigmenwechsel« im Verständnis der Natur einleiten möchten.

Homöopathie als Nanotechnologie

Schon lange forscht die Nahrungsmittelindustrie an Methoden, mit denen man Nahrungsmittel haltbarer machen kann, indem man zum Beispiel die Oberflächeneigenschaften verändert. Am bekanntesten ist das »Coaten« in der Schokoladenproduktion. Hierbei geht es darum, die Schokolade immer frisch aussehen zu lassen. Herkömmliche Schokolade sieht nach ein paar Wochen buchstäblich »alt und grau« aus. Schokolade mit einem nanometrisch dünnen Überzug gegen »Rosten« kann man ihr Alter nicht mehr ansehen, sie bleibt immer dunkel glänzend, ganz gleich, wie viele Jahre sie im Kaufregal liegt. Dazu wurde sie mit einer schützenden Substanz aus dem Nanotechniklabor überzogen (Coat, aus dem Englischen). Verwendet man hierzu Titandioxid, entsteht ein leichter Goldglanz, der das Produkt optisch noch attraktiver macht.

Worauf beruht diese Nanotechnologie?

Als Erfinder oder Wiederentdecker der chemisch-biologischen Wissenschaft der kleinsten Strukturen gilt Richard Feynman, der auf der Jahresversammlung der amerikanischen Physiker 1960 den berühmten Satz prägte: »Unten auf dem Boden ist noch viel Platz!« Damit wollte er darauf hinweisen, dass die Biologie bis dato zwar biologisch-biochemische Strukturen wie Eiweiß auf Aminosäurengröße identifizieren und zum Teil synthetisieren konnte, aber von dort (Mikrometerskala) bis zur Atom-/Molekülgröße (Nanometerskala) gab es noch Größenunterschiede im Tausenderbereich. Ein Größenunterschied von 10^3, das heißt zwischen Mikro- und Nanometern, entspricht dem zwischen einer Ameise und einem Terrier. Was gibt es »dort unten«, in der Welt der winzigsten Strukturen der Materie, noch alles zu entdecken?

Die Entdeckung der Nanotoxizität

Eine der ersten kommerziellen Anwendungen war also das Coaten besagter Schokolade, auf die man eine so hauchdünne Schicht aufträgt, dass unser Auge es nicht erkennen kann. Dazu verwendet man Stoffe aus der Chemie: Oxide und andere Metallsalze, die außerdem die Farbe stabilisieren oder leicht verbessern, wie das erwähnte Titandioxid. Doch je dünner die Beschichtung wurde, desto übler wurde das Ergebnis: Man stellte fest, dass die Schicht eines zunächst vollkommen harmlosen und täglich in Tausenden von Medikamenten verwendeten

Farbstoffs zu einem tödlichen Zellgift werden konnte. Je dünner und kleiner der Stoff wurde, desto widerstandsloser konnte er in Zellen und Zellkomponenten eindringen und dort am Erbgut verheerenden Schaden anrichten. Die neue Wissenschaft nannte man »*Nanotechnologie*« und den beschriebenen Effekt »*Nanotoxizität*«.

Aber solch negative Effekte auf Nahrungsmittel hatten auch ihr Gutes. Vielleicht konnte die Nanotoxizität einen anderen Nutzen haben als nur in der Nahrungsmittelindustrie? So kam man wieder einmal auf die Idee, die neue Technik in der Krebsforschung zu prüfen. Wenn man die Zellschadstoffe möglichst gezielt in Krebszellen einschleusen würde, müssten diese Zellen absterben. Das war nach dem Beschichten von Schokolade sozusagen die erste »gute Nachricht«: Nanotoxizität gegen Krebs!

Die Forschung entwickelte Methoden, um sogenannte »*Nanokatalysatoren*« in die Krebszellen einzubringen. Man fand PLGA und Quitosan (siehe: »Nanomedicina y Cancer«; Lopez Goerne, 2013), »*Cracking*«-Substanzen zum Aufbrechen von Zellen aus den guten »alten« Pfründen der Chemotherapeutika. Titan und Silizium, in der Größenordnung von 50 bis 100 nm, verhielten sich in einer Zellwand wie ein Spaltbeil.

Das war der Startschuss für eine neuartige Medizinrichtung: Die Nanotechnik forscht an Coatingsubstanzen für marode Gefäßwände in verstopften Arterien, an Schutzüberzügen für den angegriffenen Augenhintergrund (Makuladegeneration) und an vielen weiteren sehr aktuellen Themen. Dabei sprechen wir von Molekülen, die auf die Größe von etwa 100 Nanometer (10^{-9} m) reduziert wurden, um in derselben Größenordnung zu agieren wie die intrazellulären Strukturen.

Hierbei stieß man bald auf ein neues Problem: Die kleinen Partikel dieser neuen Nanowelt müssen stabilisiert werden, damit sie so klein bleiben, wie sie sollen. Die »Stabilisatoren«, mit deren Hilfe man die Teilchen klein und immer kleiner machen kann, nannte man »*capping agents*« (deutsch: »Zerlegungs-Reagenz, Zerkleinerungsreagens«, ein Begriff aus der Polymer-Chemie).

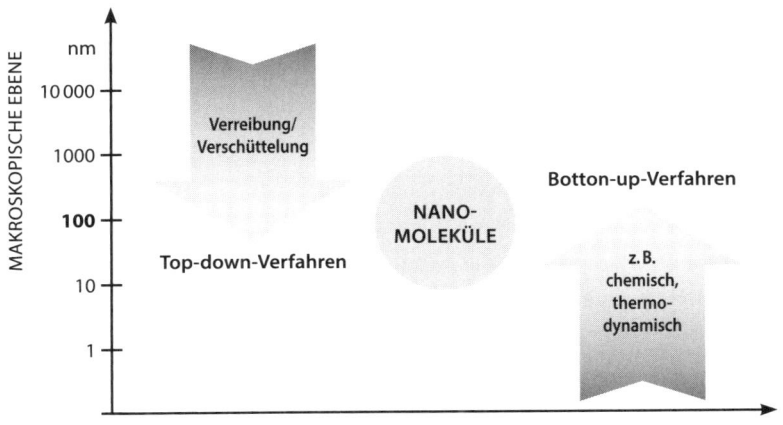

Abbildung 8: Entstehung von Nanomolekülen

Sensation: Nanotechnologie

Wenn man die auf diese Weise verkleinerten Substanzen anschließend nachweisen wollte, machte man eine weitere erstaunliche Entdeckung: *Mal waren sie da und mal nicht!*

Je nachdem, was man als Zerkleinerungsreagens verwendet hatte, gab es eine andere Verteilung der entstandenen Nanopartikel. Es war auch nicht unerheblich, ob man Metalle oder zum Beispiel Silicium einsetzte: Metalle wirkten insgesamt eher toxisch, Silicium war dafür ein eher verträgliches Reagens. Die einzelnen Nanopartikel (NP) waren so klein, dass sie sich nach dem Heisenberg'schen Wahrscheinlichkeitsprinzip verhielten, mit allen Konsequenzen:

• Der Beobachter verändert das Ergebnis des Prozesses, das bedeutet: Der Nachweis der Nanopartikel beeinflusste (»verscheuchte«) die Präsenz der NP.[141]

---

141 Dr. Rajendran sagt in seinem Buch »Nanodynamics«: Je schärfer wir die Auflösung einstellten (mittels Elektronenstrahl), desto häufiger wurden quantenmechanische Effekte in dem beobachteten Material.« Da er gleichzeitig mittels HRTEM »fokussierte« und mittels Röntgendifraktion die Elemente bestimmen ließ, konnte er beobachten wie Kupferatome im EDS am »anderen Ende« bestimmt wurden, die er am vorderen Ende gerade zu fokussieren versuchte. Stellte er den Elektronenstrahl »dünner«, war das Atom zurück, und das EDS fand am anderen Ende kein quantisches Kupfer mehr.

- Die Verteilung der NP erfolgte nach einem Wahrscheinlichkeitsprinzip.
- Die Nanopartikel waren nicht linear verteilt.

Damit begann eine neuartige Forschung in der Pharmakologie, die sich darauf konzentrierte, die kleinstmöglichen Wirkstoffelemente zu entwickeln, zu steuern und möglichst nebenwirkungsfrei zu halten. Besondere Aufmerksamkeit erlangten dabei die »cracking«- und »capping«-Agenzien, also die Zerkleinerungsstoffe. Hundert Jahre nach der Entdeckung und Beschreibung der Welt der Quantenmechanik, angeregt durch die Materialientests und Qualitätsprüfungen der Ingenieure,[142] begann die Quantenphysik, tatsächlich Einzug in die Pharmakologie und Medizin zu halten.

Homöopathische Heilmittel bestehen aus Nanopartikeln

Da es sich bei der Homöopathie ebenfalls um Teilchen im Nanobereich handelt, fanden sich immerhin forschende Mediziner, die diesen Sachverhalt erkannten und die neuen Techniken auf die Untersuchung homöopathischer Mittel anwendeten.

Und wieder kam die Initiative aus Indien. Dr. Rajendran begann damit, homöopathische Substanzen sichtbar zu machen. Er erinnerte sich an die Techniken des Begründers der Homöopathie, Samuel Hahnemann, der mittels Milchzucker, der »zerrieben« wird, die ersten Verdünnungsstufen herstellte[143] und dann in Alkohol/Wassermischungen schrittweise aufschüttelte, 1:10 oder 1:100. Hahnemann behauptete, dass gerade die höchsten Potenzen, also zum Beispiel Verdünnungs-

---

142 Die meisten Methoden zum Nachweis von fremden Elementeinschlüssen und Veränderung von Eigenschaften der Materialien stammen aus der Welt der Ingenieure und Materialkunde.
143 Die genaue Herstellungsweise homöopathischer Produkte findet sich leicht im Internet. Es wurden bereits Quellen zitiert.

schritte 1:50000, für chronisch Kranke sinnvoller und stärker wirksam seien.

Dr. Rajendran verwendet physikalische Methoden zum Nachweis der Nanopartikel wie »TEM« und »REM«: Transmissionselektronenmikroskopie (der Elektronenstrahl durchdringt das Objekt) für Metallpräparate oder einfache homöopathische Substanzen sowie Rasterelektronenmikroskopie (der Elektronenstrahl wird über die Objektoberfläche geführt) zum Abtasten einer Substanz oder Lösung mit größeren homöopathischen Ausgangsstoffen.[144] Auch seine anderen Geräte wie das »Elektronentunnelmikroskop« oder »Atombindungsmikroskop« lassen einen eher an Science-Fiction denken als an Medizinforschung.

Er setzte seine Anstrengungen nicht allein auf den Nachweis, etwas in den homöopathischen Substanzen zu finden: Er wollte auch wissen, *was* er gefunden hatte. So kombinierte er zunächst bildgebende Verfahren (TEM/REM, in hochauflösender Qualität) mit dem Element-Nachweis per energiedispersiver Röntgenspektroskopie (= EDS).[145]

Er konnte nicht nur zeigen, dass (und wie) sich Nanopartikel in den homöopathischen Produkten nachweisen ließen, er konnte auch den Element-Nachweis erbringen und dieses Ergebnis in Prozentangaben ausdrücken.

Dadurch haben wir fantastische Bilder von etwas, dass es mathematisch eigentlich nicht geben kann: Substanzen und Analysen von homöopathischen Lösungen in geradezu unvorstellbar hohen Verdünnungen.

---

144 Wie zum Beispiel Pflanzenpräparate oder Komplexmittel aus der Homöopathie.
145 Das bekannteste Verfahren ist die Röntgenstrahl-Dispersion und Aufzeichnung der charakteristischen »Ablenkung« der Elektronen je nachdem, um welches atomare Element es sich handelt.

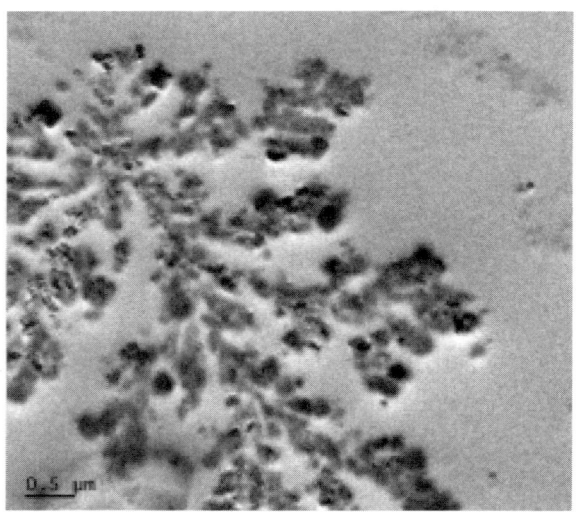

Abbildung 9: Ein filigranes »Goldbäumchen« aus »Aurum metallicum« in einer Lösung 200C, also 10^{-400} (Copyright: ES Rajendran: »Nanodynamics«).

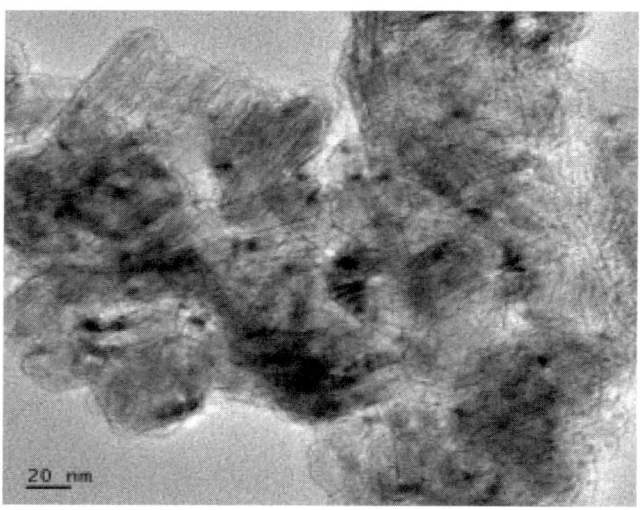

Abbildung 10: Dieses erstaunliche Konglomerat bei Auflösung »20 Nanometer« (in der Größenordnung von »Quantum Dots«) findet man in »Ferrum metallicum«, im homöopathischen Eisen, bei Verdünnungsstufe 30C, also 10^{-60} (Copyright: ES Rajendran: »Nanodynamics«).

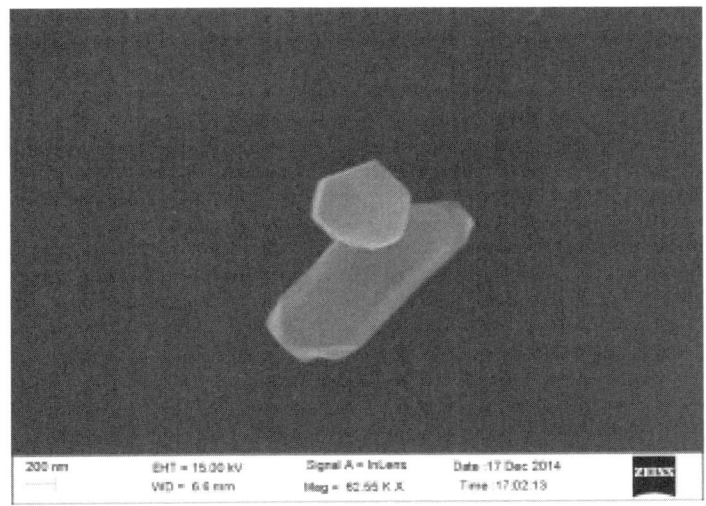

Abbildung 11: Scanner Elektronenmikroskopie (dreidimensionale Bilder):
Lycopodium LM1, ein 1:50000-mal verdünnter Keulenbärlapp (Copyright:
ES Rajendran: »Nanodynamics«).

Dr. Rajendran konnte außerdem nachweisen, dass die Herstellungs-
verfahren von Samuel Hahnemann keine gewöhnlichen Verdünnungen sind, sondern modernste »top down«- und »bottom up«-Verfahren
zur Herstellung von Nanopartikeln der ausgewählten Substanzen. Die
»Potenzen« beim Verschütteln produzieren in der Tat eine Vervielfäl-
tigung des ursprünglichen Charakters der Ausgangsstoffe, bis sie als
frei bewegliche und gelöste Nanopartikel für den Organismus verfügbar werden.

Aufgrund der Erfahrung, dass Homöopathie seit 200 Jahren keine
Schäden in biologischen Systemen auslöst, kam Dr. Rajendran außerdem zu dieser Schlussfolgerung: Da diese Substanzen in Gegenwart
von Milchzucker als »Zerkleinerungsreagenz« hergestellt werden, der
schließlich nur aus Sauerstoff-, Wasserstoff- und Kohlenstoffatomen
besteht, enthalten sie keine Nanotoxizität!

Die Hahnemann'sche Methodik hatte zwei Probleme gleichzeitig gelöst, deren Existenz niemand ahnen konnte:
1. Wie stelle ich winzig kleine bioregulative Wirkstoffe her.
2. Wie vermeide ich eine zellzerstörende Wirkung, die Nanotoxizität.

Träger mit Nanopartikeln

Alle untersuchten Verdünnungen konnten als Träger mit Nanopartikeln gelten. Die Größenordnung aller homöopathischen Substanzen lag zwischen »üblichen« Nanopartikeln von 50 bis 250 nm, und bei Metallen und Elementhomöopathie bis hinunter zu 10 nm, als »Quantum Dots« (QD) bezeichnet. Von diesen Element-QD ist schon länger bekannt, dass sie dazu in der Lage sind, unmittelbar auf die kleinsten Bausteine der lebenden Materie einzuwirken. Als chemische NP wirken sie giftig, als Homöopathika dagegen regulierend.

Die Nanopartikel verhalten sich hierbei sehr merkwürdig, was man in der Quantenphysik als *nicht linear* bezeichnet:

Konkret heißt das, dass in einer D10-Lösung sich nicht 10-mal weniger Nanopartikel als in einer D11-Lösung befinden. Es ist möglich, dass sich in einer D10-Lösung ein gewisser Anteil von Nanopartikeln nachweisen lässt, in einer D11-Lösung gar keine, und in einer D12-Lösung wiederum mehr als in der D10-Lösung!

So erklärt es sich, dass die schrittweise »Verschüttelung« die Wirkung eines Mittels, je nach »Zerkleinerungsreagens«, in Schritten oder Sprüngen stärker oder schwächer werden lässt. Homöopathen, die auf 200 Jahre Erfahrung zurückblicken können, wundert dies nicht. Es gibt gängige Potenzen wie D6, D12, D30, die aus Erfahrung funktionieren, aber man wird keine D11-, D13- oder D31-Präsentationen finden.

Elementanalysen: Woraus bestehen Homöopathika auf der Nanoebene?

Die folgenden Daten sind nur ein Beispiel für viele Substanzen, die regelmäßig Anwendung in der Homöopathie finden. Alle diese Mittel werden allgemein hochverdünnt eingesetzt, selten unter 10^{-30} Potenz. Die wichtigsten Fragen dabei sind: Ist in einer Aurum 200C-Lösung überhaupt noch etwas enthalten? Gibt es darin etwas, das anstelle von Placebo eine Wirkung ausüben könnte?[146] Wenn ja, wie funktioniert das?

Aurum metallicum (Gold), wird in Milchzucker zerrieben und anschließend verdünnt: 1 Teil in 100 Teile, davon wieder 1 Teil in 100 Teilen, 6-mal so weiter, bis man 6 C oder $1{:}10^{-12}$ erhält.

Die Verdünnungsschritte lauten somit: 6C, 30C, 200C, dann 1000 (= M) C, 10000C, 50000C und 100000C. Nach mathematisch-logischem Ermessen kann bei einer so hohen Verdünnungsstufe keinerlei Inhaltsstoff mehr nachgewiesen werden.

Verdünnung	Au	Na	K	Cu	Cl	B	Fe	Co	Durch-schnitt Größe
6C	2,82	15,5	6,51	75,1					0,3–20 nm
30C	89,66			0,3					3–366 nm
200C	12,14	20	29,4	25,8	12,6				5–125 nm
1M	1,24		2,06	32,5			1,04		5–50 nm
10M	24,09			38,6		4,5	11,9	10,8	25–50 nm
50M	9,73			53,2			13,8	23,1	7–100 nm
CM	6,58			35,5			6,01	10	0,3–20 nm

Abbildung 12: Tabelle der Inhaltsstoffe verschiedener Verdünnungsstufen von Aurum metallicum nach Rajendran (Copyright: E. S. Rajendran; »Nanodynamics«). Anmerkung: Die Tabelle ist aus Gründen der Übersichtlichkeit nicht vollständig, weitere vereinzelt auftretende Elemente wurden nicht weiter erwähnt. Außerdem ist das Auftreten von Kupfer (Cu) verständlich, da die »Gitter« (Krits), in denen die Proben zur Darstellung eingefüllt werden, aus Kupfer bestehen.

146 Zu der Frage, warum eine Wirkung entstehen kann, kommen wir später.

Auffallend sind folgende Punkte:

- In jeder Verdünnung konnte das Element »Gold« (Au) nachgewiesen werden.
- Die Partikelgrößen schwanken zwischen 0,3 und 366 nm. Die Größe der Partikel ist nicht abhängig von den Wiederholungsschritten des Verdünnens/Verschüttelns.
- Es tauchen immer wieder Elemente auf, die im Bild vorhanden sind, ohne dass wir bislang logisch erklären könnten, wie und warum sie erscheinen.
- Die Prozentanteile »Gold« wechseln ohne erkennbaren Zusammenhang zwischen sehr gering (1,24% bei M1) und sehr hoch (89,66% bei 30C und 24,09% bei M10).

Auffällig ist, dass in jeder Verdünnung das Element »Gold« nachgewiesen werden konnte.

Betrachten wir das TEM-Bild von Aurum metallicum in der Verdünnung LM24 ($50\,000^{-24}$).

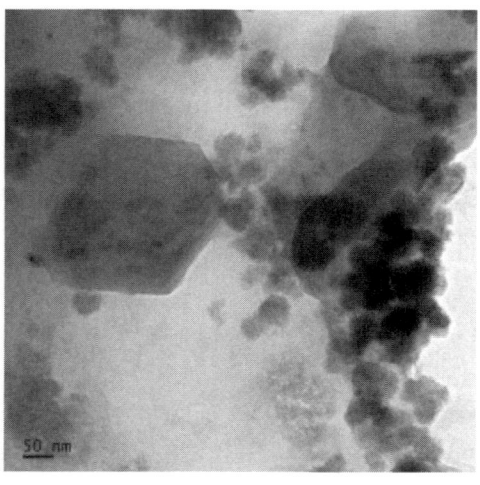

Abbildung 13: TEM-Bild von Aurum metallicum in der Verdünnung LM24 ($50\,000^{-24}$), Copyright: ES Rajendran: »Nanodynamics«).

Wie man anhand der Bilder nachvollziehen kann, ist auch die räumliche Verteilung der NP nicht gleichmäßig. Es bilden sich charakteristische Muster, die typisch sind für die Substanz, die verschüttelt wurde. Wie den meisten Homöopathen bekannt ist, veröffentlichte Dr. Jan Scholten eine Theorie zur »Elementhomöopathie«[147], wobei er besonderen Wert auf die Feststellung legte, wie sich gewisse »Eigenschaften« wiederholten und somit eine horizontale Linie in der Tabelle der chemischen Elemente charakterisierte. (Quelle: Copyright R. S. Rajendran, »Nanodynamics«)

Diese Eigenschaften wurden durch ihn erstmals in physikalische und »charakterliche« Qualitäten geordnet und entsprechend beschrieben. Die trans- und rasterelektronenmikroskopischen Bilder lassen diesen Zusammenhang ebenfalls erahnen. In einem früheren Werk[148] haben wir diese Qualitäten in sieben Gruppen zusammengefasst,[149] die sich ebenso charakteristisch in typische Erkrankungsmuster einordnen lassen. Zu einem späteren Zeitpunkt werden wir auf diese Eigenschaften erneut zurückkommen, wenn es darum geht, zu verstehen, warum verschiedene Mittel gemeinsame Eigenschaften besitzen.

Anhand dieses Umstandes ist es für uns möglich, »Protokolle« *zu entwerfen:* Wir brauchen nicht mehr jeden Patienten mit »seinem individuellen Mittel« zu identifizieren: Die Diagnose weist uns auf eine Eigenschaft, die wiederum mit einer charakteristischen Beschreibung des Mittels übereinstimmt. Es entstehen ganze »Gruppen« von übereinstimmenden Eigenschaften zwischen dem Krebs und den Mitteln, auf die er vermutlich ansprechen wird. Dadurch wird es möglich, ohne weitere Individualisierungen zu behandeln.

---

147 Scholten, Jan:»Homöopathie und die Elemente«, Utrecht, 1997..
148 Dane/Corty:»Lebendige Paracelsusmedizin«, Unimedica Verlag/Narayana, Kandern, 2011.
149 Die sieben Gruppen entsprechen den sieben Linien des Periodensystems der chemischen Elemente und zeigen noch einige weitere überraschende Übereinstimmungen.

Homöopathie ist **keine** Glaubenssache und auch kein Placebo-effekt beim Patienten. Homöopathie ist eine Entdeckung aus dem ausgehenden 18. Jahrhundert, die ihrer Zeit um über 200 Jahre voraus war. Heute sollten wir gerechterweise die Homöopathie zur Nanomedizin rechnen. Die Auswirkungen der unterschiedlichen *capping agents* auf das Ergebnis der Verschüttelung, aber auch die Verteilung und Größenordnung der Nanopartikel in verschiedenen Verdünnungen sind nicht im Detail erforscht. Fest steht aber: In dem homöopathischen Produkt sind Wirkstoffe enthalten!

Einige Gemeinsamkeiten zwischen Gruppen von homöopathisch verwendeten Medikamenten und Metallen wurden in den 1990er-Jahren durch Jan Scholten bereits beschrieben. Wir beginnen zu begreifen, dass die Eigenschaften und Qualitäten von Wirkstoffen nicht ausschließlich zu einem Mittel gehören, sondern zu einer Gruppe. So kann man die Möglichkeit der »Protokolltherapie« besser verstehen: Es geht nicht um ein Individuum, es geht um einen besonderen Typ oder eine spezielle Qualität der Erkrankung, die behandelt werden kann.

Homöopathie und Zellkommunikation

Der Mensch ist ein einziges, riesiges, miteinander vernetztes Wi-Fi-Kommunikationssystem, wie ein Wald unter der Erdoberfläche über seine Wurzeln verbunden ist,[150] wie die interkontinentalen Kabel unserer oberirdischen Welt, wie die Synapsen unseres Gehirns.

Genetisch codiertes Wissen als Quelle des Lebens
Im Zentrum des Überlebens liegt die genetische Information, die uns als Wesen und als Organismus beschreibt. Sie befindet sich auf Struk-

---

150 Siehe: Pflanzen Interkommunikation: http://www.bbc.com/earth/story/20141111-plants-have-a-hidden-internet und http://www.resilience.org/stories/2015-11-20/the-whispering-world-of-plants-the-wood-wide-web

turen, die wie lange Streifen mit Strichcodes aussehen und von denen die Zellen jene Passagen herauskopieren und abschreiben, die sie für ihre jeweilige Funktion benötigen. Keine Zelle »liest« die gesamte Information: Jede Zelle der einzelnen Organe hat ihren »Buchabschnitt«, an dem sie ihr Leben lang arbeitet. Eine Krebszelle könnte also eine Leberzelle sein, die plötzlich anfängt, einen Abschnitt von einer Zelle des Auges zu übersetzen.

Die abgeschriebenen Teile, von DNA in RNA »transkribiert«, werden an bestimmten Organellen der Zelle, den Ribosomen, zu Eiweißkörpern synthetisiert (Translation). Die Eiweißkörper wiederum können von unserem Immunsystem als richtig oder »falsch« erkannt werden. Sind sie richtig, kommen sie zum Einsatz. Sind sie »falsch«, werden sie wieder abgebaut, auseinandergenommen oder gesprengt, »lysiert«.

Seit 20 Jahren ist die Kernfrage der medizinischen Forschung: Wie macht die Zelle das? Woher weiß sie, was kopiert werden muss, was transkribiert und translatiert werden muss, was korrekt und was falsch ist?

Unsere Welt befindet sich in einem stetigen Wandel. Ebenso passen wir uns den veränderten Bedingungen ständig an, wir verändern uns. Wenn vor 30 Jahren ein Mensch aus Deutschland ans Mittelmeer in den Urlaub fuhr, hatte er zunächst mal 2 bis 3 Tage »Francos Rache«, das heißt Durchfall. Die unterschiedliche Nahrung, darunter beispielsweise Produkte auf der Basis von Olivenöl statt Butter, verlangten nach einer Anpassung der Verdauungssäfte: Die Darmzellen mussten die Enzyme zum Abbauen von Olivenöl erst in ihrem genetischen Buch finden, in entsprechende Eiweißbausteine übersetzen und zum Einsatz in den Verdauungsprozess bringen. Transkribieren nennt man das technisch. Einmal im Verdauungstrakt angekommen, werden die Enzyme dort aktiviert wie eine Kreditkarte vor dem ersten Benutzen. Erst danach konnte man den Urlaub ohne Diarrhö genießen.

Biologische Globalisierung

Heute hat sich die Situation insofern geändert, als dass wir durch Globalisierung schon Kontakt mit Olivenöl, Grappa, Rotwein oder Avocados hatten, nicht mehr nach Jahreszeiten essen und alle Nahrungsmittel von überall herkommen können. Wir produzieren ständig alle möglichen Eiweißkörper, die eventuell gebraucht werden könnten, um exotische Speisen verdauen zu können. Das ist »Anpassung«. Ebenso zwingen wir unser Immunsystem dazu, ständig auf der Hut vor Tausenden von Bedrohungen zu sein. Wenn es dann mal zu einer Verwechslung kommt, wenn Reizdarm oder Durchfall oder »eine allergische Reaktion« auftritt, sind wir ganz überrascht; dabei ist dies in Anbetracht unserer komplexen Lebensumstände eher als normal anzusehen.

Je stärker wir uns auch an nicht natürliche Stoffe anpassen müssen (chemische Konservierungsmittel, Farbstoffe, Genfood, Nanofood, Klone), desto komplizierter wird unser internes Regulationssystem. Allergien und chronische Krankheiten begleiten uns mittlerweile schon seit den ersten Lebensjahren.

Die meisten Forscher sind sich darüber einig, dass chronische Erkrankungen, egal welcher Art, in der Regel bedeuten, dass ein Textteil aus unserer DNA falsch abgeschrieben oder aufgrund angepasster Lebensumstände verändert worden ist oder dass sogar ein falsches Protein synthetisiert wurde.

Bis hierher sind Gesundheitsprobleme, die auf diesen Anpassungsprozessen beruhen, relativ »normal«: Natürlich gibt es Menschen, die empfindlicher auf Veränderungen in ihrer Umwelt reagieren als andere.[151] Eine begrenzte Anpassungskapazität ist für viele Menschen daher verständlich.

---

151 Ein allgemeines Wissen, das bisher von der Forschung kaum ernst genommen wurde, aber mittlerweile auch in »typische Gruppen« und charakteristische Verhaltensformen eingeteilt werden konnte, siehe Referenzen weiter oben (16,17,18).

Wenn jedoch der Rahmen dieser Veränderungen gesprengt wird, wenn das genetische Buch keine Antworten hat oder sogar falsche Information abgibt, Abschnitte verändert und neuschreibt, dann ist das Risiko, Krebs zu entwickeln, enorm hoch.

Die Geburt der Epigenetik

Bis zu Beginn der 2000er-Jahre glaubte man noch, der genetische Code des Menschen sei festgeschrieben. Die Information der Schriftrollen, auf denen wir als individuelle Lebewesen beschrieben werden, sei unveränderlich.

Doch plötzlich zeigte sich: Es gab durchaus Faktoren, die dazu führten, dass Veränderungen auftraten. Eingangs vermutete man noch, es handele sich nur um vereinzelte »Punkte«, Mutationen, die bei ihrer Entdeckung vom Organismus (der Zellkernkontrolle) herausgeschnitten und ersetzt werden konnten. Auf solchen Veränderungen basiert unser Schulwissen der »Darwin'schen Evolutionstheorie«: Das besser angepasste Exemplar (Vorteil bringende Mutation) kommt weiter, das schlechter angepasste Exemplar (Nachteil bringende Mutation) verendet.

Es gab schon immer Zweifel am Darwinismus: Mathematisch (… linear!) berechnet, war es kaum möglich, dass mehrere notwendige Veränderungen spontan und gleichzeitig hätten geschehen können. Nur gab es keine bessere Erklärung. Die Theorie der »Epigenetik« füllt diese Lücke.[152] Man vermutet mittlerweile, dass unser Erbgut durch unsere Lebensumstände »angepasst« werden kann, durch unmittelbare Einwirkungen auf Chromosomenabschnitte. Wiederholte Notwendigkeiten (→ Lamarckismus[153]) oder Gen-verändernde Fakto-

---

152 https://de.wikipedia.org/wiki/Epigenetik
153 https://de.wikipedia.org/wiki/Lamarckismus. Trotzdem: Wikipedia ist ein offenes System, das nicht immer der Weisheit letzter Schluss sein muss!

ren wie Umweltgifte können im positiven Sinn Anpassung auf genetischer Ebene schaffen oder im negativen Sinn Zerstörungen wie Krebs auslösen! Diese Veränderungen befinden sich dann nicht mehr auf einer Ebene mit fremden Eiweißkörpern wie Unverträglichkeit oder Allergie, sondern werden im Erbgut weitergegeben, sofern das Individuum überlebt und Nachfahren zeugen kann[154].

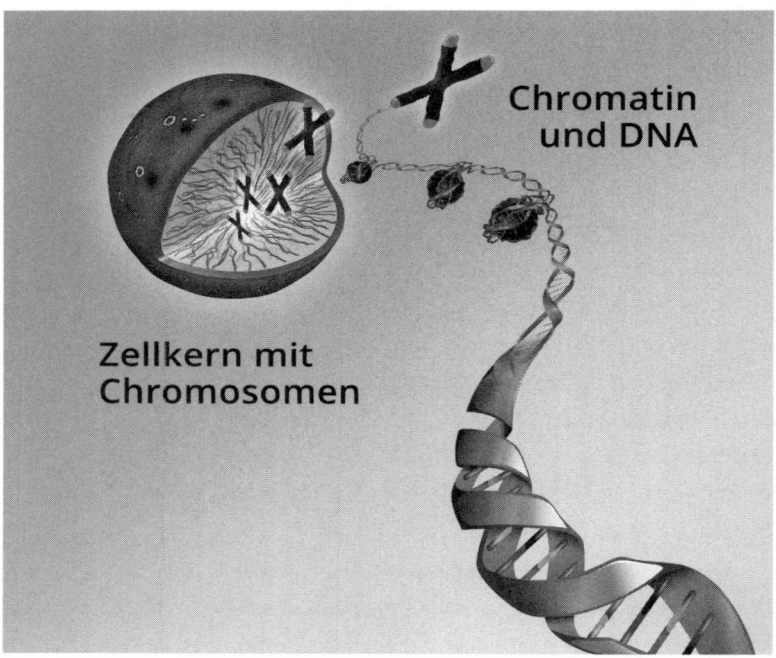

Abbildung 14: Histone, aufgerollte DNA-Chromatinbänder und der Zellkern

Umweltfaktoren und Lebensumstände wirken also direkt auf unsere Anpassungsfähigkeit ein. Die Chromosomen »klappen sich auf« und rollen die Chromatinbänder der »Schriftrollen« von einem Eiweißkör-

---

154 Das ist einer der Gründe, warum Ärzte immer nach der familiären Vorgeschichte bei Krebs fragen: Sie möchten wissen, ob schon das Erbgut der Eltern verändert wurde und der Auslöser für den Krebs gar nicht im Kranken selbst zu suchen ist.

per ab, auf den sie aufgewickelt sind wie Kabel auf einer Spule (siehe unten). Die aufgerollten Bänder werden in messenger-RNA (m-RNA) transkribiert. Diese wandern zur Transkription und verändern die Proteine,»passen sich an«. Am Ende hat sich der Organismus, die Verdauung, die Leber, die Haut …, an die neuen Umstände angepasst: »Der Phänotyp«, die äußerlich sichtbaren Eigenschaften, wurde verändert.

»Houston, Houston, wir haben ein Problem«[155]

Woher weiß die Zelle, welcher Teil der scheinbar endlosen Bänder von Chromatin abgewickelt werden muss? Prof. Meyl aus Ulm hat eine ebenso einfache wie überraschende Antwort: Die Anfragen an die DNA erfolgen per Funk, das heißt per internem Zellfunk von den Organellen selbst, die etwas benötigen.

Prof. Meyl ist Physiker, und es überraschte ihn, festzustellen, dass unsere Chromatinbänder auf Eiweißbällen aufgerollt sind, die ihn an Spulen erinnerten. Diese Eiweißträger, genannt Histone, sehen den »Teslaspulen« sehr ähnlich. Tesla, ein Physiker des ausgehenden 19. Jahrhunderts, versuchte Energie ohne Kabel zu übertragen, indem er ein dazu geschaltetes Magnetfeld erzeugte. Dafür eignen sich Spulen, Wicklungen aus der Elektrotechnik, die im Hochfrequenzbereich aktiv sind. Es werden Resonanzschwingungen erzeugt, bis am oberen Ende der Spule eine Art »Energieblitz« oder Elmsfeuer ausgesendet wird, Energie in Form einer elektromagnetischen Welle.

Möglicherweise funktionieren die DNA-Spulen auch so. Sie senden Information in Form von Energieblitzen aus. Die Systeme arbeiten mit hohen Frequenzen und sehr niedrigen Ausgangsspannungen, wie wir es in der Biologie gewohnt sind. Die Konsequenzen dieser Beobachtung sind überraschend: Auf kurze Distanz kann extrem viel Information über das »zellinterne WiFi« übermittelt werden.

---

155 Angeblicher Funkspruch von Apollo XIII an die Basis, als ein technischer Defekt an der Raumkapsel erkennbar wurde.

Prof. Meyl schlägt vor: Die ausgesendeten Signale könnten von Zuckerketten aufgefangen werden, die wie kleine Antennen auf Membranoberflächen sitzen. Damit wäre auch das Rätsel der Kommunikation der Zelle mit dem Zellkern geklärt. Der Kern ist von der restlichen Zelle durch die Kernmembran abgetrennt. Bislang vermutete man, dass spezielle Kommunikationsstoffe wie die Zytokine ausgeschüttet und dass besondere Ionenkanäle in der Kernmembran Metall-Ionenströme[156] und Transmittersubstanzen durchlassen würden. Doch dieses System schien zu aufwendig und zu langsam.

Prof. Meyl fasst zusammen: Die Zelle braucht keine weiteren Botenstoffe und auch keine chemischen oder pharmakologischen Übermittler für ihre Bedürfnisse: Sie benötigt nur eine Spule und einen Informationsträger. Derartige Systeme wurden in praktisch allen Eiweißträgern bereits nachgewiesen.

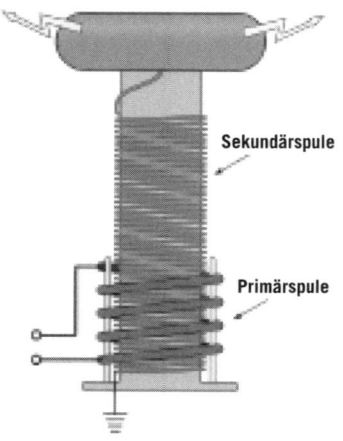

Sekundärspule

Primärspule

Abbildung 15:
Teslaspule[157], [158] – ein ähnliches Bauprinzip stellt das Chromatin dar, das aus DNA-Strängen besteht, die an Histonkörper gebunden sind; so können Signale aufgefangen und umgesetzt werden.

156 Natrium-, Kalium- oder Kalzium-Potenziale
157 Copyright: Wikipedia de: Teslatrafo Aufbaustudie
158 *Copyright: »Das Epigenom: Dompteur der Gene«, aus: DÄ 2012*

Die Rolle der Nanopartikel

Hier kommt nun das nächste Element ins Spiel: die Nanopartikel. Nicht nur die Homöopathen, auch die Nanomediziner wissen, dass die Nanopartikel und besonders die Quantumdots (QDs) unmittelbar auf die Histone (die Spule) und auf die Chromatinbänder (den zu lesenden Text) einwirken können. Es wurde schon erwähnt, dass in der Schulmedizin nach Krebsmitteln geforscht wird, die besagte Strukturen in den Krebszellen »sprengen« sollen. Dies geschieht aufgrund der »Nanotoxizität«: Die Nanopartikel gelten in der Pharmakologie daher als »katalytisch«, das heißt toxisch.

Wir wissen aber auch, dass homöopathische Nanopartikel – und insbesondere die QDs der Metalle – ebenfalls auf dieser Ebene wirksam sind, allerdings sind sie nicht toxisch: Die Verreibungsmethode nach Hahnemann lässt sie Sauerstoff und Kohlenstoffatome anbinden: aus Metall und Zucker – oder pflanzlich-biochemischen Nanopartikeln werden bioaktive, bioverträgliche Stoffe. Die beiden Arten von Nanopartikeln unterscheiden sich voreinander genauso wie anorganische und organische Chemie, also Biochemie. Die biochemischen Moleküle sind normalerweise für lebende Wesen unschädlicher, und sie können auf Dauer heilkräftig und ausgleichend wirken.

WARUM WIRD SO WENIG AN ALTERNATIVMEDIZINISCHEN BEHANDLUNGSMETHODEN GEFORSCHT?

Diese Frage geht so, wie sie gestellt ist, bereits von einer negativen Antwort aus, die jedoch nicht zutrifft. In der Welt der Naturheilmethoden werden jedes Jahr neue Maschinen und neue Methoden vorgestellt. Erst wenn diese Methoden ihre Effektivität im Praxistest unter Beweis stellen konnten und auch »Laien« in der Lage sind, diese anzuwenden, werden sie als erlernbar aufgenommen. Außerdem forschen alle Pharmafirmen mit naturmedizinischen Produkten an neuen Kombinationen und reineren Grundstoffen. In der Homöopathie ist in den letzten 25 Jahren mehr publiziert und verändert worden als in den vergangenen 200 Jahren zusammen!

Die Universitäten tun sich immer schwerer, aber wohl hauptsächlich aufgrund der finanziellen Situation der Lehrstühle. Die »Drittmittelfinanzierung«, also die Bereitstellung von Geldern aus der Industrie für bestimmte Forschungsprojekte, macht es wenig attraktiv, die Effizienz von »Ruta graveolens« zu untersuchen, wenn man stattdessen über ein neues autoimmunes Antikörperteilchen forschen kann. Es macht ja auch mehr her in der internationalen Wissenschaftsgesellschaft!

Die Pharmaindustrie forscht wie wahnsinnig an der Entwicklung patentierbarer Substanzen aus pflanzlichen Rohstoffen, aber Pflanzengene und ihre sekundären/tertiären Metaboliten gehören in die Natur und sind nicht patentierbar. Trotzdem werden ständig neue Stoffe aus Pflanzen erforscht und in zu Medikamenten verarbeitet.

So mussten schließlich die Statistiken wie die Banerji-Protokolle™ aus unabhängiger privater Praxis stammen, bevor die amerikanischen Krebsforschungszentren sich auf diese so beeindruckenden Ergebnisse stürzen konnten. Allerdings, seitdem steht fest, dass hier ein Umschwung in der Denkweise eingetreten ist, was Medizinisches betrifft, ein sogenannter »Paradigmenwechsel«. Paradigmen sind in der Wissenschaft so etwas wie die »Axiome« der Mathematik, jeder kennt das: »Nehmen wir an, A sei gleich B« ... Wenn nun jemand eine neue Beweisführung aufbauen kann, davon ausgehend, dass »A nicht gleich B« ist, dann stürzt das ganze bisherige Denkgebäude zusammen. So etwas ist zurzeit im Gang, was die Medizin angeht: Unsere allgemeine Krankheitslehre ist nicht so »allgemein« wie wir bisher annahmen; unsere statistische Bewertung ist zu ungenau, unsere Voraussetzungen von »linearem Denken«, die weitestgehend aus der Mathematik übernommen wurden, scheinen in der Biologie täglich weniger wahrscheinlich. Das ist das Gute am Crash der amerikanischen Genetikindustrie: Dort beginnt man umzudenken. Folgt auf die »Epi«-Genetik jetzt eine »Epi«-Medizin?

Ein weiterer Schritt zum Verständnis homöopathischer Wirkung

Die Analyse möglicher homöopathischer Wirkungsweisen könnte helfen, die verschiedenen komplexen Regulationsmechanismen und Zwischenwirkungen auf biomolekularer Ebene besser zu verstehen. Die Ursprungsmittel bestehen zumeist aus Pflanzen mit einem sehr anspruchsvollen Set aus Produkten des sekundären Pflanzenstoffwechsels: Bitterstoffen, Terpenen, Flavonen, Alkaloiden usw. Unverdünnt wirken sie meist hemmend auf unseren Organismus, auf Stoffwechsel, Atmungskette, Blutstabilität und vieles mehr. Das liefert uns einen Aufschluss darüber, welche Systeme, welche DNA-Regulationsabschnitte beeinflusst werden könnten, wenn man denselben Stoff über Dynamisierung und Verdünnung zum homöopathischen Nanopartikel wandelt. Daraus entsteht der »Beipackzettel für die Anwendung« der giftigeren Ursubstanz.

Hingegen gibt uns die »Mittelprüfung« der homöopathischen Grundstoffe vor der Verreibung und Dynamisierung Aufschluss über ungiftige Stoffe und über die Wirkung, die dieser Stoff haben wird, wenn er erst einmal zu einem Nanopartikel zerrieben wurde. Bei der »Mittelprüfung« wird ein homöopathischer Wirkstoff gesunden Menschen mehrere Male als Test verabreicht und das Ergebnis, das heißt die Beobachtungen der auftretenden Symptome, aufgezeichnet.

Die »Frequenz«, die »Potenz«, die wir als Zahlencode auf dem homöopathischen Etikett lesen können, wie zum Beispiel »30C« oder »D12«, wäre nichts anderes als die Angabe der Resonanz, in der das Mittel auf Ebene der Nanopartikel »gelesen« oder verstanden würde, die »Empfänger- und Senderfrequenz«, auf welcher Zell-WiFi Ebene es einwirken wird. Jahrhundertelange Erfahrung aus der Homöopathie hat uns gelehrt, dass einige Verdünnungsebenen besser für Hautprobleme, andere besser für Kopfschmerzen geeignet sind und dass die dritten bei akuten und wieder andere bei chronischen Leiden gut ankommen.

Hahnemann selbst stellte in der 6. Ausgabe des »Organon« fest, die Verdünnungsstufen der »C«-Serien (in Hunderterschritten) seien vermutlich für akute Erkrankungen am besten geeignet. Im Falle chronischer Probleme sind es die heutigen LM Verdünnungen in 50 000er-Schritten. Heute würden wir sagen: Die höheren Verdünnungsschritte wirken auf der Ebene der Epigenetik rascher, tiefgreifender als die »C«-Schritte. Aber auf diesem Gebiet sind noch viele weitere Erfahrungsvergleiche nötig, um abschließende grundsätzlich richtige Aussagen treffen zu können.

Signale an die Histone: Anbindung von Substituenten

Einige Wissenschaftler haben festgestellt, dass die Regulation und die Veränderung der DNA[159] durch »Anbinden« von Endstoffen geschieht; dabei werden beispielsweise Methyl-, Acetyl- oder Phosphatgruppen an bestimmte Aminosäuren der Histone angehängt. Damit verändern sich die Frequenzen, also Klang und Farbwellen, die die DNA aussendet. Dementsprechend hat sich die neuste Forschung der Kartografierung von »Methylierung und Phosphorylierung« der Histone zugewandt, um einmal mehr Kontrolle über unser Erbgut zu gewinnen. Was soll aber eine Karthografierung einer Struktur nützen, die ihrerseits wieder nicht stabil ist?

Das lineare Newton'sche Denken scheint aus den Köpfen der meisten Mediziner noch lange nicht verschwunden zu sein. Die psychische Anpassung der Menschen ist bei Weitem schlechter als diejenige auf molekularer Ebene. Wir kennen das schon aus dem Buch: »Mammut-

---

159 Siehe: https://de.wikipedia.org/wiki/Histonmodifikation

jäger in der Metro«[160], das uns genau zeigt, wie unwohl wir uns eigentlich in unser selbst geschaffenen Umwelt fühlen.

Seit wir mehr von dem Prozess der Anpassung an den Lebensraum verstehen und wissen, dass Gene keine unveränderlichen Blöcke darstellen, sondern aufgrund der Umstände individuell angepasst werden können, haben wir uns in den modernen Wissenschaften mit Epigenetik und Regulation der Zellkernprozesse befasst. Wir wissen, dass Nanopartikel fast ungehindert in alle Ebenen der Zelle und des umliegenden Gewebes eindringen können. Ihre unterschiedliche Größe, Form, chemische Komposition etc. lässt sie unmittelbar in die DNA-RNA-Aktivität eingreifen. Wir wissen auch, dass homöopathische Substanzen Nanopartikel und Quantumdots sind und als solche ebenfalls mit der DNA interagieren können. Wir wissen noch nicht, an welcher Stelle die homöopathischen Nanopartikel wirken, aber wir haben eine relativ genaue Vorstellung davon, was die einzelnen Homöopathika in den jeweiligen Verdünnungsstufen auslösen. Wir sind dabei, Unterschiede ausmachen zu können, je nachdem, welche Verdünnungsschritte und Verdünnungsstufen eines Mittels angewendet werden.

---

160 William Allmann: »Mammutjäger in der Metro", Spektrum Verlag, 1999

KAPITEL 11:
WAS DIE BANERJI-PROTOKOLLE™
SO BESONDERS MACHT

Die westliche Medizin verfolgt die Entwicklung der Banerji-Protokolle™ seit mittlerweile fast zwanzig Jahren. Eine offizielle gesicherte Erklärung über die Funktionsweise gibt es bisher nicht, dafür spricht die Statistik auch ohne viele Worte für sich. In den USA wurden durch das Nationale Krebsforschungsinstitut mittlerweile Therapiestudien mit Banerji-Protokollen™ gegen Brustkrebs freigegeben, die bis 2018 noch nicht abgeschlossen sein werden. Aus naturmedizinischer Erfahrung bieten sich faszinierende Verbindungen zwischen Homöopathie, Ayurveda und Traditionell Abendländischer Medizin an, die eine Erklärung zur Wirkungsweise der Banerji-Protokolle™ nahelegen. Verschiedene Krebsinstitute haben weltweit die Behandlung aufgenommen. In jedem Fall sollte man sich jedoch fachlich kompetenten Rat einholen, bevor man sich entschließt, eine derartige Therapie durchzuführen.

Therapie auf drei Ebenen: Auch die Banerji-Protokolle™ folgen meist dieser Regel

Es wird dringend Zeit, die Banerji-Protokolle™ näher zu betrachten.

Im Allgemeinen setzen sich die Banerji-Protokolle™ zur Krebstherapie aus mindestens drei Elementen zusammen:

- einem (oder mehreren) symptombezogenen Wirkstoff,
- einem krankheitstypischen Wirkstoff und
- einem übergeordneten (weiter oben als »möglicherweise DNA-bezogenen« Wirkstoff bezeichnet), der die chronische Krankheit in ihrem Verlauf beeinflussen soll.

In der klassischen Homöopathie unterscheidet man gern zwischen »symptombezogenen Mitteln«, die allgemein geringe Wertschätzung erhalten, und »Konstitutionsmitteln«, die einen sehr hohen Wert haben. Einer der zentralen Punkte im Verständnis von Homöopathie ist die Suche nach »dem Mittel, das den ganzen Patienten als ein einziges, zusammenhängendes Bild« beschreibt. Eine solche Rolle spielt das »Konstitutionsmittel«.

Man geht davon aus, dass ein kranker Mensch seine »eigentliche Natur«, seine Konstitution, verloren hat und deshalb erkrankt ist. Erhält er sein Konstitutionsmittel in der richtigen Verabreichung, reguliert sich sein Körper wieder auf die bestmögliche Funktion ein.

Viele berühmte Homöopathen haben schon solche Patienten und ihre Mittel beschrieben, weshalb man vermuten darf, dass es so etwas gibt. Leider ist es aber alles andere als die Regel.

Daher haben sich die französischen Schulen nach Hahnemann an einen Kompromiss gewöhnt. Sie suchen weiterhin nach der besten Beschreibung für Patient und Mittel, aber sie begrenzen die Verdünnungsstufen auf drei Bereiche, die zu der Behandlung passen sollen:

- »niedrige Potenzen«, die als »symptom-orientiertes Mittel« wirken sollen (z.B. Sehnenscheidenentzündung der Achillessehne)
- mittlere Potenzen, die sich als »allgemeine funktionelle Beschwerdebilder« beschreiben lassen (z.B. Kopfschmerzen, Fieber, Drüsenschwellung) und
- »höhere Potenzen«, die das Thema der Konsultation, des typischen Problems des Patienten, beschreiben sollen (z.B. ADHS, stressbe-

dingter Bluthochdruck oder anhaltende Magenschmerzen bei Nahrungsunverträglichkeit).

Diese Aufteilung wird in vielen klassisch-historischen Medizinsystemen als die Unterscheidung der Wirkung auf »Körperstrukturen, auf Körperfunktionen und auf das Individuum als Ganzes« beschrieben. Eine Therapie in drei Ebenen durchzuführen hat demnach auch eine jahrtausendealte Tradition.

Neu ist jedoch, dass die Banerji-Protokolle™ diese Aufteilung nicht zum Patienten hinleiten, sondern aus der Erkrankung ableiten!

Die Protokolle beschreiben die Erkrankung, als sei sie der eigentliche Hauptdarsteller: Sie benutzen eine dreigeteilte Behandlungsweise als Weg, die Erkrankung gleichzeitig auf allen drei Ebenen anzugreifen, um den Patienten so rasch wie möglich auf den Weg der Besserung zu bringen.

In den letzten Kapiteln wurden zum Auftakt jeweils Beispiele zu Darmkrebs, Lungenkarzinom oder Osteosarkom vorgestellt. Diese Protokolle haben eine mehr oder weniger feststehende Komposition:

Name der Krankheit	Mittel der Wahl des Tumors	Begleiterscheinungen (z.B. nach Schüßler[1])	Patientypische Konstitution
Kolonkarzinom	Hydrastis canadiensis-Acidum nitricum	Ferrum phosphoricum	Conium macculatum
Osteosarkom	Symphytum	Calcium phosphoricum	Carcinosinum
Lungenkrebs	Kalium carbonicum	Kalium chloratum	Thuya occidentalis

Dr. Rajendran weist in seinen Werken über Homöopathie auf die Nähe dieser Medizin zur Ayurvedischen Medizin hin und bietet damit eine Erklärung dafür an, dass es in Indien immerhin 270 000 Ärzte für Homöopathie gibt. Auch in Europa gibt es Nachfahren traditioneller

Medizin aus vergessenen Wissensschätzen, die noch darauf warten, wiederentdeckt und geborgen zu werden.

Sowohl die Ayurvedische Medizin als auch die Traditionelle Chinesische Medizin (in Form der Lehre des Weges; TAO/DAO-ismus[161], nicht die »offizielle« Akupunktur und Moxibustion!) oder Europäisch-Abendländisch Traditionelle Medizin (TAM/TEM) nach Paracelsus und Hildegard von Bingen (oder Klostermedizin) baut auf verwandten Erfahrungen auf. So ist ein gemeinsamer Baustein die Dreiteilung der Behandlung, die auf jeweils einer anderen »Ebene« eingreifen soll.

Heutzutage würde man aus medizinischer Sicht sagen: Ein Teil der Behandlung soll auf der Ebene der Beschwerden wirken, ein anderer Teil auf der Ebene der fehlgeleiteten Funktion und Regulation (der Stoffwechselebene), und ein dritter Teil soll auf die typischen Eigenarten des Patienten einwirken, die Neigung abschalten, eine solche Erkrankung überhaupt zu entwickeln.

Erkrankung	Grunderkrankung	Funktion (Ausfall)	Neigung zu Krebs
Osteosarkom	Symphytum	Calcium phosphoricum	Carcinosinum
Beschreibung:	Knochen, Bein, Bruch	Calcium u. Knochen Stoffwechsel	Chaos und Zerstörung
Lungenkrebs	Kalium carbonicum	Kalium chloratum	Thuya
Beschreibung	Schwach, ängstlich, ausgezehrt, depressiv	Schleimhaut, Sauerstoff- austausch	Übergang, Lebensbaum, Energie
Darmkrebs	Hydrastis/Ac Nitricum	Ferrum phosphoricum	Conium maculatum
Beschreibung	Blutig, rissig, verschleimt	Abwehr, Kampf, Blutung	Schierling: Gift, Tod

161 https://de.wikipedia.org/wiki/Daoismus

Auch wenn es nicht so aussieht: In den Banerji-Protokollen™ treffen viele unterschiedliche Ansätze aufeinander, die unser über die Jahrhunderte entstandenes Wissen um Medizin abrunden. Sowohl die klinische Erfahrung als auch neue medizinische Erkenntnisse auf der Basis verschiedener Veröffentlichungen sowie neue Denkmodelle zur Funktionsweise des Körpers fügen sich zusammen.

Die Wahl dieser speziellen homöopathischen Produkte ist nicht vom Himmel gefallen

Dem System zugrunde liegt eine weitere Erkenntnis, die heute praktisch vergessen wurde und dabei durchaus alle nötigen Elemente sinnvoll erklärt: die Signaturenlehre. Die zentrale Aussage der Signaturenlehre ist, dass sich die physikalischen und biologischen Eigenschaften der Materie immer wiederholen, dabei von einer Entwicklungsstufe zur nächsten in komplexerer Form immer wieder »wie neu« vorstellen, trotzdem aber nur eine Wiederholung desselben, vormals beschriebenen Themas sind. Zuletzt in Europa von Paracelsus vehement vertreten und gelehrt, wurde sie später als »naiver Unsinn« abgetan. Es ist aber die Signaturenlehre, die eine Erklärung und Beschreibung der Prozesse gibt, die da stattfinden: im Erkrankungsprozess, also bei der Entstehung von Krebs, sowie bei der Suche nach dem Heilmittel.

Hier findet sich der Schlüssel, der den Patienten und sein Leiden auf einzigartige Weise verbindet: Krankheit und Patient sind zwei Seiten der gleichen Münze: Der Patient erleidet eine besondere Art von Krebs (oder natürlich auch einer anderen Krankheit), weil genau diese Art von Krebs bzw. diese Krankheit, so wie jeder Patient sie individuell erlebt, in »seiner Natur« angelegt ist.

Das bedeutet nicht, dass jede Frau, deren Mutter Brustkrebs gehabt hat, automatisch Brustkrebs haben wird. Vielmehr soll etwas ganz anderes mit der Signaturenlehre gesagt werden: **Nur dann,** wenn die Tochter »in ihrer Natur« der Mutter ähnelt, kann sie dieselbe Krankheit erleiden. Um zu erkranken, muss sie allerdings auch ähnliche Probleme im Laufe ihres Lebens durchgemacht haben.[162] Es darf nicht übersehen werden, dass hier ein übergreifendes System vorgestellt wird, nicht eine Theorie zur Entstehung von Krebs! Gründe, warum ein Mensch an Krebs erkrankt, kann es immer verschiedene geben, aber bei der Komposition der Banerji-Protokolle™ finden wir die Ähnlichkeit der Mittel und der Erkrankung, basierend auf einem sich wiederholenden Schema.

Die von Dr. Rajendran festgehaltenen Fotografien der Heilmittel in verschiedenen Verdünnungen zeigen Bilder von aus der Paracelsusmedizin bekannten Grundstrukturen der Materie, die sich immer wiederholen. So steht ein Oktaeder für das als »Sonne« beschriebene Mittel »Gold« (Aurum), oder es findet sich ein Lebensbaum, wie er auch bei spagyrischen Goldlösungen (z.B. von Aurorapharma) im polarisierten Lichtmikroskop gefunden wurde. Der Keulenbärlapp (»Lycopodium«) zeigt als wehrhafte, dem Planeten »Mars« zugeordnete Pflanze Kristalle in der Grundform des Quadrates, ebenso wie das »Mars« zugeordnete Metall Eisen (»Ferrum metallicum«). Der Keulenbärlapp ist ähnlich wie das mineralische Mittel »Eisen« gezeichnet und gehört zur selben Gruppe. Alle Eigenschaften wiederholen sich und sind wohlgeordnet wiederzufinden, wenn man weiß, wo man danach suchen muss.

Es sind immer dieselben verwandten Mittel, die dank einer »top down«-Wandlung in Nanopartikel auf der Ebene der biochemischen Grundsteine des Lebens eingreifen können. Sie wirken genau dort, wo das »Thema« ihrer Beschreibung liegt: Beim Lungenkrebs ist das Thema »Auszehrung, Schwäche, Angst«. Die Medikamente werden als »Austausch-, Sauerstofffördernd, Schleimhautreparierend« beschrie-

---

162 Ärgerlicherweise ist es trotzdem oft der Fall, dass Kinder den »Weg ihrer Eltern« wiederholen, ähnliche Schicksale erleiden oder ähnliche Entscheidungen unter vergleichbaren Situationen treffen und somit durchaus ein Leid wiederholen können. Den tieferen Sinn solcher »Instinkt-« oder »anerzogenen« Handlungen auszudiskutieren gehört abermals nicht in dieses Werk.

ben. Ihr Basisthema, ihre homöopathisch beschriebene Aufgabe ist das »Wachsen, Leben-Spenden, Energie-Geben«[163].

In der Homöopathie soll das Mittel die Erkrankung beschreiben, soll »identisch sein« in seiner Wirkung auf den gesunden Menschen; erst dann kann man verstehen, was die Krankheit auslöst: Meistens ist es ein Übermaß an Belastung, die in der »Mittelbeschreibung« genannt wird. Beim Lungenkrebs wäre das »Angst, Auszehrung, Schwäche«[164], und die ausfallende Funktion, die sich in ihr Gegenteil verkehrt »Wachsen, Leben-Spenden, Energie-Geben«. Eine solche Funktion fällt aus, wenn zum Beispiel jemand zu viel raucht.

Die Aufforderung, eine Krankheit so präzise wie möglich zu beschreiben, wird leider in der Schulmedizin immer wieder falsch verstanden: Die Beschreibung der Symptome soll nicht mit jedem neu auftretenden Symptom eine andere Spielart der Krankheit erklären oder womöglich auch noch zu einer neuen Krankheit führen. Es ergibt wenig Sinn, mit jedem neuen »Syndrom« eine seltene Erkrankung im Sinne der »orphan diseases«[165] zu erfinden. Es sollte dazu anregen, die gestörte Funktion dahinter zu verstehen, die »Signatur«, die Eigenschaft des Patienten und seiner Erkrankung zu durchschauen. Dazu passend kann ein Mittel gefunden werden, das diese Eigenschaft besitzt und das somit zur Heilung eingesetzt werden kann. Nicht immer weiter trennen, sondern zusammenführen ist das Ziel der neuen integrativen Medizin!

Genau das haben die Entwickler der Banerji-Protokolle™ getan: Sie haben Krankheit und Mittel zusammengebracht. Der erkrankte Mensch, der an der entsprechenden Krankheit leidet, hat sich automatisch eingefügt!

---

163 Die hier in »Anführungszeichen« gesetzten Begriffe stammen aus den Beschreibungen typischer Heilmittel nach der homöopathischen Lehre, der »Materia Medica homeopathica«, sowie den bio-Dekodierungs-Codes und typischen Problembeschreibungen der komplementären und alternativen Medizin.

164 Jeder Raucher weiß das: Rauchen macht schlank!

165 Orphan diseases sind »seltene Krankheiten«, die zwar beschrieben und katalogisiert wurden, aber so selten sind, dass ein Heilmittel und ein tieferes Verständnis fehlen.

Eine Krankheit »von ihrer Natur her« heilen

Erst wenn wir erkennen, wo etwas geheilt werden muss, können wir eine Krankheit »von ihrer Natur her« heilen. Immer wieder hat es Ärzte gegeben – sehr oft sogar Onkologen selbst –, die »Krebs« als eine Herausforderung gesehen haben: »Lerne hierdurch dein Leben neu zu verstehen oder lass es auf immer bleiben.« Es gibt Schulen, die sich darauf versuchen, typische Problempunkte als »Erkrankungs-Code« zu nutzen, um an die Ursache zu kommen. Nicht selten sind solche »Ursachen« keineswegs ein falsch gelesener Genschlüssel oder ein krebsauslösendes Virus. Mal wieder stehen wir vor der Wahl zwischen der Henne und dem Ei: Was war zuerst? Eine tief greifende Depression über den frühen Tod eines geliebten Menschen oder die plötzlich fehlende Bereitschaft des Immunsystems, ein bösartiges Virus, zuvor vielleicht schon Hunderte Male bezwungen, erneut vernichtend zu schlagen?

Dieses Beispiel ist scheinbar einfach zu beantworten, aber wie steht es mit anderen Auslösern? Schließlich kennen wir in Europa das Problem der Ansammlung von Giftstoffen im Körper, zum Beispiel in der weiblichen Brust. Oder im Enddarm. Oder direkte Gifte wie im Zigarettenrauch. Ist Helmut Schmidt einfach anders konstruiert gewesen als »normale Menschen«, wenn er als Kettenraucher uralt geworden ist? Nur weil wir neue Therapieansätze vorschlagen, bedeutet das nicht, dass bei der Frage nach der Ursache von Krebs grundlegend anders vorgegangen wird als in der Schulmedizin.

Es geht bei der Behandlung von Krebs um die Antwort auf die Fragen: »Was war zuerst da? Ist das immer noch da? Kann man das ändern?« Die Antwort auf diese Fragen sollte für jeden Patienten eindeutig sein, und sie sollte ihm in jedem Fall ausreichend Kraft geben, um die gestellte Aufgabe zu übernehmen, ohne dass er sich vollständig »in die Hand eines anderen begeben muss«, auch wenn diese Hand eine »heilende Hand« zu sein scheint.

WAS SOLLTE ICH MEINEM ARZT SAGEN, WENN ICH GLEICHZEITIG KOMPLEMENTÄRMEDIZINISCHE BEHANDLUNG ERHALTE?

Jeder Heiler hat ein natürliches Interesse daran, sich weiterzubilden und neue Methoden zu lernen, und er ist natürlich auch bestrebt, seine Patienten lange zu erhalten. Gemäß des trefflichen Satzes von Eugen Roth, »Was bringt den Mediziner um sein Brot? A: die Gesundheit, B: der Tod ...«, ist auch Ihr Arzt an Ihrem langen Überleben interessiert.

Also bringen Sie ihm schonend bei, dass Sie etwas »gesehen/gelesen haben«, wo eine alternative Behandlung vorgeschlagen wird. Warten Sie ab, wie er reagiert. Sagen Sie dann, »das habe ein Arzt gesagt« ... oder so ähnlich.

Anschließend informieren Sie ihn, dass Sie natürlich alle weiteren Untersuchungen und Tests mitmachen werden, aber dass Sie zunächst von einer Bestrahlung oder einer Chemotherapie absehen möchten. Sagen Sie in jedem Fall, dass Sie dieses »Experiment« auf maximal ein halbes Jahr beschränken wollen! Sie können auch argumentieren, Sie würden ja alle anderen Mittel wie bisher weiternehmen, es mache ja nichts aus.

Spielen Sie in jedem Fall herunter, wie wichtig es Ihnen mit der Entscheidung ist; lassen Sie auf keinen Fall erkennen, wie ernst es Ihnen mit einer komplementärmedizinischen Behandlung ist. Es macht den Arzt nervös, wenn Sie etwas entscheiden, das er nicht kennt. Er glaubt sonst, er müsse Sie auf den wahren, richtigen Weg bringen, wie eine arme verlorene Seele.

Im Krankenhaus drängen Sie auf eine vorzeitige Entlassung, »für ein paar Tage«, wenn man Sie sofort zur Bestrahlung oder zur Chemotherapie bringen will. Durchbrechen Sie die Routine des Krankenhauses, sonst kommen Sie in das Räderwerk des »üblichen Prozesses«.

Unterschreiben Sie »freiwillige Entlassungen«, oder egal, was man Ihnen vorlegt, mit dem Argument der ärztlichen Haftpflicht. Auch wenn manchmal etwas energischere Mitarbeiter so tun, als brauchten sie nie wieder zu kommen, das zählt nicht! Zurück können Sie immer! Niemand darf einen

Schlüssel zum Verständnis des krank machenden Prozesses

Die Banerji-Protokolle™ bieten uns Schlüssel an, um den krank machenden Prozess verstehen zu lernen. Durch die Kombination von drei (oder mehr) Heilmitteln schlagen die Banerjis im homöopathischen Sinn eine Erklärung vor, dank derer wir den krank machenden Prozess des Patienten verstehen lernen. Für einen Homöopathen sind die Diagnose und das Heilmittel ein und dasselbe. Wenn man das Heilmittel versteht, weiß man, woran der Patient erkrankt ist.

Die Banerjis brechen mit ihren »Protokollen« eine homöopathische Tradition: Ebenso wie bei der Signaturenlehre geht es nicht um die endlose Individualisierung des Leidens, sondern um das Verstehenlernen einer Funktion, um einen Prozess, der bei der erkrankten Person nicht reguliert worden ist oder nicht stattfindet. Ein Reparaturprozess ist blockiert, oder die Reinigung eines bestimmten Gewebes findet nicht statt. So kommt es zur »Veränderung«, zur Anpassung an eine lebensbedrohliche Situation:. Krebs! Bei der Einordnung der Krankheit in eine spezielle Diagnose wird nicht mehr das Individuum behandelt, sondern der Prozess »Krebs«.

Wenn der Prozess Krebs immer mit denselben Mitteln behandelt werden kann, ist es auch endlich möglich, Statistiken zu produzieren und Ergebnisse zu vergleichen: Somit können Unterschiede überwunden und gemeinsame Problempunkte besser verstanden werden. Für die heutige Medizin kommt der Arzt dadurch zur »richtigen« Diagnose, auf die übereinstimmende vergleichbare Krankheit.

Bisher war die »biologische Medizin« oft eine »individualisierte Medizin«

Individualisieren ist mit der Anwendung der Banerji-Protokolle™ in der Homöopathie überwunden. Im selben Sinn ist auch das Erkennen der Signatur, der »Konstitution« des Patienten, entscheidend. Gibt es eine Übereinstimmung zwischen der Konstitution des Patienten und der Erkrankung, so wird das »Erstlinienmittel« greifen. Weicht der Patient von der zu erwartenden Konstitution, von »seiner typischen Eigenschaft« ab, wird das Zweit- oder Drittlinienmittel greifen, wie bereits beschrieben bei der Erläuterung zum Aufbau der Protokolle. Die Signatur, die homöopathische Eigenschaft zu verstehen, bedeutet, den Erfolg vorab besser einschätzen zu können und natürlich Zeit bei der Therapie zu gewinnen. Aus diesem Grund ist es wichtig, das Krebsproblem von einer Fachkraft einschätzen zu lassen, statt sich selbst aus dem Internet die Kombination heraussuchen zu wollen.

Ein Beispiel: der Wirkstoff des Beinwells

Wir können das gut am Beispiel des Osteosarkoms verfolgen: Diese Krebsart findet sich häufig bei Kindern, wobei gerade Kinder meist gut auf Homöopathie reagieren. Da ein Knochengewebe befallen ist, wird als wichtigstes Mittel die Pflanze verwendet, die man schon zur Zeit von Plinius dem Älteren[166] gegen Brüche und Zerrungen eingesetzt hat: *Symphytum*, der »Beinwell«, trägt nicht umsonst diesen deutschen Namen. Es handelt sich um eine ungiftige Heilpflanze, deren Hauptwirkstoff, Allantoin, das Heilen von Brüchen auf geradezu wunderbare Weise beschleunigt. Effektiver als die Urtinktur ist allerdings die

---

166 https://de.wikipedia.org/wiki/Naturalis_historia

homöopathische Präsentation, im Falle des Banerji-Protokolls™ eine recht hohe Potenz.

Calcium phosphoricum beschleunigt die Osteoblastenbildung, das heißt die Neubildung derjenigen Zellen, die Knochengewebe aufbauen. Es liefert kein Kalzium wie eine Sprudeltablette, sondern nur die Information, Kalzium aus der Nahrung aufzunehmen (z.b. aus Milchprodukten, Gemüse oder Fisch) und biologisch in die Knochen einzubauen. »Biologisch« bedeutet aber nicht, einfach Kalzium in mineralischer Form in den Knochen einzubringen.

Biologische Bausteine verändern kristalline chemische Bausteine

Die kristallinen Doppelpyramiden unserer Knochen bestehen (vereinfacht gesagt) aus Kalzium und Phosphor. Jedoch hat Kalzium aus der Milch eine ganz andere kristalline Grundform und das mineralische Kalzium aus Sprudeltabletten erst recht! Es muss von unseren Knochenzellen erst mit Phosphor aus einer völlig anderen Quelle – vielleicht sogar dank einem phosphorsäurehaltigen Erfrischungsgetränk – zusammengepackt und so umgeordnet werden, dass sich die bekannten Doppelpyramiden bilden. Hier tritt die großartige Idee von Dr. Schüßler ans Licht. Seine »Schüßlersalze« kommen nicht aus dem Chemielabor (als mineralisches, chemisches Salz), sondern aus veraschten[167] biologischen Geweben. Auch die Verwendung von homöopathisierten Stoffen in den Banerji-Protokollen™ folgt einer weiter gefassten Idee: Es wird nach einer ganz anderen Information auf Zellniveau gesucht, nach Materie biologischen Ursprungs und damit auch nach dem Anstoß, mit vorhandenen Bausteinen zu arbeiten.

---

167 Zur Herstellung von »Schüßlersalzen« siehe Internet: Herstellung homöopathischer Wirkstoffe.

Die sich selbst organisierende Materie in der chemischen Forschung

So stellt man sich in der biologischen Medizin den Zusammenhang zwischen biologisch wertvollen, verwendbaren Materialien vor, im Gegensatz zu pharmakologischen, »mineralisch chemischen« Materialien. Damit steht die Naturmedizin allerdings nicht allein: Auch die allgemeine chemische Forschung ist schon darauf verfallen, dass sich Materie unterschiedlichem Ursprungs, aber mit der gleichen chemischen Strukturformel unterschiedlich verhält!

Hier taucht ein weiterer Erklärungsansatz zur Wirkungsweise homöopathischer Substanzen auf: das »sich selbst organisierende« Verhalten biologischer Materie.

Der wesentliche Punkt hierbei ist: Dank der homöopathisch verarbeiteten Substanz kommt scheinbar so etwas wie »Information« in die kristallinen Bausteine, und sie beginnen, sich anders »zu packen«, anders zu reagieren, als wenn man nur das pharmakologische Mittel verwenden würde. Vereinfacht ausgedrückt: Die homöopathischen Produkte bringen den chemischen Produkten bei, wie und wo sie zu wirken haben. Sie verändern das »Verständnis der Struktur« hin zu der biologisch wertvollen, heilenden Struktur! Aus der Kristallchemie ist bekannt,[168] dass die Information zur Art, wie sich Dinge zueinander setzen, »packen«, mit physikalischen Maßnahmen wie Erhitzen, Einfrieren, Veraschen etc. ... nicht veränderbar ist!

Man spricht gern von »sich selbst sortierenden Systemen, auto-assembling systems«. Diese Eigenschaft der Materie ist ein weiterer sehr beliebter Forschungsinhalt und hat zu Bestseller-Romanen geführt.[169]

An dieser Stelle ist für das Verständnis homöopathischer Eigenschaften nur wesentlich, dass homöopathische Substanzen möglicherweise in der Lage sind, die anorganischen Packungsstrukturen der Materie in organisch-biologische zu verändern.

---

168 Aus der Forschung der Kristallchemie und Komplexchemie.
169 Ein weiterer Hit von Dr. Michael Crichton: »Time Line«, erschienen bei Goldmann, 2002.

Das 3. Element aus dem Protokoll gegen Knochenkrebs: das »Konstitutionsmittel«

In einigen europäischen Ländern als Heilmittel verpönt, ist *Carcinosinum* eine Hochverdünnung von Krebszellen, mit all ihrer bösartigen (→ malignen) Information. Ihre Wirkung beruht auf Hahnemanns Prinzip, Gleiches mit Gleichem zu bekämpfen. Dabei wird hier das Zerstörungsprinzip in sein Gegenteil verkehrt, wird zum Wiederaufbau auf allen Ebenen, auch der psychischen, verwendet. Bei Sarkomen wird als emotionalem Hintergrund zu dieser Form von Krebs bei Kindern gern von einem nachhaltigen, oft in der Gegenwart weiterbestehenden Trauma ausgegangen[170]. Das Kind, das diesen Tumor als Reaktion auf etwas entwickelt hat, wird mit der 30er-Potenz angesprochen und dazu bewegt, den Prozess umzudrehen, ähnlich wie bei einer »Impfung«, noch bevor ein Kinderpsychologe der Sache auf den Grund gehen kann. Doch eine logische Antwort auf die berechtigte Frage, warum ein Kind auf eine traumatisierende Situation mit einem lebensbeendenden Prozess reagiert, bleibt uns auch die Homöopathie schuldig.

Nächster Schritt: das Begleitmittel

Für praktisch jedes Basisprotokoll gibt es noch ergänzend homöopathische und biologische Mittel, und zwar je nach der individuellen Problematik des betreffenden Patienten. Genauso in der Schulmedizin, egal in welcher »Doppelblindstudie« jemand als Fall aufgeführt wurde, gibt es die einen mit mehr Schmerzen und die anderen mit weniger. Es gibt Menschen, die eine Komplikation der Behandlung erleiden, und andere, bei denen diese ausbleibt. Der Gedanke, alle Individuen in einer Vergleichsstudie der pharmakologisch-chemischen Therapielinie seien identisch gleich und deshalb leichter vergleichbar als die Individuen einer homöopathischen Behandlungslinie, ist vermessen und unzutreffend.

---

170 Siehe: vorhergehende Anmerkung zu »Bio-Dekodierung« und Erläuterungen.

Die so aufgezeichnete Statistik bezieht sich immer nur auf die konkrete Frage nach dem Vorteil einer therapeutischen Veränderung, die für den Patienten entscheidend wirkt, nicht darauf, wie viel Schmerzmittel, wassertreibende Mittel oder Cholesterinsenker er einnimmt. Man kann natürlich der Frage nachgehen, inwieweit diese anderen Mittel einen Unterschied ausmachen, aber das wäre auch wiederum weit entfernt vom Thema Krebstherapie.

Die Medikamente der Homöopathie funktionieren entsprechend ihrer Indikationen, ihrer »Beipackzettel«, je nach Verdünnungsstufen auf unterschiedlichen Ebenen. Zu jeder Erkrankung empfehlen die Banerji-Protokolle™ ergänzende Mittel, je nachdem, ob der Patient Schmerzen erleidet, Blut abhustet, Durchfall hat usw. Dabei kommen in der Hauptsache Medikamente aus Verdünnungsserien zum Einsatz, die gern als »Schüßlersalze« verwendet werden, sowie symptombezogene niedrig verdünnte (»nieder potenzierte«) oder gar nicht verdünnte pflanzliche Mittel.

Hinter jeder guten Idee steht ein System, und mit den Banerji-Protokollen™ ist es nicht anders. Sie setzen sich aus 3+1 Grundpfeilern zusammen: drei Basisbehandlungen zur Bekämpfung jedes unterschiedlichen Krebstyps auf den drei Grundlinien der Vorgehensweise plus einer speziellen, den individuellen Symptomen des Patienten entsprechenden, ergänzenden Behandlung, die von Fall zu Fall verschieden sein kann.

Dabei vereinen die Banerjis Medizinsysteme aus drei Kontinenten (Europa, Asien, Afrika) und schaffen die individualistische Denkweise »ein Fall = eine Therapie« ab. Sie nutzen homöopathisierte, pflanzliche und mineralische Wirkstoffe unterschiedlicher Verdünnungsstufen, wobei die Verdünnung nach den drei Ebenen der Therapie immer gleich bleibt: Schüßlersalz-ähnliche (D3–D6), funktionelle (D8 bis 30C) und Hochpotenzen der 200er- oder 1000er-Linie.

Das macht die Behandlung systematisch, nachvollziehbar, erweiterbar auf jeden neuen oder anders gelagerten Fall – und es erlaubt eine Vorhersage an den Patienten über seine wahrscheinliche Heilungschance. Diese richtet sich nach der Konstitution des Patienten, der Signatur des Krebstyps und dem Stadium der Erkrankung bei Eintritt in das Protokoll; sie lässt Voraussagen zu, ob er sich auf der Erstbehandlungslinie befindet oder ob er (signatur-untypisch) abweicht und eine zweite oder dritte Linienbehandlung benötigen wird.

Ergänzend kann man entsprechend der homöopathischen Krankheitslehre Medikamente verwenden, die sich auf individuelle Probleme beziehen und die in der Regel keinen Bruch mit der Therapielinie bedeuten, egal ob die wichtigste Behandlung schulmedizinisch oder biologisch ist.

Länderübergreifende Forschung: die weltweite Verbreitung der Banerji-Protokolle™

Seit das Interesse an den Banerji-Protokollen™ geweckt wurde, hat man die Urheber überall auf der Welt eingeladen, ihre Methode vorzustellen.

Zur Einleitung dieses Buches wurde bereits festgehalten, dass die Menschheit alteingesessene Behandlungsmethoden noch nie freiwillig aufgegeben hat. Viele Behandlungen haben trotz besseren Wissens jahrhundertelang überdauert und manchmal sogar ein »Comeback« gefeiert, nachdem sie eigentlich schon für überwunden gehalten wurden.

Nicht nur die Wissenschaftlichkeit spielt eine Rolle, auch die jeweiligen Glaubenshintergründe der Patienten sind wichtig, wenn man am Ende seines Lebens entscheiden soll, welcher Überzeugung und damit welcher Behandlung man den Vorzug geben möchte. Im deutschsprachigen Raum ist man gewohnt, auf die westlichen Industrienationen zu schauen, um Bestätigung für seine eigenen Überzeugungen zu finden. Zunehmend haben sich jedoch längst Lebensauffassungen und Behandlungen aus der fernöstlichen Weltanschauung durchgesetzt, vielleicht aufgrund einer »neutraleren Sicht« auf Philosophie und Religion. Europa hält nicht mehr viel von christlicher Moral, nach zwei Weltkriegen und mehreren Bürgerkriegen.

Trotzdem ist Homöopathie, die Erfindung eines deutschen Arztes, heute Weltkulturerbe.

Weltweit vertreten: die Homöopathie

Anderenorts wird Homöopathie – und besonders ihre neuen Erkenntnisse – immer wieder gern gefeiert. Gemeinsame Veranstaltungen zwischen indischen und japanischen Homöopathen finden alle zwei Jahre statt. Auch die Banerjis haben ihre Protokolle nach Japan gebracht.

In Indien kann man viele öffentliche und private Institutionen finden, in denen man sich mit Banerji-Protokollen™ behandeln lassen kann. Außerdem leben dort viele weltberühmte Ärzte mit eigenen Krebstherapieprogrammen, die nicht weniger Erfolg versprechend sind. Natürlich ist für die Anerkennung einer Therapie, wie mehrmals erwähnt, der Nachweis einer vollständigen Statistik entscheidend, und solche Ergebnisse haben aus Gründen der 80-jährigen Entwicklungszeit bislang nur die Banerji-Protokolle™ vorzuweisen.

In Südamerika erfreuen sich homöopathische Behandlungen einer allgemeinen Anerkennung. Von Mexiko, wo Homöopathie seit dem 19. Jahrhundert eine medizinische Fachrichtung an der medizinischen Fakultät ist, bis runter nach Argentinien, wo die homöopathische Schule in Buenos Aires zu den berühmtesten und besten der Welt gehört, wird mit Homöopathie geforscht und behandelt. Alle großen Hersteller homöopathischer Produkte sind vertreten. So auch die Banerji-Protokolle™.

In den USA hat man vor einigen Jahren begonnen, die Behandlung von Krebs mit homöopathischen Mitteln vonseiten der Institutionen zu erlauben. Dabei muss gesagt werden, dass die »Vereinigten Staaten von Nordamerika« eine Verfassung haben, nach der einige Bundesstaaten vollkommen autonome Gesetze verabschieden können, zum Beispiel das Verbot der homöopathischen Praxis! Ein Staat, in dem es

Länder gibt, in denen Homöopathie verboten ist, experimentiert und arbeitet an der systematischen Einführung solcher Behandlungsmethoden! Eine umfassendere Form des Umdenkens und Anpassens an praktische Behandlungserfolge kann man sich nicht vorstellen.

Wenn morgen Krebs diagnostiziert würde, welche Behandlung würden Sie wählen?

Seit 2005 wird regelmäßig eine Befragung der Bevölkerung vorgenommen, nach dem Vorbild »Wenn man Ihnen heute Krebs diagnostizieren würde, welche Behandlungsweise würden Sie bevorzugen?«. Ergebnis: 36% der Bevölkerung würden naturmedizinisch-homöopathische Behandlung sofort als wichtigste Therapie wählen![171]

Dazu kommt, dass einige Institute begonnen haben, Krebstherapie als Vergleichsstudie durchzuführen, zwischen konventioneller Therapie und Banerji-Protokoll™ Behandlung, um beide miteinander zu vergleichen. Nur leider übersieht man bei aller Euphorie, dass so eine Studie nicht nur einige Jahre lang die Patienten aufnehmen und behandeln muss, sondern im Anschluss dazu auch die Überlebens-/Nachbeobachtungszeit abwarten muss. Es braucht noch bis mindestens 2018, bevor erste Ergebnisse veröffentlicht werden.

In der Zwischenzeit kann man auf eigenen Wunsch in praktisch allen europäischen und amerikanischen Staaten, Südostasien und Japan auf freiwilliger Basis mittels Banerji-Protokollen™ behandelt werden. Dazu bedarf es keiner klinischen oder universitären Einrichtung, auch wenn US-Amerikaner in den Krebszentren des Ostens und Kaliforniens längst eine CAM-Station vorgesehen haben, eine »alternativ- und komplementärmedizinische Beratungs- und Behandlungseinheit«.

---

171 »A report released Thursday by the National Center for Complementary and Alternative Medicine shows Americans are warming up to medical practices outside the mainstream to the extent that some of these practices might actually have become mainstream«. Aus: 2005, http://www.cancercompass.com/cancer-news/article/7490.htm

Natürlich steht man mit so etwas nicht im Internet, um Patienten anzuziehen: Die bisherigen Behandlungsmethoden haben da Vorteile, die sich eher für die Betreiber lohnen als ein in Aufbau und Forschung begriffener, unterfinanzierter Betrieb für Patienten mit CAM-Wünschen. Gewichtige finanzielle Gründe. Doch ob sich als Folge eines zunehmenden Verständnisses über Krankheit und Krebs als ganzheitliches Konzept nicht immer mehr Menschen auch für die integrative Medizin entscheiden, wie das Zitat weiter oben nahelegt, wird sich zeigen.

Insgesamt sollte man aber immer, und zwar ganz gleich, wofür man sich im Ernstfall entscheidet, sichergehen, alle Seiten angehört zu haben. Schließlich ist es am wichtigsten, der eigenen inneren Stimme zugehört zu haben und das Beste für sich selbst zu entscheiden: immer mit entsprechender Beratung. Keine Selbsttherapie!

KAPITEL 12:
ZUKUNFTSVISION KREBSTHERAPIE

Das letzte Kapitel führt uns zu einer abschließenden Bewertung und Quintessenz. Ausblicke in eine nahe Zukunft werden in Form von Fragen erörtert, die zur zentralen Frage führen sollen: Was tun, wenn die »Diagnose Krebs« ausgesprochen wurde. Ansätze zu Heilung, Zusammenführen von Wissen, das Ändern des persönlichen Lebensweges und ein Abschalten des verstörenden, blockierenden Gefühls einer Ohnmacht gegenüber einer Krankheit, die eine ganze Industrie heraufbeschwört hat. Die Antwort scheint dabei klar auf der Hand zu liegen: Die Angst ist übertrieben.

Diagnose Krebs: Welche neuen Wege aus der Angst sollten wir einschlagen?

Es ist unerheblich, nach welchem Kriterium man sich richten möchte: Alle Quellen stimmen darin überein, dass Krebs täglich angreifbarer wird. Nicht nur effizientere Medikamente aus der pharmakologischen Entwicklung drängen ständig neu auf den Markt, auch die unüberschaubare Flut alternativer, komplementärer und ergänzender Therapiemaßnahmen aus aller Welt, von Orient bis Okzident, bieten Behandlungen in Hülle und Fülle. Es ist schon ziemlich verwirrend und unüberschaubar, mit welchen Methoden der an Ergänzung interessierte Krebspatient konfrontiert wird. Rasch kommt der Eindruck auf, bei so vielen Alternativen, da bleibt man doch besser bei der (von Krankenkassen bezahlten) konventionellen Therapie, da weiß man schließlich, was man hat.

Der Eindruck trügt. In den vorangestellten Kapiteln wurde versucht aufzudecken, wie wenig sicher Krebsdiagnosen sind. Eine eindeutige Ursache für Krebs gibt es nicht. Somit kann man auch nicht mit Sicherheit behaupten, man wisse genau, wogegen sich die Therapie richten muss. Wenn man verschiedene, ineinander übergreifende Ursachen kombiniert, würde das zu einer vielschichtigen und komplexen Krebstherapie führen. Doch dieser Suche stellt sich die schulmedizinische Behandlung nicht: Sie zielt noch immer nur darauf ab, die Wucherungen zu zerstören, nicht, sie zu reparieren. Bilder von geheilten Krebsprozessen, wie die zum Anfang des zweiten Kapitels vorgestellten MR-Scans, hat die Welt vor der Anwendung der Banerji-Protokolle ™ noch nie gesehen, und ist für die Schulmedizin heute noch undenkbar.

Was bin ich mir wert?

Die erste und wichtigste Handlung bei der Diagnose Krebs ist ohne Zweifel die Frage nach der eigenen, persönlichen Stellungnahme: Habe ich das verdient? Habe ich es mir vielleicht gewünscht? Hat mein Körper so nachhaltig Schaden genommen, dass ich nur mit dem Ausbilden eines Tumors noch leben kann? Ist das mir übergebene genetische Material meiner DNA in den vorhergegangenen Generationen so stark belastet worden, dass epigenetische Veränderungen zu einem frühzeitigen Auslösen eines Selbstzerstörungsprogramms führte? Bin ich Auslöser meiner gesundheitlichen Schäden oder bin ich Opfer?

Somit folgt als erste Handlung: umdenken. Abstand nehmen zu sich selbst. Ein generationelles Bild aufzeichnen, wer, wann, wo in der unmittelbaren Verwandtschaft das »Krebsgen« bis zum betroffenen Patienten gebracht haben kann. Wenn die erkrankte Person sicher ist, das Krebsproblem nicht selber ausgelöst zu haben, kann man mit psychologischen Tricks dieses transgenerationelle Erbe »auflösen« lassen.[172] Das heilt nicht den Krebs, verändert aber vielleicht die persönliche Sicht und bremst ein Fortschreiten des Leidens. Wenn allerdings der Patient von Zweifeln erfüllt ist, ob er den Krebs durchaus selbst »verschuldet« hat, durch selbst herbeigeführte Vergiftung, Dauerüberlastung, (meist chronisch-aktiver-) Infektion, ausgeprägt schlechter (»Junkfood«) Ernährung oder einfach durch ständigen Raubbau am eigenen Körper, sollte er dringend und eilig umdenken.

Ferdinand Sauerbruch soll in den 1930er-Jahren gesagt haben: »Alles, was Sie bisher getan haben, hat Sie hier auf meinen Tisch gebracht: Jetzt sorgen Sie dafür, dass so etwas nicht noch mal passiert!« Dem großen Paracelsus wird der Satz in den Mund gelegt: »Für alles hat der Herrgott ein Kraut sprießen lassen, nur gegen Dummheit ist noch keines gewachsen!« Damit wollte er wohl sagen, dass wenn man schon weiß, was einem schadet, und trotzdem alles so weiterführt wie bisher, dann kann man so ein Problem nicht heilen.

Nanomedizin, Zellkommunikation durch WiFi: Was können wir in naher Zukunft erwarten?

Der Begriff der Nanomedizin ist noch neu und wird im Volksmund kaum verwendet. Daher stellt sich kaum jemand konkret etwas darunter vor. Bevor dieser Begriff wieder von einer technisiert-mechanistischen Medizin vereinnahmt wird, sollte klargestellt werden, dass der Umgang mit Nanogrößen in der Biologie vollkommen natürlich ist und permanent stattfindet. In dieser Größenordnung treten Regulationsprozesse auf, bei denen es sich um einzelne Moleküle handelt,

---

172 Auf solche Praktiken einzugehen entspricht nicht dem Inhalt dieses Werkes. Wer jedoch Interesse an der Auflösung übernommener Verhaltens- und Erkrankungsparadoxa hat, kann das Thema »Familienaufstellung« im Internet nachsehen oder der Thematik »Erziehen – Kopieren – Übernehmen« aus der psychologischen Forschung nachgehen.

manchmal sogar einzelne Atome seltener Metalle in Verbindung mit Sauerstoff, Stickstoff oder Kohlenstoffatomen, die ungehindert durch alle Zellwände und in alle Zellstrukturen eindringen können und dort Veränderungen auslösen. Physikalische Prozesse der Relativität, Quanteneffekte und Wahrscheinlichkeiten sind Umstände, die hier eine Rolle spielen; deshalb stößt die gewohnte »Sicherheit« im Denken hier an Grenzen.

Es konnte nachgewiesen werden, dass nanomolekulare Regulations-, aber auch Verletzungsprozesse das Anbinden von Substituenten (fremder Molekülgruppen in der Eiweißstruktur) auslösen kann. Besagte Veränderungen stehen am Beginn einer epigenetischen Veränderung: Es kann plötzlich ein fremdes Protein gebildet werden, die genetische Regulation ausfallen oder leicht modifizierte Genabschnitte mit falschen Steuerelementen kopiert und per Zellteilung oder Fortpflanzung weitergegeben werden.

Allerdings sind uns heute nur wenige Nanomoleküle mit solchen Fähigkeiten bekannt, und es ist keineswegs einfach, solche minimalen Strukturen zu bilden. Grundsätzlich kennen wir zwei Quellen von Nanomolekülen, wenn man mal von den zelleigenen absieht: solche, die durch die Homöopathie geschaffen werden, und solche, die in der modernen Technologie für Nahrungsmittelindustrie, Forschungszwecke oder Medizinforschung geschaffen wurden.

Die Nanos der Homöopathie scheinen sich durch besondere Bio-Verträglichkeit auszuzeichnen. Sie könnten, sofern der Zusammenhang zwischen Patient, Krankheit und homöopathischen Heilmittel richtig erkannt wurde, eine enorm wichtige Rolle spielen bei dem Setzen der richtigen Signale an die Zelle zur Reparatur von Krankheit auslösenden Prozessen. Auch die Banerji-Protokolle™, eben weil sie nicht an ein Individualisieren des Wirkstoffs gebunden sind, legen nahe, dass es einen Zusammenhang gibt zwischen prinzipieller Übereinstimmung von Patient, Erkrankung und Heilmittel und etwas, das schon vor 500 Jahren durch Paracelsus als »Signaturenlehre« verbreitet wurde.

Die bisherige medizinische Forschung mit Nanos beruht auf dem gegenteiligen Effekt: ihrer toxischen Wirkung. Es gibt Studien zum Einschleusen von Nanos in erkrankte Zellen, um diese Zelle in die Apoptose, den freiwilligen oder eingeleiteten Zelltod, zu führen. Außerdem werden Nanos auf ihren möglichen Einsatz zum Reinigen von verstopften Gefäßen oder zum Bremsen von »Wucherungen« auf der Retina, genannt »Makuladegeneration«, untersucht. Der hier beobachtete Effekt ist die Nanotoxizität zwecks Zerstörens der Zelle, und es geht dabei um die Frage, wie man die aggressiven Nanos gezielt in eine gewisse Zelle bekommt, und nicht in die gesunde Nachbarzelle. Wie jedoch bereits erwähnt, gibt es bisher nichts, was Nanos in ihrer Beweglichkeit einschränken kann: keine Zellwand, keine Eiweißstruktur, keinen Antikörper (zu klein!) und keine Blutzelle, die das Nano einfach verschlucken (phagozytieren) könnte.

Das Thema »Zellkommunikation« ist zweifellos ein weiteres faszinierendes Grenzgebiet der Forschung, bei dem es um das Senden und Empfangen von elektromagnetischen Signalen geht. Sein Entdecker, Prof. Meyl, weist darauf hin, dass es sich hier vermutlich um »Skalarwellen« handelt. Die uns üblicherweise bekannte Art der Ausbreitung von Information geschieht mittels EM-Wellen oder Schallwellen: Beide funktionieren wie die Ausbreitung von Wellen, wenn man in einem ruhigen Dorfteich einen Stein wirft.

Der Trick mit der Skalarwelle liegt darin, dass bei einer Größenordnung von minimalstem Energieaufwand, ähnlich wie bei der Größenordnung der Nanomoleküle, ein Signal gezielt an einen Empfänger abgegeben werden kann, der sein Ziel fast augenblicklich erreicht.[173] In jüngster Zeit forscht man an der Fähigkeit der Zellen untereinander, mit ähnlichen Zellen an anderem Ort des Körpers (wie z.B. Immunabwehrzellen) und zwischen Zellkernen und Zellkörper Information

---

173 Skalarwellen stehen zudem in dem Verdacht, schneller als die Lichtgeschwindigkeit zu reisen.

austauschen zu können. Wenn diese Forschung zu positiven Ergebnissen führen sollte, ergeben sich einige Probleme für die Zukunft: Wie soll man die Zellen vor externer, nicht Körperfunktion-orientierter Strahlung schützen, wie rasch kann sich eine Veränderung der DNA-Histon-Eiweißstruktur informativ durch den Körper ausbreiten, wie kann man sie stoppen, wie korrigieren oder steuern, welche weiteren Zusammenhänge werden sich uns eröffnen, sobald wir begreifen, dass auch biologische Systeme über Funk und WiFi-Netzen miteinander verbunden sind. Unser technologischer Fortschritt könnte durch die Grenzen unserer biologischen Belastbarkeit in seiner unendlichen Weiterentwicklung begrenzt sein.

Als Fazit dieser beiden Elemente, der Nanomedizin und der möglichen Anwendbarkeit von Kommunikationstechnologie und Skalarwellen in der Biologie, kann man sagen, dass die Informationsträger im menschlichen Körper, die über Gesundheit und Krankheit entscheiden, sich immer weiter dem Zugriff unserer Pharma-Medizin entziehen und immer näher in die physikalische bioregulative Medizin rücken. Die Brücke zwischen Pharmakologie und Komplementärmedizin zu spannen ist keine Träumerei, sie zu schaffen ist ein notwendiger Schritt in der Weiterentwicklung der Medizin!

Wie krank bin ich wirklich?

Kann ich mein Körpergefühl annehmen, wenn ich erkranke? Bereits in den ersten Tagen nach der Geburt eines Kindes kreist die Angst der jungen Mutter um eine mögliche Erkrankung des Babys. Evolutionsbedingt sind solche Ängste verständlich, bedeutete doch noch in der jüngeren Vergangenheit ein krankes Kind fast unmittelbar ein totes Kind.

In jeder Arztpraxis ist aber auch dies gut bekannt: übermäßig beschützende Mütter, die bei jedem Hüstelchen das Kind zum Arzt bringen. Die Ursache der Angst ist bekannt, aber ist Angst in dieser Situation hilfreich? Trifft es zu, dass jedes hustende Kind ein Antibiotikum braucht oder dass man in jedem Haushalt mit Baby die Haustiere vor die Tür setzen muss und alle Böden mit scharfen Reinigern schrubbt? Natürlich nicht. Wenn ein Mensch aufwächst, lernt sein Immunsystem, reale und nebensächliche Bedrohungen zu unterscheiden und auszuschalten. Doch gibt es viele Mütter, die ihren Kindern ein falsches Körpergefühl antrainieren: Wenn irgendetwas nicht stimmt, muss sofort etwas getan werden! Das Körpergefühl ist falsch. Über psychologische Begleitproblematik mag man spekulieren.

Wenn ein solcher Mensch allerdings mit einer ernsthafteren Krankheit konfrontiert wird, hat er ein Anpassungsproblem: Er kann nicht angemessen reagieren, wartet auf die »Maßnahme von außen«, um alles wieder ins Gleichgewicht zu bringen.

Das nächste große Problem unserer Zivilisation sind Gifte. Tonnen von Papier sind mit Befunden über belastete Böden, Wasserquellen, Luftverschmutzung etc. bedruckt worden. Im Wesentlichen ergibt sich daraus: Komplexe chemische Stoffe können nicht mehr abgebaut werden. Stoffe wie DDT, seit Jahrzehnten verboten, können ununterbrochen in allen Bereichen des menschlichen Lebens unvermindert nachgewiesen werden, und Gewebe wie eine weibliche Brust gilt mittlerweile als »Sondermülldeponie« von bis zu 150 verschiedenen Giftstoffen,[174] wobei viele Gifte auch noch »hormonellen Charakter« haben: Minimale Mengen lösen »Verwirrung« unserer Hormonbotenstoffe aus und bringen körpereigene Regulationskreise zum Einsturz.

Ebenfalls sehr erhellend zum Thema Krebs sind die Studien französischer Forscher zur »gesunden Ernährung«. Unter dem Begriff einer »ausgewogenen Ernährung« und den Vorgaben der Regierung zur Menü-Gestaltung für Jugendliche folgend, wurde in Frankreich 2012

---

174 http://www.bund.net/themen_und_projekte/chemie/hormonelle_schadstoffe/

eine toxikologische Untersuchung solcher empfohlenen Nahrungsmittel vorgenommen.[175] Das Ergebnis war niederschmetternd: Es wurden in der »gesunden Ernährung« 128 chemische nicht metabolisierbare Rückstände gefunden, 36 Pestizide und 47 Stoffe, die als krebserregend in Verdacht stehen.

Die meisten dieser Stoffe, fast 1:1, finden sich in der weiblichen Brust wieder und gelangen natürlich auch auf diesem Weg zum Baby. Man mag denken, das sei »typisch französisch«, sich Sorgen um das Essen zu machen,[176] aber unser Körpergefühl warnt uns nicht vor der heute üblichen Belastung durch Umweltschäden. Unsere Anpassungsfähigkeit an derartigen Müll hat Grenzen. Sobald die Grenzen überschritten werden, kommt es zum Fehler. Darmkrebs, Prostatakrebs, Brustkrebs, um nur die bekanntesten zu nennen, scheinen eng mit dieser Problematik vernetzt zu sein. Aus diesem Grund ist die zweite Forderung an einen Krebspatienten: Nahrung verbessern, Schadstoffe ausschleusen (»entgiften«)!

Der dritte Körperkonflikt entsteht durch die Epigenetik: Ärzte haben schon vor langer Zeit damit begonnen, Familien zu untersuchen, in denen Krebs häufiger vorkommt. Bisher galt: Es wird nach Genen gesucht, die Krebs auslösen, sogenannten »Onkogenen«. Doch die neue Erkenntnis ist anders: Nicht die Gene lösen den Krebs aus, es sind wahrscheinlich die epigenetischen Veränderungen, wobei nicht ausgeschlossen ist, dass in manchen Familien diese »Anpassung Krebs« an die nächste Generation weitergegeben wurde.

Es stellt sich die Frage: »Wer hat unter den Vorfahren eine Anpassung durch Krebs ausgelöst und vor allem warum?« Kann man so etwas rückgängig machen?

Im Buch wurde mehrmals darauf hingewiesen, dass die Forschung

---

175 http://www.menustoxiques.fr/index.html
176 In der Tat sind es noch immer französische und schweizer Firmen, die Nahrungsergänzungsstoffe zum Ausgleich europaweit anbieten.

zum Krebs-auslösenden Prozess in den Kinderschuhen steckt. Die Bio-Dekodierung als psychoanalytischer Ansatz mag an dieser Stelle ihren Wert haben. Doch nicht weniger wichtig ist die Frage nach dem Körpergefühl:»Fühle ich mich wohl in meiner Haut?« Manche Menschen zerbrechen sich den Kopf über die Frage, woher wir (philosophisch betrachtet) kommen, ob Reinkarnation denkbar sei, ob man sich noch mal wiederbegegnet und viele andere wohl nie zu beantwortende Fragen. Aber eines ist sicher: Wenn man schon nichts über Geist und Seele auszusagen vermag, den Körper haben wir definitiv von unseren Vorfahren. Dabei ist es evolutionsbiologisch absolut entscheidend, dass bei der Befruchtung die »vollständige Zelle«, die mit Mitochondrien besetzte »Ei-Zelle«, von der Mutter stammt, während der Vater »nur« Genmaterial über die Spermienköpfe abgibt.

Die Epigenetik zwingt uns nun zu der Frage: Was haben unsere Vorfahren, speziell unsere Mütter, gemacht? Welchen Belastungen waren sie ausgesetzt, welche lebensverändernden Umstände haben auf Eizellen oder Spermien (als Genmaterial) eingewirkt?

Denn ich, der ich diesen Körper nun bewohne, muss die Altlasten beseitigen!

Die Medizin im Wandel der Zeit: Projektion einer individualisierten Medizin

Niemand, der in der Medizinentwicklung tätig ist, würde sein Vermögen auf das Entdecken eines »Universalheilmittels« setzen. Gerade da, wo am meisten Geld bewegt wird, geht der Trend zu einer individuellen Medizin: Gentests für den Patienten, individuelle Antikörper an den Krebszellen speziell für jeden Patienten und natürlich eine persönliche Mischung von Immunstoffen zur Therapie, warum nicht auch eine individualisierte Chemotherapie. Damit wird, wie weiter oben schon beschrieben, zwar das statistische Prinzip der Vergleichbarkeit aufgehoben, aber wer glaubt denn noch an eine Statistik?

Im Wandel der Zeit hat sich unser Verständnis von Medizin aus der Symptombeschreibung, dem Krankheitsproblem im Altertum heraus entwickelt. Nach dem »Körper als krankes System« wurde zu Beginn der Neuzeit das »organische Prinzip« postuliert: Der Mensch bestand aus funktionell unterschiedlichen Organen, und diese konnten erkranken. Das Industriezeitalter gebar die »Massen«-Versorgung, von industriellen »Massenprodukten« bis zu Massenmedien. Doch niemand fühlt sich wirklich wohl dabei, zu einer gesichtslosen Masse Mensch gezählt zu werden, und so begann eine Bewegung zur Individualisierung. Die Pharmaindustrie hat erkannt, dass ein Produkt, das jedem hilft, unglaubwürdig geworden ist. Der Vorteil für die Hersteller ist außerdem, dass ein Produkt, das individuell unterschiedlich ausfallen muss, auch kostenaufwendiger ist.

Wo steht die Medizin heute? Auf der einen Seite kennen wir Techniken wie Homöopathie, bei der »das System Mensch als Ganzes« erfasst werden will und trotzdem individuell und als Ganzes behandelt wird. Dazu gesellen sich die ergänzenden Maßnahmen, wobei nicht alle Menschen dieselben Mängel aufweisen.

Auf der anderen Seite steht eine pharmakologische Therapie, die sich nicht damit zufriedengibt, für alle die gleichen Medikamente herzustellen. Wir können heute nicht nur auf unterschiedliche Wirkstoffe innerhalb einer gleichen Gruppe zurückgreifen, wir können sogar hoch spezifische Tests durchführen, die uns als Individuum sagen sollen: »Dies sind wir, und dabei ist jeder Einzelne von uns anders.«

Die Wirklichkeit findet sich möglicherweise in der Signaturenlehre: Menschen definieren sich durch ihre Eigenschaften, und diese Eigenschaften begleiten uns durchs Leben.[177] Damit verbunden sind funk-

---

177 Darunter versteht man nicht Qualitäten wie »blond, hochgewachsen oder buckelig«, sondern Gewohnheiten, die schwer abzulegen sind. Deshalb macht es auch keinen Sinn, aus einem misstrauischen Menschen einen Vertrauensseligen machen zu wollen, einen sparsamen Menschen zur Verschwendung zu bewegen oder einen Einzelgänger zum Partylöwen zu wandeln. Früher oder später fällt jeder in sein Verhaltensmuster zurück.

tionelle, biochemische und emotionale Qualitäten, durch die wir uns voneinander unterscheiden, doch die Grundsubstanz folgt der ursprünglichen Richtung. Das bedingt, dass so etwas wie ein »Protokoll«, eine Therapie nach festgeschriebener Vorgabe, funktionieren kann, sofern die Erkrankung ebenfalls dieser Eigenschaft oder Signatur folgt.

Die integrative Medizin

Auf die integrative Medizin muss man nicht mehr länger warten, sie ist schon da. Sie beginnt nicht beim Besuch des Hausarztes, sie beginnt im Kopf. Sobald ein Patient erkannt hat, dass er etwas für sich tun muss, kann es mit der integrativen Medizin losgehen.

Es ist so ähnlich wie mit der Liebe: Mütter fürchten sich vor dem Lebenspartner ihrer Kinder, weil sie Angst davor haben, weniger geliebt zu werden, wenn eine andere Person in das »Mutter-Kind«-Verhältnis eindringt. Zumindest kann man solche Theorien bei der Psychoanalyse lernen. Aber Liebe ist nicht teilbar, man kann sie nur multiplizieren: Wer einen Menschen liebt, kann auch mehrere lieben und in dem Miteinander wachsen. Liebe als »Monokultur« ist keine Liebe.

Ärzte, die sich davor fürchten, verglichen zu werden oder die Behandlung ihrer Patienten mit anderen teilen zu müssen, handeln wie solche Mütter (oder natürlich auch Väter). Sie monopolisieren den Patienten. So eine Haltung ist das Gegenteil von integrativer Medizin.

Angstblockaden zu überwinden und eine erfolgreiche Behandlung zu erhalten ist simpel. Hier ein Vorschlag zum 7-Stufen-Programm:

1 Misstrauen
Misstrauen Sie einer Krebsdiagnose. Statt der Haltung »Ich hab's ja gewusst!« die Haltung »Wieso eigentlich ich?« einnehmen. Zwischen 15 und 35 % der Diagnosen sind falsch. Warum nicht auch diese?

Suchen Sie ein anderes Zentrum oder eine andere Untersuchungsmethode und lassen Sie die Behauptung prüfen. Natürlich ergibt es gar keinen Sinn, sich mit den Worten vorzustellen:»Mein Hausarzt hat mir Krebs diagnostiziert, und ich wollte wissen, ob das stimmt.« Auf keinen Fall dürfen Sie die Antwort schon im Vorfeld beeinflussen: abwarten.

2 Der Diagnose nachgehen

Niemand glaubt an Vergiftungsursachen. Selbst eingefleischte Raucher sind der Überzeugung, Herzinfarkt und Bronchialkrebs seien für die anderen. Wie sieht es mit der Qualität des Essens aus? Wie viele Stunden hockt man am Schreibtisch, wie oft geht man mit dem Hund spazieren? Wie erholsam war der letzte Urlaub? War ich immer wieder krank? Erst wenn alle möglichen Ursachen für Krebs ausgeschlossen sind, darf man der Frage nach »epigenetischem Krebs« nachgehen. Egal wie das Ergebnis der Selbstbeobachtung ausfällt, die Konsequenzen sind eindeutig: weniger Arbeit (und dabei einsehen, dass man auch mit weniger Geld auskommen kann), mehr Freizeit, mehr Liebe, mehr Miteinander, besser essen, lernen, was man immer lernen wollte, Ausflüge, »Löffel-Liste«[178], unmögliche Aufgaben stellen und angehen!

3 Epigenetik oder »geborgter Körper«

Zurückgehen in der Familiengeschichte (besonderer Schwerpunkt auf die weibliche Linie! Väter haben zwar auch Mütter, bekommen aber von ihnen nie eine »Eizelle« mit: Diese mütterliche Linie endet immer in einem männlichen Nachfahren. Unsere Energieversorgung kommt von den Mitochondrien, und diese erben wir von den Müttern!).

Nachforschen, ob es Krebs gab. Oder ob es ungelöste Konflikte gab. Dann, im Sinne des erfahrenen Leids, die Konflikte lösen oder vergeben oder abgeben an andere (Psychiater, Therapeuten, Pfarrer, gute Freunde).

---

178 Die »Löffel-Liste« ist die Liste der 10 Dinge, die man noch machen wollte, bevor man den »Löffel abgibt«.

4 Schulmedizinische Chancen beurteilen

Nichts ist falsch an einer umfassenden Beratung. Viele Krebsarten haben ausgezeichnete Behandlungschancen mit herkömmlichen Mitteln, und einige andere Krebsarten haben wiederum kaum bekannte alternative Behandlungsmöglichkeiten. Sich gut zu informieren ist Pflicht, sich gleich behandeln zu lassen wäre Leichtsinn.

Wenn man eine konventionelle Therapie erwägt, muss man daran denken, wie es hinterher weitergehen soll: Besteht Kinderwunsch bei jungen Frauen? Müssen künstlich angelegte Körperausgänge angelegt werden? Sind mehrere Organe betroffen, und werden Behandlungen für diese Metastasen angeboten? Will man das?

5 Alternative Behandlungen

Es gibt eine unendliche Vielzahl, aber aus der Medizin ist bekannt: Je mehr Alternativen angeboten werden, desto weniger eindeutig ist das Endergebnis, sonst gäbe es ja nur eine Therapie! Im vorliegenden Fall wurde bereits ausführlich über statistische Erhebungen zu Therapieergebnissen mit Banerji-Protokollen™ referiert, daher bieten sich diese Behandlungen an. Außerdem gibt es ergänzende Maßnahmen zur Erweiterung der Behandlung, falls Komplikationen auftreten oder Metastasen gefunden wurden. Die Banerji-Protokolle™ sind vielleicht die vollständigste Therapieanleitung außerhalb der konventionellen Krebstherapie. Trotzdem kann man sich auch für andere Behandlungen entscheiden, wenn man davon überzeugt ist. Bevor man unterschiedliche Behandlungen kombiniert, sollte man nachfragen, ob es sinnvoll ist.

6 Komplementärmedizin

Jede Behandlung löst einen Notstand im System aus. Egal ob Chemotherapie, die Blockade von Vitaminen und massive Gaben von Steroiden oder »nur« Homöopathie: Mineralergänzung, Vitaminersatz, Entgiftungstherapie und Flüssigkeitshaushalt müssen gestützt werden. Es ist keine Frage, ob man komplementär arbeitet, es ist nur eine Frage nach der Qualität der Produkte und nach dem Kostenaufwand, den man bereit ist, auf sich zu nehmen.

7 Psychotherapie – Psychologie

Angst: Darüber reden ist Gold, schweigen ist Blei! Deutsche Spielfilme der »Primetime« wärmen das Krebsthema allabendlich auf. Dabei kann man, meist aus Gründen der Dramaturgie, verstockte Menschen sehen, die sich niemandem anvertrauen, selbst bestrafende, in sich gekehrte, die jede Pflicht und Aufgabe übernehmen, ohne anderen Familienmitgliedern die Chance gegeben zu haben zu entscheiden, ob sie das so okay finden, unterdrückte Menschen mit Angst vor Verlust der Liebe und Geborgenheit, wenn sie etwas sagen, und viele weitere Szenarien mehr, die darauf hinauslaufen, dass sie sich »ihren Krebs« ausgesucht haben. Hier eine erfolgreiche Behandlung durchzuführen bedarf nicht eines Heilers, sondern eines Heiligen.

So ein Verhalten ist verantwortungslos! In mediterranen Ländern muss man seine Familie nicht automatisch lieben, aber zumindest ist kein Mensch allein! Zur Not gibt es eine/-n Freund/-in, der/dem man sich anvertraut. Ein wesentlicher Punkt bei Krebs ist die Rolle des »Opfers«: Das gibt es nicht! Entweder hat man seinen Krebs mitausgelöst, oder man hat ihn per Genetik mitbekommen, oder man hat ihn sich gewünscht, aber in keinem Fall darf man sich in der »Opferrolle« wiederfinden.

Ein paar Worte über Selbstbewusstsein

Nicht jeder Mensch hat von Haus aus Selbstbewusstsein. Leider, müsste man wohl sagen. Eltern machen Fehler in der Erziehung oder trennen sich, verursachen unbegründete Schuldgefühle bei den Kindern, Chefs sind selten gerecht, als sein eigener Chef neigt man zur Ausnutzung der eigenen Leistungskraft, und in der Gruppe ungerecht behandelt worden zu sein oder Beleidigungen protestlos ertragen zu müssen ist sicher schon jedem passiert. Aus diesen Gründen muss man sich sein Selbstbewusstsein täglich neu aufbauen. Täglich muss man bereit sein, sich mit anderen zu messen und sich selbst dabei am besten zu finden. Das ist richtig und notwendig. Besonders in Krisenzeiten hilft es dem Immunsystem, wenn man sich klarmacht, wofür man kämpft. Es gibt Charaktereigenschaften (oder auch verwandte Sternzeichen, wenn man zu solchen Ansichten neigt), bei denen »von Haus aus« ein gewisses Märtyrertum oder schwächelndes Selbstbewusstsein oder beides eingebaut sind. Bei solchen Menschen kann man oft (Infektions-)Erkrankungen beobachten, die im selben Maß auf und ab schwanken wie besagtes Selbstwertgefühl. Daher liegt der Verdacht nahe, dass ein Mensch mit geringer Selbstachtung es immer schwerer haben wird, eine Krankheit zu überwinden, als andere, die entsprechend selbstbewusst sind. Dagegen kann man angehen: üben, zur Not vor dem Spiegel.

Am Ende bleibt nur noch eines zu tun:
Sich auf das ganze verbleibende Leben zu freuen!

Mehr Information, Hilfe oder Therapeuten in Ihrer Nähe finden Sie unter:

www.krebsrevolution.de
info@krebsrevolution.de

Literaturempfehlungen

Banerji, P./Banerji, P.: The Banerji Protocols, PBH Research Foundation, Calcutta 2013

Béliveau, R./Gingras, D.: Krebszellen mögen keine Himbeeren. Goldmann, München 2010

Dane, M.: Die Heilgeheimnisse des Paracelsus. Allegria Verlag, Berlin 2008

Dane, M./Corty, M.: Lebendige Paracelsusmedizin. Unimedica/Narayana Verlag, Kandern 2011

Dolch et al: Sonne steh still. Physik Verlag Mosbach, 1964

Griffin, G. E.: Eine Welt ohne Krebs. Kopp Verlag, Rottenburg 2008

Hahnemann, S.: Organon, 6. Aufl. Übers. V. Boericke, »Escuela Nacional de Homeopatia«, México 1929

Hirneise, L.: Chemotherapie heilt Krebs und die Welt ist eine Scheibe. Sensei Verlag, Kernen 2010

Kuklinski, B./Schemionek, A.: Mitochondrientherapie – die Alternative. Aurum Verlag, 2015

Lauterbach, K.: Die Krebs Industrie. Rowohlt, Reinbek 2015

Lopez Goerne, T.: Nanomedicina catalitica. Arkhe Ediciones Mexico City, Universidad Autónoma, 2013

Rajendran, E. S.: Nanodynamics. Mohna Publ, Cochin (In), 2015

Scholten, J.: Homöopathie und die Elemente. Utrecht 1997 / dtv Narayana Verlag, Kandern 2004

Smit, A./O'Byrne, A./van Brandt, B./Kuestermann, K.: Introduction to Bioregulatory Medicine. Thieme Verlag, New York 2009

Vollborn, M./Georgescu, V.: Die Jogurt Lüge. Campus Verlag. Frankfurt 2006

Danksagungen

Es ist immer schwer, an all die lieben Menschen zu denken, die einem auf dem Weg zum Buch geholfen haben. An erster Stelle danke ich meiner Familie, die monatelange meine Gereiztheit und mein großes häusliches Chaos hinter Bücher- und Recherche-Bergen klaglos ertragen hat.

An zweiter Stelle steht zweifellos unser Verleger Michael Görden, der (fast) immer zur Stelle war und viele brillante Ideen zum Buch vorschlug und möglich machte. Schon direkt darauf folgen spannende Persönlichkeiten wie Susanne Aernecke, mein Lektor Franz Leipold, unser »Chef« Christian Strasser, der zu allem immer »Ja« gesagt hat, und die Mitarbeiter im Europa Verlag, ohne die kein Autor der Welt ein lesbares Buch fabrizieren könnte.

Doch besonderer Dank gebührt sowohl Patienten wie Heilern: Vielen Patienten aus ganz Europa, die mir ihr Vertrauen schenkten und mich anregten, diese Erfahrungen aufzuschreiben, und eine nicht minder geringe Zahl von Ärzten und Heilpraktikern, die uns alle gemeinsam antrieben, das Wissen zu vergrößern und den Menschen neue Behandlungsalternativen anzubieten. Sie sind jederzeit da, um eine spannende Diskussion über Sinn und Unsinn unserer »modernen Medizin« vom Stapel zu lassen.

All ihnen sei ganz herzlich gedankt. Mögen sie noch lange meine Freunde bleiben.

Miguel Corty Friedrich
Tibi/Alicante, im Juni 2016

DAS NEUE VERSTÄNDNIS VON KREBS UND SEINER HEILUNG

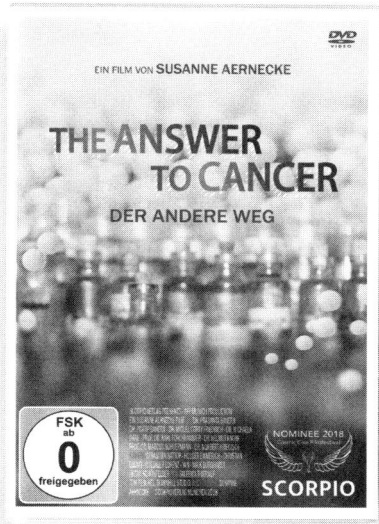

DVD
Spielzeit: 80 Minuten
ISBN 978-3-95803-178-4

Die Filmemacherin Susanne Aernecke begibt sich auf die Suche nach alternativen Krebsheilmethoden. Von ihrem Treffen bei Dr. Miguel Corty in Spanien führt sie der Weg ins indische Kalkutta zur Ärztefamilie Banerji, die in den letzten 150 Jahren eine Behandlung entwickelt hat, durch die Krebs und andere Krankheiten auf natürliche Weise geheilt werden. In Begegnungen mit Wissenschaftlern und Ärzten zeigt sich, dass auch die westliche Forschung in der Nano-Medizin ein neues Verständnis von Krebs entwickelt und nach Wegen aus der Sackgasse der bisherigen Therapien sucht. Die sensationellen Erfolge der Banerjis können dazu beitragen, die Angst vor Krebs zu überwinden und der Krebsforschung zu einem ganzheitlichen Verständnis der Krankheit zu verhelfen.

www.scorpio-verlag.de   **SCORPIO**